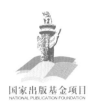

国家出版基金项目
NATIONAL PUBLICATION FOUNDATION

新病机十九条

XINBINGJI SHIJIUTIAO

中医诊疗疾病新视角

仝小林 主编

SPM 南方出版传媒

广东科技出版社 | 全国优秀出版社

·广 州·

图书在版编目（CIP）数据

新病机十九条：中医诊疗疾病新视角/仝小林主编. —广州：广东科技出版社，2021.11
ISBN 978-7-5359-7665-9

Ⅰ. ①新…　Ⅱ. ①仝…　Ⅲ. ①中医诊断学②中医治疗学　Ⅳ. ①R24

中国版本图书馆CIP数据核字（2021）第100406号

新病机十九条——中医诊疗疾病新视角
Xin Bingjishijiutiao——Zhongyi Zhenliao Jibing Xin Shijiao

出 版 人：严奉强
策　　划：朱文清
责任编辑：曾永琳　李　芹　邹　荣
装帧设计：友间文化
责任校对：高锡全
责任印制：彭海波
出版发行：广东科技出版社
　　　　　（广州市环市东路水荫路11号　邮政编码：510075）
销售热线：020-37607413
http://www.gdstp.com.cn
E-mail：gdkjbw@nfcb.com.cn
经　　销：广东新华发行集团股份有限公司
印　　刷：广州市彩源印刷有限公司
　　　　　（广州市黄埔区百合三路8号201栋　邮政编码：510700）
规　　格：787mm×1 092mm　1/16　印张21.25　字数600千
版　　次：2021年11月第1版
　　　　　2021年11月第1次印刷
定　　价：120.00元

如发现因印装质量问题影响阅读，请与广东科技出版社印制室联系调换（电话：020-37607272）。

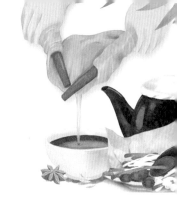

编委会

主　编：仝小林

副主编：杨映映　逄　冰　沈仕伟　宋　斌
　　　　吴学敏

编　委：

高泽正　苟筱雯　顾成娟　何莉莎

李青伟　林轶群　刘　晟　刘彦汶

邵建柱　宋珏娴　王　涵　王　青

王新苗　王翼天　魏秀秀　杨　帆

张　培　赵林华　赵锡艳　赵学敏

郑玉娇

仝小林

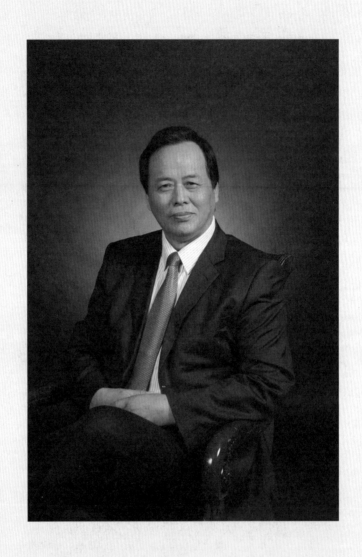

　　仝小林，中医内科学家，中国科学院院士。他以糖尿病为示范，重构了中医诊疗体系和现代本草框架，创建了"态靶结合"辨治方法，开辟了病证结合、宏观与微观结合的中西医结合之路。他系统构建了方药量效理论，经方新用于疑难、复杂疾病，为传统医学的现代发展做出了示范。新冠肺炎疫情期间，他多次深入一线，总结新冠肺炎辨治规律，主持制定了国家中医诊疗方案，创建了社区防控的"武昌模式"，为长效应对新发、突发重大传染病提供了有力的中医防治系统方案。

序 一

　　仝小林教授为中医临床大家、中医教育名师。他临证近四十载，在治疗疑难病、急危重症方面的造诣尤高，如在流行性出血热、严重急性呼吸综合征（SARS）、新型冠状病毒肺炎等疫病的防治工作中辨证精到，屡起沉疴。在中医教育方面，他尊古而不泥古，创新改革，教书育人。在中医科研方面，他坚持中医临床研究、经典理论研究、方药量效研究，获得了多项国家级大奖，为中医药事业的传承及创新做出了巨大贡献。

　　"病机十九条"出自《黄帝内经》，始载于《素问·至真要大论》，诚乃岐黄医理之本，为医者不可不知也。但由于《黄帝内经》之"七篇大论"后补于唐代王冰，且主谈"运气"，致使《至真要大论》常被忽略。金代刘完素之《素问玄机原病式》虽谈"病机十九条"，但以"运气"为主，并以"六气皆从火化"而告终，终有片面之嫌。明代张景岳虽然认识到了王冰之不足、刘完素之偏见，力争求全，但归根结底以论原文为主，临证结合不足。时至近现代，国医大家任应秋老先生破除了反复论理的条框，跳出了"训诂""注疏"等旧模式，将病机与临证相结合，从纯理论研究转变为经典理论指导临证实践的研究。作为改革之尝试，任老写成了《病机临证分析》一书。然而条件有限，其病种仅30种而已。

1

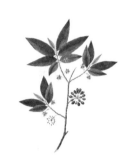

　　《新病机十九条——中医诊疗疾病新视角》视角独特，与众不同。此书论及中医病名约40种、西医病名近100种，其中新病名7种。另外，书中运用经方100余首，自拟方16首，创新理论学说多达6条，验案举例近100则，参考文献近400篇，多种常见病、疑难重危急症均包括在内，一目了然。在论述时，全教授举一反三，抓住了疾病的主要矛盾和矛盾的主要方面，其他矛盾自然迎刃而解。此方式很有创意，使人眼前一亮！

　　幸喜全小林教授积近四十载临证经验，精究其道，深思力索，反复揣摩，重复实践，有所心得，纵笔所之，辄数万言，集成《新病机十九条——中医诊疗疾病新视角》一书。该书上可传承岐黄之术，下可为后学之良师益友，实为"传承精华、守正创新"之楷模也。

　　今书稿辑成付梓，幸甚至哉，乐为之序。

全国名老中医
长春中医药大学终身教授　南征

2020年4月5日于长春

序二

全小林教授是中国科学院院士，更是一位当代中医临床大家，他长期致力于探索和解决中医临床疑难问题，始终坚守在临床第一线，德艺双馨，在海内外享有盛誉。更加难能可贵的是，他醉心于中医药人才培养，桃李满天下！在三十多年的教学中，他强调理论与实践能力并重，在坚持中医守正传承的基础上，引入现代医学理念，不断推陈出新。《新病机十九条——中医诊疗疾病新视角》正是全小林院士"承载、开放、创新、融合"思想的体现。

"病机"一词首见于《黄帝内经》，是一种症状分类法。病机是从复杂的症状中提出纲领，作为辨证求因的依据，正所谓："谨守病机，各司其属，有者求之，无者求之。"前人把疾病某些类同的证候，归纳于某一病因或某一脏的范围内，掌握这些病机，对临床错综复杂的症状起到执简驭繁的作用。《素问·至真要大论》的"病机十九条"成为辨证的准绳，千百年来，指导着中医的临床实践。

全小林院士传承《黄帝内经》的学术思想，针对当今老年病、慢病、代谢病、心源性疾病及瘟疫等多发疾病类型的特点，创造性地提出了"新病机十九条"：膜、神、髓、脾、络、心是对病位的延伸，痹、伏、敏、郁、散是对病机的阐发，瘕、霾、燥、瘀、浊是对病邪的补充，老、慢、医是对病程病势的概括和对医（药）源性疾病的总结。十九条中有表有里，有脏有络，有散有郁，有虚有实，有功能有器质，有缓有急，有患有医，严丝合缝，发前人所未发，系统地展示了中医诊疗疾病的新视角。

《新病机十九条——中医诊疗疾病新视角》一书除了概要之外，还逐一从释义、疾病概述、病机阐述、治疗、验案举隅等方面展现了十九条病机的内涵及应用。

中医的根基在于经典传承，中医的价值在于临床疗效。本书不仅是中医理论的创新和临证精髓，也是中西医结合的研究成果和教学实践，体现了仝小林院士传承守正、与时俱进的大师风范。

"大医精诚"，特别令人钦佩和感动的是，在这次新型冠状病毒肺炎疫情的防控中，仝小林院士作为国家中医药管理局医疗救治专家组组长，在第一时间深入抗疫一线，为运用中医药抗击疫情和重塑中医文化自信做出了重大贡献，成为新时代中医人的楷模。

《新病机十九条——中医诊疗疾病新视角》付梓之际，本人有幸先睹为快，收获良多！仝小林院士博古通今的学识、开拓创新的精神和药专力宏的胆略，令我敬佩不已！仝小林院士邀我为本书作序，本人深感荣幸！故谨以此数言，表达本人的由衷敬意！

相信本书的出版，必将是广大中医药工作者和爱好者的期待！

岐黄学者

福建中医药大学校长　李灿东

2020年4月15日于福州

自序

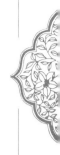

面向现代　着眼未来　创新发展

　　纵观中国医学发展史，中医新的历史变革时期已经来临！其标志是：适应当代医疗的教育体系已臻完善，借助于现代科技的若干个国家级五年计划已取得诸多成果，以现代医学为依据的分科诊疗体系已经形成，前所未有的多学科交叉渗透和多途径发展模式已初具规模。因此，我们有理由说：中医的大变革时机已经成熟。这场变革，可能比以往任何一个时期的变革都要广泛而深刻。那么，变革、维新的目标是什么呢？我用8个字概括：承载、开放、创新、融合。变革、维新的抓手又是什么呢？那就是重新构建中医诊疗体系和以提高疗效为目标的方药量效关系研究。如果以目标为体，以抓手为翼，那就是一体两翼。

　　时代的推动，是中医发展最强大的动力。21世纪，老年病、慢病、代谢病、心源性疾病、医（药）源性疾病和突发瘟疫在疾病谱中的比例不断攀升，这将会使中医有机会重新回到医学的主流和前沿。面对这些带有时代特征的疾病，中医需要重新梳理和总结。这就是"新病机十九条"产生的时代背景。诸型感冒，太卫胃表，皆属于膜，强调了三种感冒之共性；诸脏沉疴，屡感加重，皆属于痹，强调了风、寒、湿是伏邪的重要组成部分；诸温内发，有表无表，皆属于伏，强调了内伤伏气温病的临床特征；诸疹痒喘，嚏涕窍塞，皆属于敏，强调了过敏性疾病的表现形式具有多样性；诸狂躁癫，痰瘀火毒，皆属于神，强调了神系疾病要与心系疾病区别看待；诸颤瘫痿，腰脊难挺，皆属于髓，强调了髓系疾病的独立存在性；诸扑抽哑，查无实变，皆属于癔，强调了癔症的纷繁复杂性；诸颓抑郁，易感易疲，皆属于霾，强调了"给点阳光"的特殊治法；诸屑肤燥，窍干肢凉，皆属于燥，强调了凉燥与温燥的鉴别诊断；诸火郁阻，肤灼窍热，皆属于脾，强调了火郁发之的特殊治法；诸脏纤化，久病久痛，皆属于络，强调了脏器纤维化的治疗大法；诸寒湿郁，久治不愈，皆属于瘀，强调了寒、湿、瘀在顽固性疾病当中的地位和作用；诸结癖瘤，菱形发病，皆属于郁，强调了女性特殊的菱形发病特征；诸汗尿多，神耗阴伤，皆属于散，强调了补气收敛法；诸呆迟弱，四道虚损，皆属于老（老年病），强调了老年病的自然衰老属性；诸病缠绵，入络累脏，皆属于慢（慢病），强调了慢病是21世纪的主流疾病；诸糖脂酸，上溢中满，皆属于浊（代谢紊乱性疾病），强调了过食肥甘、中满内热是代谢性疾病的源头；诸眠焦躁，烦倦压抑，皆属于心（心理性疾病），强调了心理性疾病在当今社会的普遍性和高发性；诸病乱投，百药杂陈，皆属于医（医源性、药源性疾病），强调了要高度重视医源性、药源性疾病。

我早年师从首批国医大师李济仁先生学习《黄帝内经》。其中之"病机十九条"内容宏富，高屋建瓴，凝练抽提，深刻地影响了我。随着时代的变迁，疾病谱发生了巨大的变化，理法方药量也随之而变化。"新病机十九条"正是在对当代疾病新认识的基础上加以抽提凝练而成，虽不能全面勾勒，但可初绘时病之轮廓，虽不能尽述病源，但可以举一反三。需要说明的是，本书包含的处方等内容可能涉及穿山甲等国家重点保护野生动物的药材，这类药材在文中未做删除，仅供读者参考，请读者遵守野生动物保护的相关法规。

在此书出版之际，我要特别感谢我的《黄帝内经》老师李济仁、陈玉峰、秦德平、阎洪臣等老先生，正是他们的启蒙，带我走进了《黄帝内经》的宝库。同时，还要感谢杨映映、宋斌、逄冰、沈仕伟、郑玉娇、李青伟、王青、吴学敏、顾成娟等一大批我的学生，是他们的推动，使我辑成此书。感谢广东科技出版社的曾永琳编辑对此书出版所付出的辛劳。感谢胡镜清先生、胡树毅先生，感谢他们对"新病机十九条"系列论文发表的支持。感谢广州中医药大学深圳医院仝小林学术传承工作室对此书出版所给予的帮助。

中国科学院院士　仝小林

2019年9月17日于知行斋

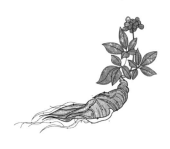

目 录

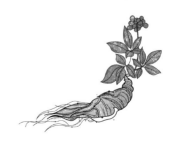

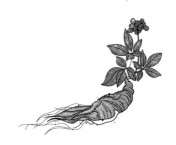

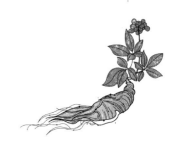

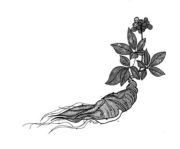

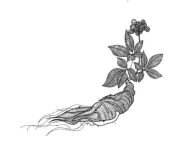

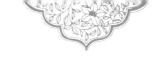

第一章

概要

　　"病机十九条"出自《素问·至真要大论》，是我国古代医家根据长期的医疗实践，将疾病错综复杂的发病机制加以归纳、分类而总结出来的条目，作为临证探讨病机的理论准则，在中医理论体系中占有十分重要的地位。经过刘完素、张景岳等医家的阐发，"病机十九条"理论更趋完善。21世纪，时代面临六大类疾病的挑战，即：老龄化社会所带来的老年病、与医疗进步伴行的慢病、与经济发展伴行的全社会的代谢病、与社会节奏加快伴行的心理性疾病、药物不合理应用或滥用造成的医源性或药源性疾病，以及与交通出行发达伴行的全球性传染病。中医将在这些疾病的诊疗中发挥至关重要的作用。仝小林教授根据当代疾病之新特点，结合临床实践，总结出"新病机十九条"。

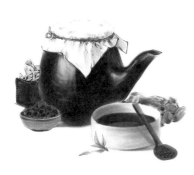

"新病机十九条"的具体内容：诸型感冒，太卫胃表，皆属于膜。诸脏沉疴，屡感加重，皆属于痹。诸温内发，有表无表，皆属于伏。诸疹痒喘，嚏涕窍塞，皆属于敏。诸狂躁癫，痰瘀火毒，皆属于神。诸颤瘫痿，腰脊难挺，皆属于髓。诸扑抽哑，查无实变，皆属于癔。诸颓抑郁，易感易疲，皆属于霾。诸屑肤燥，窍干肢凉，皆属于燥。诸火郁阻，肤灼窍热，皆属于脾。诸脏纤化，久病久痛，皆属于络。诸寒湿郁，久治不愈，皆属于瘀。诸结癖瘤，菱形发病，皆属于郁。诸汗尿多，神耗阴伤，皆属于散。诸呆迟弱，四道虚损，皆属于老（老年病）。诸病缠绵，入络累脏，皆属于慢（慢病）。诸糖脂酸，上溢中满，皆属于浊（代谢紊乱性疾病）。诸眠焦躁，烦倦压抑，皆属于心（心理性疾病）。诸病乱投，百药杂陈，皆属于医（医源性、药源性疾病）。

1 诸型感冒，太卫胃表，皆属于膜

感冒是一种由于外界环境（温度、湿度）与人体环境之间的平衡被打破，所形成的温度、湿度差导致机体局部环境变化，或人体自身微生物产生变化而表现为不同部位、不同症状的发病过程[1]。感冒的病位在皮肤黏膜、呼吸道黏膜及消化道黏膜。黏膜的免疫功能下降，不能很好地保护机体，而使机体感染风寒邪气，即所谓"邪之所凑，其气必虚"（《素问·评热病论》），至虚之处，乃客邪之所。感冒的起病主要有3条途径：皮肤黏膜的免疫功能低下，则走太阳之表，临床宜用葛根汤类方治疗。呼吸道黏膜免疫功能低下，则走卫分之表，以燥热作为发病基础，临床宜用银翘散类方治疗。消化道黏膜免疫功能低下，则走胃肠之表，尤其在暑湿季节，临床宜用三仁汤类方治疗；若在内湿的基础上，胃肠道黏膜感受风寒，临床宜用藿香正气散类方治疗。由于皮肤黏膜和呼吸道黏膜、消化道黏膜都是接壤的，临床感冒症状常"三表并见"。三表汤（葛根、生麻黄、川桂枝、羌活、金银花、桔梗、生甘草、藿香）为全教授治疗"三表"合病之效方。

❷ 诸脏沉疴，屡感加重，皆属于痹

基于《黄帝内经》的"伏邪"和"痹病"理论，全教授提出了"脏腑风湿"学说，即风、寒、湿邪通过五体而内传脏腑，或通过口鼻等官窍直中脏腑，久而伏留于脏腑，与痰瘀互结，后值外邪引动而反复发作或加重。因"脏腑风湿"而导致的疾病，全教授称其为"脏腑风湿病"[2]。《医宗金鉴》言："三痹之因风、寒、湿，五痹筋、骨、脉、肌、皮……皮麻肌木脉色变，筋挛骨重遇邪时，复感于邪入脏腑，周同脉痹不相移。"由此可见，"痹病"不仅包括由风、寒、湿等邪气闭阻体表经络而形成的"五体痹"，还包括由风、寒、湿等外邪闭阻脏腑而形成的"脏腑痹"。痹病日久不愈，耗损脏腑正气，复感风、寒、湿邪，可使痹邪愈发坚固。因此，全教授认为，由外邪引起而加重或反复发作的诸多疑难杂症多属于"脏腑风湿病"范畴（包括"脏腑痹"）。对于这类疾病的治疗，要在调治脏腑的同时，时时不忘透邪外出。

❸ 诸温内发，有表无表，皆属于伏

伏气温病是以发热为主症，从内而发的一类疾病，多指感邪后未即时发病，郁而化热，由于某种诱因而引发的疾病[3]。伏气温病最显著的特点是常有发热恶寒等表证，但却难寻表邪之因。例如，急性胆囊炎可因进食油腻而诱发，急性胰腺炎可因过量饮酒而引起，它们均可能与外邪无关。然为何见表证而无表邪？[4]由于邪气伏藏于内，易积热化火，形成内热；里热由气分、营分、血分而出，波及于表，此时的表证实为内伤疾病表现于外之症状，由于邪气留伏所致。所以这类疾病的急性发作期，虽有恶寒发热等表证，然并非表邪所致，且很快出现类似温病气营两燔、气血同病或温热病的某些证候，难以治愈，甚至病情迅速恶化。临证治疗应抓住疾病本质，莫为表证障眼而用解表之药徒发其表，可从气营入手，直捣其穴，并精确辨明病位是在上在下，在营在血，抑或是在脏在腑。凡泌尿系感染、肺炎、肠炎、肾炎、过敏性紫癜、药疹等疾病急性发作，虽有表证出现，皆应注意从其本病治疗，以清里为主，里热一清，则表气自透，否则就易于舍本逐末。

④ 诸疹痒喘，嚏涕窍塞，皆属于敏

过敏性疾病可自幼而发，亦可随年龄、环境、饮食的变化而逐渐出现，常常反复发作，缠绵难愈，常在鼻、咽、支气管、胃肠、皮肤等不同部位发病。此类疾病多是在先天禀赋异常的基础上，邪正交争所致。此处之"邪"，多指各种变态反应的变应原（包括吸入性变应原、接触性变应原、食入性变应原），或机体阴阳失调所产生的病邪（自身免疫性疾病）；"正"即为具有抗病、祛邪、调节能力的正气，多指人体的免疫力。在先天禀赋异常的基础上，机体表里不和，气血阴阳失调，则"邪""正"交争，正不胜邪，影响脏腑气血运行和津液代谢，疾病始生，而肺、脾、肾虚是禀赋异常的主要基础。它一般分为免疫亢进和免疫低下两种状态。前者由于体内正气与邪气势均力敌，应激反应激烈所致，多见于体质较实者，治疗应以和解法为主，常用柴胡类方、桂枝类方治疗。后者多由于肺、脾、肾亏虚，抵御外邪无力，而致外邪侵袭，治疗应以温补为主，需益气固表、扶正，提高机体的抵抗能力，常以玉屏风散、补中益气汤加减治疗[5]。

⑤ 诸狂躁癫，痰瘀火毒，皆属于神
⑥ 诸颤瘫痿，腰脊难挺，皆属于髓

顶焦包括神系（主司神志）与髓系（主司运动）两个部分。人的精神、意识、感觉及认知活动等，最根本的控制中枢在脑，故"脑主神明"[6]，并非"心主神明"[6]。何为脑主神明？《素问·脉要精微论》曰："头者，精明之府，头倾视深，精神将夺矣。""神明者，意识、思维、觉悟、智慧是也。产生于脑，映射于五脏六腑……脑之体为髓，脑之用为神。髓赖气血以滋养，故心肺为之父母，非由心之独揽。"[7]临床中许多精神、情志类疾病皆属于神系的病变：如邪犯顶焦，加之痰瘀火毒胶着，则表现为精神狂躁、不眠不休，甚则登高而歌、弃衣而走等症状；如痰浊蒙蔽清窍，则表现为悲忧欲哭、淡漠痴呆等症状。髓系主司运动，它主要

包含现代医学的中枢神经系统、运动系统等。髓系功能失司所致疾病归属于中医的痿病、痹病等范畴，表现为肢体颤抖、瘫痪、痿软无力等症状。顶焦的病理状态主要表现为亢奋和不足，全教授以刚柔辨证作为主要辨治法则。痉挛、强直、躁狂等亢奋性症状属刚证辨治范畴，可用三黄躁狂煎（天竺黄、生大黄、牛黄）等治疗；迟钝、瘫痪、无力等虚弱性症状属柔证辨治范畴，可用地黄饮子或四逆汤加减治疗。经络之病属刚痉者首选葛根汤；病在督脉、脊髓者，处方可加鹿茸片、乌头、牛脊髓等要药；中风所导致的肢体偏瘫、痿软无力等症状，可考虑应用大续命汤、小续命汤或补阳还五汤等治疗。

⑦ 诸扑抽哑，查无实变，皆属于癔

临床上常见一些顽疾怪症，如患者突发晕倒，或抽搐，或突发声哑，或心前区疼痛，或呼吸困难等，反复发作，久治不愈，又难以查出器质性病变，这类病证皆可归属于癔症范畴。它们多因情绪刺激诱发或加重，或有长时间情志异常病史。情志变化与气密切相关，治疗此类癔症，除了"心病当用心药医"的治本之法外，还应注重调气与补脏腑虚损，并可配合针刺、放血、暗示等疗法。通过临床观察，我们发现白金丸（白矾、郁金）治疗癫狂、郁病效果颇佳，可视为本病的辨病方[8]。赵学敏《串雅内外编》摘录此方，命之为"截癫"方，治疗失心癫狂，"其效如神"[9]。若伴有痰热扰神的表现，可合用黄连温胆汤或小陷胸汤；痰饮内停，可合用苓桂术甘汤；如发生癔症性晕厥，可用癔症晕厥丸（枯矾、广郁金、天竺黄）。

⑧ 诸颓抑郁，易感易疲，皆属于霾

临床上患有抑郁症、易感综合征、疲劳综合征以及免疫功能低下的患者，多由于阳气不足、脏腑功能减退引起。此谓霾也，即一派晦暗、阴沉、衰落的阴霾之象，多为阳气虚弱的表现。阳气不足，则生机暗淡，气化、温煦、推动不行。取类比象、扶阳散霾为此类疾病的治疗大法，"离照当空，则阴霾自散"也。老年期抑郁症，病位在顶焦，神系、髓系不足

为其本，属于阴证、柔证，治疗以"扶阳则阴霾自散，壮火则忧郁自除"为法则[10]。但实际运用中并不是一味强调扶阳，应根据证候或兼补肾阴、填精益髓，或兼以扶正培元、调畅气机，或顾护心、肝、脾等其他脏腑。淫羊藿、附子、人参为治疗老年期抑郁症的要药。淫羊藿大补命门（太阳），附子温肾壮火（阳光），人参大补元气（能量），临床用之有效。

⑨ 诸屑肤燥，窍干肢凉，皆属于燥

燥证分为温燥与凉燥两种类型。温燥者热多水少，由于阴液亏虚而生燥热，女性围绝经期综合征多属此类，养阴清热即为效法。凉燥者最难辨识，患者虽有燥象，但阴液并不亏虚，也并无伤津耗液之因，燥象多因阳气亏虚，冰伏热少，温化不及，故水液凝而不化，皮肤和诸窍失于润泽所致。患者表现为皮肤干燥脱屑、皲裂、四肢发凉、诸窍干燥等症，多见于老年干燥症患者及糖尿病周围神经病变患者。治疗若不问燥由何来，一概予以养阴，患者的症状非但不能改善，反愈发加重。故凉燥的治疗，当以温阳化气、活血通络为大法，乌头桂枝汤、黄芪桂枝五物汤、乌头汤等为治疗基本方。唯有细分温、凉之燥，审因论治，临床疗效才可大为提高。

⑩ 诸火郁阻，肤灼窍热，皆属于脾

火郁之火，既非实火，也不同于阴虚火旺所致的虚火，而是阳气内郁之火。此处所指的阳气，为机体代谢产生的热能。火郁的临床表现多样：火郁在表，则见皮似火燎、瘙痒或疮疡；火郁在上，则或为结膜炎、鼻炎、耳炎、咽炎、唇炎等，或为甲状腺炎、淋巴结炎等。辨证要点有四：一为自觉发烫，但扪之不热；二为虽有火郁，但舌色不红；三为临床治疗按实火或虚火论治，皆不起效或效不明显；四为长期不愈，反复发作，病程较长。治疗应以《素问·六元正纪大论》记述的"火郁发之"为治疗总则。偏实者，予升阳散火汤，此方针对脾胃气虚程度较轻者；偏虚者，予补中益气汤，老年人、体型偏瘦者、小腹坠胀者使用；若介于两者之间，即脾虚兼有脾胃湿热者，多予升阳益胃汤[11]。

⑪ 诸脏纤化，久病久痛，皆属于络

古籍中并无脏纤维化的描述，由于纤维化病位多在络脉，故可归属于中医的络病范畴[12-13]。脏纤维化一般病程较长，迁延日久不愈，会引起人体脏腑气血流行受阻，淤则瘀，久则化瘀入络，从而产生一系列络脉阻滞的病理变化。络脉瘀阻，不通则痛，日久化生痰瘀浊毒，甚或形成癥积，诚如叶天士《临证指南医案》所言："久发频发之恙，必伤及络，络乃聚血之所，久病必瘀闭。"临床多以活血化瘀、通络的方法治疗脏纤维化。化纤散（三七粉、水蛭粉、生蒲黄、生大黄、炙黄芪）可作为治疗脏纤维化的辨病方。活血化瘀通络法贯穿于各治疗阶段，辛香、辛润药物走窜通络，藤类药物可活血通络，虫类药物可化瘀通络。扶助正气乃治疗络病的根本，化纤散中加入黄芪、白术、鸡血藤等药，气化恢复，络中气血运行方能畅行无滞，络中瘀阻方能逐步祛除。

⑫ 诸寒湿郁，久治不愈，皆属于瘀

在机体阳虚、抗邪无力的基础上，外界的寒湿等阴寒邪气既可侵袭体表，亦可通过口鼻等官窍侵袭脏腑。堆积于五体和/或五脏的寒湿邪气，可进一步耗损阳气。另外，由于寒湿邪气可痹阻气血的运行，故日久可形成停痰聚瘀，使机体形成"寒湿瘀"的内环境。克于经络，则使经络痹阻；克于脏腑，则成痼化毒；若寒湿瘀结，甚则成瘤、成癌[14]。临床许多疾病的寒湿瘀阻证均由此而发。而对于"寒湿瘀"类疾病的治疗，要点在于补充阳光，阳光足则寒湿自除矣，同时辅以活血化瘀。另外，气血、痰火、湿食等病理产物久聚蕴结，可形成"郁"的内环境。诸类"郁"证，日久亦可导致"瘀"的形成，"瘀"本身也可加重"郁"的程度。但因"郁"而成的"瘀"，多为"瘀热"，如某些糖尿病周围神经病变等。

⑬ 诸结癥瘤，菱形发病，皆属于郁

甲状腺、乳腺、子宫（卵巢）之结节、痞块、癥瘕的发病具有相关性，即女性在这三个地方的一处出现结节、肿块、囊肿，其他两个地方也往往会出现伴随症状。由于四个点的位置连接起来类似菱形，故形象地称之为"菱形发病"。西医认为，三者发病均与卵巢分泌功能紊乱，尤其是雌激素分泌过多影响和刺激甲状腺细胞、乳腺组织和子宫平滑肌有密切的相关性[15]。女子月经为冲任二脉所主，颈部（甲状腺）、乳腺与胞宫通过冲任二脉的维系而上下连通，三者均处于足厥阴肝经的循经所过之处。肝气疏泄有度，冲任调和，则气血通畅。肝气不舒，气机郁滞，冲任失调，则气血凝滞。气滞、血瘀、痰凝，日久成积，常用疏肝解郁、化痰、活血、软坚散结之法，以求"郁者散之，虚者补之"。疏肝解郁，常用四逆散；化痰散结，常用夏枯草、浙贝母、生牡蛎；化瘀、破瘀，常用桂枝茯苓丸，或加三七、桃仁、三棱、水蛭；治疗子宫肌瘤，常用莪术配三七。

14 诸汗尿多，神耗阴伤，皆属于散

散是指人体气、血、精、津液等生命物质过度消耗、散失不收，以至于出现滑脱不禁的症状。阴伤者，如自汗盗汗、尿频遗尿、遗精滑泄等；神耗者，多见于急重症患者，出现心神耗散，以致真阴欲竭或阳气欲脱，阴阳不相维系之证。二者皆属于"散"的范畴[16]。治疗当以"散者收之"为法则，施以具有敛汗、缩尿、固精、救阴敛阳或回阳救逆等收敛固涩功效的方药治疗。具有代表性的收敛药物包括：敛精之芡实，敛气之山茱萸，敛汗之煅龙骨、煅牡蛎，敛尿之白果，敛神之酸枣仁，敛津之乌梅，敛心气之五味子，敛肺之诃子，敛肝之白芍。大剂量山茱萸（＞60g）酸收作用极强，可作为救脱第一要药。敛气可以固脱，敛神可以回志，敛汗可救气阴，敛尿可治尿失禁。老年夜尿频多之症由于脾肾两虚、肾气不固、开阖失司引起，治疗应注重培补肾元，更需在补肾的基础上佐以收敛固摄、活血通络之品，缩泉饮可作为治疗夜尿频多的效方[17]。

15 诸呆迟弱，四道虚损，皆属于老（老年病）

老年期具有显著的生理病理特点。《素问·阴阳应象大论》曰："年四十，而阴气自半也，起居衰矣。"随着年龄的增长，人体肾气渐衰，逐渐出现衰老的表现。阳气从下渐衰于上，老从足起；阴精从上渐亏于下，

精从脑衰。故善补阳者必补于肾，命火旺则足健；善补阴者必填于髓，脑髓充则神明。四道指气道、谷道、水道、血道，虚损多指不同程度的脏腑气血阴阳的虚衰，同时也伴有不同程度的病理产物，诸如痰浊、瘀血等的聚集。总之，物质匮乏（精）、能量不足（气）、信息失控（神）是老年病的三大特征，即精、气、神的不足。从西医内分泌的角度来讲，这是垂体、肾上腺、甲状腺、性腺等的功能不足。从中医来讲，这是精微不足、命门火衰、气机不利。中医防治老年病之根本目标是颐养天年，温补脾肾、扶正培元、调畅气机是治疗老年病的通则。中医治疗老年病，大多围绕平衡及中和而展开，在生理性平衡无法恢复时，应最大程度实现病理状态下的平衡。

⑯ 诸病缠绵，入络累脏，皆属于慢（慢病）

慢病指一时难以治愈、病程较长或终身难愈的疾病，久病多虚、久病入络是慢病的主要特点。慢病之亏，是气血阴阳耗而渐亏，补亦需缓；骤补或过补，机体难以接受，轻则化火，重则损命。因此，在慢病的治疗上，峻补不若缓补，采用小剂量、多靶点、宽覆盖、蚕食的组方原则十分重要，治疗宜先调理脾胃，培育胃气，注意防变，树立患者的信心。在治疗方法的选择上，宜选用"围方"，宜丸散膏丹，宜采用蚕食策略，应用调补之法；如自觉治法准确，虽疗效未立竿见影，仍可守法守方，坚持长时间治疗。此外，慢病常常伴有痰、湿、浊、瘀、毒等病理产物，成为加重疾病的第二病因，作为治标之法，从清理病理产物入手，或可为本病治疗扫清障碍。

⑰ 诸糖脂酸，上溢中满，皆属于浊（多代谢紊乱性疾病）

《素问·奇病论》曰："此五气之溢也，名曰脾瘅。夫五味入口，藏于胃，脾为之行其精气，津液在脾，故令人口甘也，此肥美之所发也，此人必数食甘美而多肥也。肥者令人内热，甘者令人中满，故其气上溢，转为消渴。"嗜食肥甘厚味，则伤及脾胃，导致脾胃壅滞，或脾虚失运，不能将精微物质输送到脏腑与四肢百骸，精微堆积，滋生病理之膏浊。

"膏"即体脂，"浊"包括糖浊、脂浊、尿酸浊等。膏浊停聚于不同脏腑，变证丛生，表现为糖、脂、酸等的异常。膏浊病的病理中心在胃肠，核心病机是中满内热（脾瘅），开郁清热启脾为治疗之大法。若属肝胃郁热，治以大柴胡汤；属脾滞痰热，治以小陷胸汤；属肠道湿热，治以葛根芩连汤；属胃肠实热，治以大黄黄连泻心汤；属脾虚胃滞，治以泻心汤类方等[18]。

18 诸眠焦躁，烦倦压抑，皆属于心（心理性疾病）

中医所讲的心，应包括肉心和灵心两部分，即循环系统的心和精神系统的心，心的主要生理功能是主血脉和主神明。形伤血脉，多由血而及气，故肉心之病，重在调血脉；神阻气道，多由气而病血，故灵心之病，重在调情志。心理性疾病多指灵心之病，此类疾病多具有明确的病因，治疗应注重调神，同时配合疏肝、理气、潜镇、安神、清热等法。焦虑、烦躁引起的失眠，常用黄连温胆汤治疗；工作或学习压力大，用脑过多所致的脑阴不足型失眠，多使用黄连阿胶汤；心神不宁、心火亢盛于上而肾亏于下所导致的失眠，常用交泰丸，配伍酸枣仁、茯神、夜交藤等药物。另外，心理疏导法亦是治疗心理性疾病的重要方法。情志之病，郁而滞，滞而乱，乱而散。郁从何来？多由智慧不足也。智慧不够则想不开，故郁滞之所由生，而狂乱之所由成也。与患者谈话治疗，找准其根蒂，劝其调整心态、加强自我认知、提升自我能力等，往往一击中的，收到意想不到的治疗效果。

19 诸病乱投，百药杂陈，皆属于医（医源性、药源性疾病）

医（药）源性疾病是在防治疾病或其他医事活动中，由于诊断或用药不当而引起其他疾病，或加重原有疾病，或致伤致残，甚至导致死亡[19]。随着现代医学的发展，新药物、新技术、新器材不断涌现，医（药）源性危害也越来越突出。中医药在防治医（药）源性疾病中具有独特的优势，如中药能很好地减轻癌症放疗、化疗后的并发症等。医者应高度重视医（药）源性疾病的防治，最大限度地避免或减少医（药）源性疾病对患者的伤害。首先应做到准确诊断，对证下药，这是防治医（药）源性疾病的有效前提；还要遵循整体观，针对疾病、病证、症状及病因等多重因素整体用药，对药剂进行合理配伍，从而避免现代医学的负面影响[20]。

以上是对仝教授提出的"新病机十九条"的简要释义。"病机十九条"是《黄帝内经》病机理论的核心内容，仝教授提出的"新病机十九条"采用了《黄帝内经》"病机十九条"的"诸……皆……"的形式，虽言病机，实则比病机的内容更为丰富，多是对疾病规律的精要概括，以治疗当代疾病为主，可反映当代老年病、慢病、多代谢紊乱性疾病（脾瘅）、心理性疾病与医（药）源性疾病的特点。他提醒医者在临证过程中，除了注重辨证论治以外，应更加关注辨病与对症治疗，多参考西医关于病理生理特点的研究成果，抓住疾病的内在规律，在治疗上找到靶点，从而提高临床疗效。同时，他对一些疾病提出了新的治疗理念及新的思考，医者可结合临床实际情况，灵活加以运用。

参考文献

[1] 刘佩军.关于普通感冒发病机制的新思考[J].医学争鸣,2015,6(3): 33-37.

[2] 仝小林,刘文科,田佳星.论脏腑风湿[J].中医杂志,2013,54(7):547- 550.

[3] 仝小林,李平.中医博士临证精华[M].北京:人民卫生出版社,2004.

[4] 单书健,陈子华.古今名医临证金鉴:外感热病卷:上[M].北京:中国中医药出版社,1999:173.

[5] 仝小林,刘文科.论过敏性疾病的中医药治疗[J].上海中医药大学学报, 2011,25(5):8-10.

[6] 仝小林.论四焦八系理论体系及其临床价值[J].中国中医基础医学杂志, 2012,18(4):357-359.

[7] 仝小林.维新医集:仝小林中医新论[M].上海:上海科学技术出版社, 2015.

[8] 周强, 夏乐, 吴笛. 仝小林运用白金丸治疗癥病3则[J]. 中国中医药信息杂志, 2011, 18(6): 91–92.

[9] 赵学敏. 串雅内外编[M]. 北京: 人民卫生出版社, 2007.

[10] 周强, 张家成, 赵锡艳, 等. 仝小林教授治疗肝硬化经验[J]. 世界中西医结合杂志, 2011, 6(9): 741–743, 762.

[11] 王涵, 周强, 顾成娟. 仝小林教授运用三升阳方的经验[J]. 中国中医急症, 2013, 22(5): 743–744, 753.

[12] 吴银根, 张天嵩. 络病理论指导肺纤维化中医证治探析[J]. 中医药学刊, 2005, 23(1): 14–15, 19, 123.

[13] 刘为民, 姚乃礼. 络病理论与肝纤维化关系探讨[J]. 中医杂志, 2003, 44(2): 85–87.

[14] 韩耀巍, 王学岭. 寒凝血瘀证实验及临床研究近况[J]. 天津中医药大学学报, 2009, 28(3): 167–168.

[15] 丛萍. 外周血雌二醇水平与同时患有甲状腺结节子宫肌瘤和良性乳腺疾病之间的关系[D]. 济南: 山东大学, 2009.

[16] 鲁明源. "散者收之"的病机与临床应用探讨[J]. 山东中医杂志, 2009, 28(6): 371–372.

[17] 李洪皎. 仝小林诊治夜尿多经验[J]. 实用中医药杂志, 2007, 23(3): 185.

[18] 仝小林, 姬航宇, 李敏, 等. 脾瘅新论[J]. 中华中医药杂志, 2009, 24(8): 988–991.

[19] 马丽, 戴铭. 医源性疾病的中医防治[J]. 中医文献杂志, 2014, 32(1): 35–37.

[20] 邢哲斌, 邢文台, 邢文华. 中医重视医源性疾病的防治[J]. 中医杂志, 2007, 48(7): 667–668.

（逄冰）

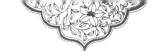

第二章

诸型感冒
太卫胃表
皆属于膜

感冒是一种常见的外感疾病，中医药在其治疗上具有比较明显的优势。用中药治疗感冒的方法甚多，但临床疗效参差不齐。全教授通过长期的临床实践总结，发现外感病邪常通过皮肤黏膜、呼吸道黏膜、消化道黏膜侵犯人体，并从这三种不同的致病途径着手对感冒进行辨证论治，在临床上取得了显著疗效。该理论开创了从黏膜辨治感冒的先河，在提高临床疗效的同时，又具有很强的推广性，理法方药齐备，可为感冒的辨治开辟新的思路。

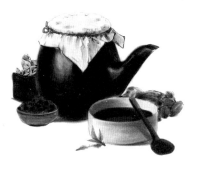

一 释义

①太：指太阳经表，此处指风寒邪气侵犯太阳经表而出现的太阳表证。根据《伤寒论·辨太阳病脉证并治》的描述，凡出现发热（体温升高）、恶寒（包括怕冷、恶风等）、头痛（包括局部头痛和全头痛）、项强、脉浮等症者，皆可称之为太阳病。②卫：指卫分，此处指风热邪气侵犯呼吸道黏膜而出现的卫分证。卫气营血辨证见于叶天士的《外感温热论》，"温邪上受，首先犯肺"，故卫分证常见于初感热邪，病邪郁于肺或皮毛等病位较浅的地方，肺卫失宣或肺气受郁，临床表现常为体温升高、怕风怕冷、前额或全头痛、周身疼痛、咽干不适、脉浮等。③胃：这里指胃肠道黏膜。近几年胃肠型感冒的概念逐渐得到了大家的关注与认可。但教科书中并未将该种类型的感冒纳入感冒范畴论治，而是在胃脘痛、呕吐、腹泻等疾病范畴中进行辨证论治。仝教授认为胃肠型感冒应当属于感冒范畴，非外邪入里之里证，并指出该类感冒为外邪侵犯胃肠道黏膜所致，须与里证有所鉴别。胃肠型感冒的临床表现除了感冒的常规症状以外，还会伴有一些消化道症状，如纳呆、不欲饮食、厌油腻、恶心、腹痛、大便次数增多或呈稀水样等。④表：指人体之表，即皮毛（皮肤黏膜）。表邪指通过皮毛侵犯人体的邪气。这里的"表"可广义地理解为外邪通过皮肤黏膜侵袭人体。

二 疾病概述

（一）西医概述

上呼吸道感染是由多种病原微生物引起的一种常见的上呼吸道疾病[1]，其临床表现分为全身表现和局部表现，全身表现主要有发热、全身不适、腰背四肢酸痛、乏力、头痛、头昏、耳鸣等，局部表现主要有喷嚏、鼻塞、流涕、咽痛、干咳、少痰，除此之外还有腹痛、腹泻等。患者常虚弱无力，局部黏膜充血、水肿，分泌物增加。肺部听诊无明显改变，X线胸片上肺、支气管无明显改变^[2]。上呼吸道感染分为以下几种：①普通感冒（俗称伤风），又称急性鼻炎。②流行性感冒，简称流感。③咽炎型上呼吸道感染，好发于冬春季节，以咽部炎症为主。④胃肠型感冒。诊断标准：上呼吸道感染根据病史、流行情况、鼻咽部发炎的症状和体征，结合周围血象和胸部X线检查，并排除临床上相似的疾病可做出临床诊断。上呼吸道感染的分型靠各型的临床表现特点来诊断。实验室检查：病毒性感染可见白细胞计数正常或偏低，淋巴细胞比例升高。细菌感染有白细胞计数与中性粒细胞增多和核左移现象。X线检查可协助排除肺、支气管病变，同时检测C-反应蛋白、血清淀粉样蛋白、α1酸性糖蛋白对上呼吸道感染及病因鉴定、临床分型都有帮助[3]。

（二）中医概述

早在《黄帝内经》时期就已经认识到感冒主要是由外感风邪所致。《伤寒论》更是论述了寒邪所致感冒的证治，所列桂枝汤、麻黄汤为风寒感冒的治疗做了示范。《诸病源候论·风热候》指出，"风热之气，先从皮毛入于肺也……其状使人恶风寒战，目欲脱，涕唾出……微有青黄脓涕"，已经认识到风热病邪可引起感冒，并较准确地描述了其临床证候。感冒之名首见于北宋《仁斋直指方》，后代医家沿用此名，并将感冒与伤风互称[4]。

近年来，国内制定发布了感冒的证候分类及辨证规范，2008年发布的《中医内科常见病诊疗指南·西医疾病部分》中对普通感冒的辨证做了进一步的完善。这些文献对提高普通感冒的辨证水平具有一定的指导作用，但它们多以专家经验或部分专家讨论的共识为主，缺乏必要的临床调查研究、标准验证及中医术语规范。因此，建立普通感冒的证候分类及诊断标准对提高临床辨证水平具有重要意义。

西医把感冒分为普通感冒和流行性感冒，中医分为伤寒、伤风、伤湿等，全教授把外感病位统归于三种黏膜，即皮肤黏膜、呼吸道黏膜、胃肠道黏膜。外感之邪从三种黏膜侵犯人体，病初起，无论恶寒发热孰轻孰重，均应首先辨清病发于哪种黏膜。

三　黏膜发病说

全教授结合自身多年的临床经验，认为感冒起病的病位大致有三：曰太阳，曰卫分，曰胃肠。其辨治要点：除恶寒发热等通识症状外，太阳则头痛、身痛、关节疼痛，卫分则或见咽痛，或见咳喘，胃肠则或见呕恶，或见泄泻。今之感冒，太阳兼卫分或胃肠，或俱见，治又当合病合方。感冒起病，主要由三条途径，均在黏膜：一是皮肤黏膜，二是呼吸道黏膜，三是胃肠道黏膜。黏膜环境变化则易感外邪。汗道（皮肤黏膜）喜温，寒则战栗，太阳起病；气道（呼吸道黏膜）喜润，燥则为殃，卫分病矣；谷道（消化道黏膜）喜净，天地氤氲，湿滞中焦。三种黏膜均为在表，故合病常见，既有头痛、身痛、腰痛、骨节疼痛，又有咽痛、咳喘，并有腹泻、呕恶。此时宜合病合方，多管齐下以获佳效。

四　感冒的治疗

皮肤黏膜多伤寒（风寒），代表方为麻黄汤、桂枝汤；呼吸道黏膜多伤热（风热），代表方为银翘散、桑菊饮；消化道黏膜多伤湿（暑湿），代表方为藿香正气散。因此按照黏膜分类，可避免被恶寒轻重、发热高低这些表象所迷惑，而且治疗准确有效，辨证简便易行。外感之邪不同，侵袭途径亦会有所差异。风寒之邪，先犯肌表，而多从督脉、太阳经起病，尤其是背部、后头部至鼻颊、鼻鞍，周身怕冷，恶风恶寒，旋即高热蜂起，但舌不甚红，苔不甚干，此可按伤寒手法，以麻黄汤或桂枝汤治之。风热之邪，先犯咽喉，咽痛、咽干、口燥，恶寒轻，发热重，舌开始即显红色，苔干，此可按温病手法，以银翘散、桑菊饮治之。暑湿病邪，易犯胃肠道黏膜，热势不扬，舌淡，苔黄而滑，脉弦细而濡，且多伴有腹泻、呕吐等胃肠道症状，此处当从湿温着手，以三仁汤治之；若为夏月乘凉饮冷所致，恶寒发热，伴有呕恶腹泻，则以藿香正气散治之。

按照黏膜分类辨治感冒，是为了不被恶寒轻重、发热高低这些表象所迷惑，而且疗效确切，直达病所。全教授辨治感冒的要点如下：

①重症感冒，传变迅速，一日可传一经，故需及时辨证，随时调整处方。②寒温并用，调和药味，兼顾温胃散寒。③重剂疗重症，对于高热患者，发汗时需把握药物用量，斩关夺隘，使邪有出路，不可杯水车薪，药难胜病。④少量多次，即频服。⑤中病即减或即止。

（一）皮肤黏膜外感

1. 风寒表实证

症状：轻者仅见鼻塞声重或鼻痒喷嚏，流涕清稀，咽痒，咳嗽，痰白，苔薄白，脉浮。重者可伴恶寒发热，无汗，头项强痛，肢体酸痛，脉浮而紧。

处方：麻黄汤加减。

生麻黄，发汗速，欲使汗出透，需加石膏。石膏发汗缓，但持久。所谓真懂石膏者，断不会以其为大寒而畏之，汗出脉静身凉，知其为发汗圣药。全教授在治疗流行性出血热、严重急性呼吸综合征（SARS）、重症禽流感、急性风湿热等急重症时，生麻黄常用15～30g，石膏常用30～120g，分4～6次服用[5-6]，这样既可保证安全性，又可保持较高的血药浓度，中病即减。头痛者，加白芷祛风散寒止痛；项背强者，加葛根疏足太阳膀胱经脉；咳嗽痰白者，加陈皮、杏仁、炒莱菔子宣肺化痰止咳；鼻塞流涕者，加苍耳子、辛夷通窍散寒；四肢酸痛者，加桑枝、羌活等祛风散寒通络；纳差者，加神曲、炒谷芽消食化滞。

2. 风寒表虚证

症状：恶风发热，汗出，头痛，或有项强，咳喘，咯痰稀白，舌苔薄白，脉浮缓。

处方：桂枝汤加减。

原方随证施量，加减附后。

咳喘、痰白者，加厚朴、杏仁、半夏宣肺化痰平喘；食纳欠佳者，加神曲、麦芽消食健脾；鼻塞流涕者，加苍耳子、辛夷通窍散寒；头痛项强者，加白芷、葛根疏风止痛。

另外，对于体实之人，无论是表实发汗，还是里实透汗，不要惧怕汗出太多，出得越透越好，只是要大量补充水分，汗出到位的标志是脉静身凉，精神清爽。对于体虚之人，外感高热，说明病邪来势凶猛，仍宜大剂短程，因势利导，顿挫热势，切莫杯水车薪，药难胜病。

（二）呼吸道黏膜外感——风热表证

症状：发热，微恶风寒，鼻塞，流黄浊涕，咽痛，口干欲饮，头痛，或有咳嗽、咳痰、心烦，咽干口渴，舌边尖红，苔薄黄，脉浮数。

处方：银翘散或桑菊饮加减。

原方随证施量，加减附后。

咽喉肿痛兼大便干者，津液已伤，宜加沙参、麦冬、射干养阴解毒利咽；咽痛、大便不干者，津液未伤，加马勃、僵蚕、土茯苓清热解毒；咳重痰黄者，加鱼腥草、天竺黄、浙贝母、瓜蒌子清热化痰；胸闷者，加瓜蒌皮、郁金宽胸理气；衄血者，加马勃、白茅根、侧柏叶凉血止血；头痛者，加菊花、蔓荆子疏风清热止痛；口渴者，加天花粉、石斛生津止渴；鼻塞者，加苍耳子宣通鼻窍；咽痒者，加蝉蜕疏风清热、利咽止痒；高热者，加柴胡、葛根、黄芩、石膏辛凉清解；咳嗽者，加浙贝母清热化痰宣肺；咽干者，加麦冬养阴。

风热感冒的发病基础是呼吸道黏膜干燥，若恰逢疲劳、短时间内大量抽烟、吹热风空调等皆可诱发该病。凉饮小口，补充水分，是对风热感冒的有效治法。所谓感冒需多喝水，最适合于风热感冒。至于风寒感冒、暑湿感冒，多喝水不是必需的，除非高热和大量出汗。

（三）消化道黏膜外感——胃肠型感冒

症状：头痛、咽痛、鼻塞、流涕、咳嗽等，同时伴有消化道症状，如食欲不振、恶心呕吐、胸膈痞闷、腹胀腹痛、稀水样便等。

处方：藿香正气散加减。

原方随证施量，加减附后。

头痛者，加桑叶、菊花、白芷祛风止痛；心烦、小便短赤者，加竹叶、赤茯苓或六一散（滑石、甘草）清热利湿；恶心呕吐者，加陈皮、半夏、竹茹和胃降逆止呕；胸闷者，加砂仁、枳壳宽胸理气；纳呆者，加神曲、麦芽、鸡内金消食健胃。

（四）三表合病

即皮肤黏膜、呼吸道黏膜、胃肠道黏膜三表合一，共同发病。

症状：感冒初起，头身疼痛，骨节疼痛，恶寒无汗，咽喉痛，轻咳，胃肠不适。

处方：三表汤加减。

三表汤为仝教授自创方，由葛根、生麻黄、川桂枝、羌活、金银花、桔梗、生甘草、藿香组成。高热者，加石膏、芦根；咳重者，加前胡、百部；扁桃体化脓者，加野菊花、紫花地丁；恶心、食欲不振者，加佩兰、生姜。

（五）其他治法

参考《普通感冒中医诊疗指南（2015版）》。

1. 针刺

方1：主穴有风池、大椎、列缺、合谷、外关。

风寒者，加风门、肺俞；风热者，加曲池、尺泽；暑湿者，加中脘、足三里；邪盛体虚者，加肺俞、足三里。实证针用泻法，虚证针用补法。风寒者，可加灸；风热者，可在大椎、少商点刺放血。

方2：主穴有风池、大椎、曲池。备穴有迎香、丰隆、天突、肺俞。

每次取主穴、备穴各1~2个，中强刺激，每日1~2次。

2. 单方验方

方1：连须葱白2根，生姜5片，陈皮6g，红糖30g。水煎热服，每日1剂，宜于风寒感冒。

方2：大青叶30g，鸭跖草15g，桔梗6g，甘草6g。水煎服，每日1剂，宜于风热感冒。

3. 拔罐

风寒证可在风门、大椎、肺俞等处拔罐；风热证可在大椎处刺络拔罐，或于肺俞、风门、大椎等处刮痧走罐。

附方：外用熏鼻方——感冒熏鼻香药。

组成：藿香6g，香白芷6g，紫苏6g。

服法：将药研粉，放入杯中，用热水冲开，趁热熏鼻。

功效：芳香通窍，散寒解表。

主治：风寒感冒初起，头痛、鼻塞、微咳、咽喉不适或胃肠不适。亦可作为易感综合征患者的预防用药。

治疗要点：感冒之预防和初起者可用香熏，症状较重者熏后可将药汁服下。

五 感冒的预防

在知道如何正确选择药物的基础上，更应了解如何预防感冒。

（1）关注天气变化：注意保暖，同时加强锻炼，增强抵抗力。

（2）注意个人卫生：勤洗手，保持环境清洁和通风，不随地吐痰，衣服勤洗勤晒。

（3）加强饮食调理：以清淡营养为主，多吃牛奶、鸡蛋、鱼、豆制品等高蛋白食品，以及新鲜的水果和蔬菜，忌食油腻辛辣之物。

（4）适当进行药物预防：可通过药物预防使感冒的发病率降低，尤其是易发时行感冒的季节，主要中药有贯众、紫苏、板蓝根等。根据每个人的体质，气虚的人可服用玉屏风颗粒，阴虚的人可服六味地黄丸，阳虚的人可服金匮肾气丸，以改善体质。

（5）流感时期，尽量减少到人群密集场所活动，避免接触呼吸道感染者，必要时可以选择戴口罩。

六 验案举隅

（一）皮肤黏膜外感验案

李某，女，25岁，2017年2月20日初诊。患者因风寒感冒未痊愈，又于吃火锅时受凉，致咽痛，并于19日晨起发热，达39℃，中午服乐松1粒，服后出汗，热退至38℃。夜间又增至39℃，口服对乙酰氨基酚1片，服药后汗出热减，然20日晨起体温仍为39.2℃。因既往有类似发热病史，持续高热不退，连续5日左右，后经CT检查发现大面积肺炎而入院治疗，故心有余悸，遂至医院检查。血常规示白细胞正常，X线检查示胸片正常。诊断为病毒性感冒，即服院内制剂"葛根汤"1剂，服后体温无明显改善，故于20日中午请全教授面诊。刻下症：高热，39℃，畏寒重，无汗，头晕，头痛欲裂，周身酸痛，咳有黄痰。舌红，苔白腻，脉数。

【诊断】

西医诊断：上呼吸道感染。

中医诊断：感冒（皮肤黏膜外感）。

中医辨证：风寒束表，肺气失宣。

【治疗】

治法：辛温解表，宣肺散寒。

处方：麻杏石甘汤加减。

生麻黄30g，石膏60g，芦根120g，葛根30g，荆芥9g，化橘红15g，生姜30g，前胡15g。

每剂分4次服，每2h服1次。

第1剂分4次服用，服药半剂，遍身絷絷微汗，服至3/4剂时体温开始下降，1剂后体温退至37.7℃。第2剂改分8次服用，每小时服1次，睡时未服，待服至3/8剂时，体温降至37℃，此后2h内又各服1次以巩固，至此热已尽退。全程仅用20h，脉静身凉，病去神安，体温未有反弹。

【按语】

发热是人体对抗病邪的外在表现形式，既为人体受邪，又表明人体在抗邪。人体对抗外邪的结果分为两种：一是正盛邪衰，此时体温可不升高或轻度升高；二是邪盛正衰，此时表现为高热，体温常高于38℃，恶寒怕冷，周身疼痛。此方重用生麻黄发汗解表，使邪有出路，重用石膏60g、芦根120g以清热，重剂使用，以起重症。如此用量需果断及时，体温恢复正常后即止，根据症状重新辨证。故而对于急性高热病，建议一日一方，及时调整。佐以生姜寒温并用，调和药味，兼顾温胃散寒。频服，一是防止体温速退而有留邪之弊，二是因生麻黄量大而可随时关注心率变化，三是可维持较高的血药浓度。

（二）呼吸道黏膜外感验案

张某，女，27岁，2016年12月23日就诊。患者吹暖风空调后出现咽痛，继则发热，体温38℃，双侧扁桃体Ⅱ度肿大，咽部充血水肿。刻下症：发热头痛，微恶风寒，咽痛，口干口渴，偶有咳嗽。舌红，苔薄黄，脉浮数。

【诊断】

西医诊断：上呼吸道感染。

中医诊断：感冒（呼吸道黏膜外感）。

中医辨证：外感风热，卫表郁闭，肺失清肃。

【治疗】

治法：辛凉透表，清热解毒。

处方：银翘散加减。

连翘15g，金银花30g，桔梗15g，薄荷9g，生甘草15g，荆芥15g，牛蒡子15g，竹叶9g。

3剂，当天下午服用1剂，第2日1剂药分早中晚3次服用，第3日分2次服。

2剂后，患者症状大减，继服后痊愈。

【按语】

风热感冒多在呼吸道黏膜干燥的基础上，在人体疲劳的状态下，因短时间内大量抽烟或吹暖风空调所致。该患者正是在吹暖风空调这一因素的诱导下发病，故结合其临床表现，可将其诊断为"风热感冒"。银翘散出自《温病条辨》，吴鞠通言："本方谨遵《内经》'风淫于内，治以辛凉，佐以苦甘；热淫于内，治以咸寒，佐以甘苦'之训，又宗喻嘉言芳香逐秽之说，用东垣清心凉膈散，辛凉苦甘。病初起，且去入里之黄芩，勿犯中焦；加银花辛凉，芥穗芳香，散热解毒，牛蒡子辛平润肺，解热散结，除风利咽，皆手太阴药也……此方之妙，预护其虚，纯然清肃上焦，不犯中下，无开门揖盗之弊，有轻以去实之能，用之得法，自然奏效。"

（三）消化道黏膜外感验案

刘某，男，35岁，2015年6月29日就诊。患者出汗后饮用大量冷饮，第2日发热，体温38℃，恶寒，鼻塞，流清涕，腹泻，每日5~6次，大便呈水样，恶心呕吐，胃脘胀满。舌淡，苔白腻，脉浮缓。

【诊断】

西医诊断：胃肠型感冒。

中医诊断：感冒（消化道黏膜外感）。

中医辨证：外感风寒，内伤湿滞。

【治疗】

治法：解表散寒，芳香化湿。

处方：藿香正气散加减。

藿香9g，紫苏叶15g，白芷9g，陈皮15g，厚朴9g，大腹皮9g，半夏9g，白术9g，桔梗9g，茯苓15g，防风15g，葛根15g，甘草9g，生姜15g。

水煎取300mL，早晚分服。

3日后复诊，体温恢复正常，无恶寒、头痛，偶有干呕，大便每日2次，为软便，纳少，腹胀。前方加神曲9g，继服2剂而愈。

【按语】

患者活动出汗后，风寒乘机侵袭，又饮用大量冷饮，脾胃受损，脾失健运，寒湿内生而发病。方中藿香芳香化湿；紫苏叶、白芷辛香发散，以祛风寒；防风祛风解表；葛根解肌清热，升清止泻；半夏降逆止呕；陈皮理气和胃；白术、茯苓益气健脾利湿；厚朴、大腹皮行气化滞；桔梗宣肺解表，通调水道；生姜温中散寒；甘草调和诸药。诸药合用，外发散风寒，内化湿健脾，药证相符，疗效满意。

（四）三表合病验案

【案1】

王某，女，15岁，2011年2月17日就诊。患者恶寒发热1日，测体温

38.3℃，无汗，肌肉酸痛，咽痛，扁桃体肿大，微恶心。舌红，苔白，脉浮紧数。

【诊断】

西医诊断：上呼吸道感染。

中医诊断：感冒（太阳、卫分、胃肠同病）。

中医辨证：风寒束表，内伤湿滞。

【治疗】

治法：解表散寒，清热利咽，化湿和胃。

处方：三表汤加减。

生麻黄6g，杏仁15g，石膏30g（先煎），羌活15g，金银花30g，连翘30g，野菊花30g，马勃15g，锦灯笼15g，藿香9g，荆芥15g（后下），生姜15g。

每剂分4次服，2剂痊愈。

【按语】

肌肉酸痛，可知病邪侵及皮肤黏膜；咽部红肿疼痛，可知病邪侵入呼吸道黏膜；恶心欲呕，可知病邪侵入消化道黏膜：故曰三表同病。临床中合病多见，但是致病途径仍需明确，这样可指导辨治。生麻黄、石膏等解表，金银花、连翘等疏风利咽，佐以藿香除胃肠之邪，三表同治，故2剂而愈，明显缩短了感冒的自然病程。

【案2】

王某，女，17岁，2010年8月12日初诊。因夏季天气炎热，睡觉时吹空调，醒后即感剧烈头痛、头晕，周身疼痛，不发热而恶寒，无汗，咽痛，略有恶心。舌淡红，苔白，脉浮紧。既往身体健康。因次日需参加画展，不愿服西药，特求中医有速效之法。

【诊断】

西医诊断：上呼吸道感染。

中医诊断：感冒（太阳、卫分、胃肠同病）。

中医辨证：风寒束表，内伤湿滞。

【治疗】

治法：解表散寒，清热利咽，化湿和胃。

处方：三表汤加减。

生麻黄24g，杏仁24g（后下），桂枝60g，白芍60g，炙甘草30g，藿香24g（后下），金银花60g，芦根120g。

取1剂。煎服方法：上药水煎50min（杏仁、藿香出锅前15min下），煎取药液约600mL。分4次服，每4h 1次。调护：嘱患者服药后见遍身微微汗出即可，切勿大汗。

患者服1剂药后，全身微微汗出，症状若失，仝教授嘱患者继续以上方原药量减半，如上法再服1剂，遂愈。

【按语】

暑天天气炎热、潮湿，空气中湿热弥漫，常人通过排汗可散湿热。如过吹空调，或室内、室外温差太大，寒邪束表导致腠理闭塞，汗孔密闭，暑湿内蕴而不能外散，形成冒暑之病。风寒束表，凝滞经脉，故头身疼痛；腠理闭塞，故无汗；以外寒重为主，故不发热而恶寒；暑热内闭，故咽痛；暑湿内蕴，清阳不升，故头晕。舌淡红，苔白，脉浮紧为风寒在表。故该患者的总病机为寒邪束表、暑湿内蕴。治宜辛温散寒，涤暑化湿。一般认为夏季慎用麻桂剂。然仝教授认为有是证便用是法，专病专方，合病合方。该患者寒邪束表较重，暑湿内蕴较轻。根据《黄帝内经》"其在皮者，汗而发之"之旨，治以辛温散寒为主，以涤暑化湿为辅。选用麻黄汤、桂枝汤加减，并酌加涤暑化湿之药。方中生麻黄味苦、辛，性温，为肺经专药，宣肺气，开腠理，散风寒，解卫气之郁，为君药。桂枝发汗解肌，温经散寒，透营达卫，除身疼，为臣药。生麻黄、桂枝相须为用，增强发汗解表的力量。《本草纲目》言"杏仁能散、能降，故解肌、散风、降气"，为佐药。生麻黄、杏仁相配，一升一降，宣降肺气，调畅气机。白芍益阴，使发汗有源，酸收可防麻桂发散太过，配桂枝调和营卫，配炙甘草缓急止痛，为佐药。炙甘草甘平，调和药性，为使药。藿香祛暑解表，化湿和胃；金银花清热；芦根清热生津，利尿。三药合用分消暑湿，共为佐药。诸药合用，共奏散寒解表，涤暑化湿之效。用药轻重切中病机，中病即止，调护精当，故获良效。

参考文献

[1] 陈丽英，何秀云，王紫盈，等.如何合理应用抗生素治疗上呼吸道感染[J].求医问药，2012，10（10）：387-388.

[2] 尚清秀.上呼吸道感染的临床表现与诊断[J].社区医学杂志，2011，9（1）：69-70.

[3] 林江，温先勇，梁军.三种急性时相蛋白在上呼吸道感染诊治中的价值[J].医学理论与实践，2007，20（11）：1261-1263.

[4] 周仲瑛.中医内科学[M].北京：中国中医药出版社，2007.

[5] 刘华珍，仝小林.仝小林辨治外感病验案3则[J].中国中医药现代远程教育，2012，10（17）：143-144.

[6] 徐立鹏，仝小林.麻黄临床用量研究[J].中国临床医生，2014，42（1）：81-83.

（顾成娟）

第三章

诸脏沉疴　屡感加重　皆属于痹

　　"脏腑风湿"是仝教授在《黄帝内经》"痹病"理论的基础上，结合"伏邪"理论提出的一个新学说，该学说指出风、寒、湿邪既可通过五体而内传脏腑，亦可通过口鼻等官窍直中脏腑，久而盘踞潜藏，与痰瘀相搏，导致脏腑部位形成诸多沉疴痼疾。仝教授将这类由"脏腑风湿"导致的疾病称为"脏腑风湿病"，它不仅涵盖了由五体痹发展而来的脏腑痹，亦包括支气管哮喘等由风、寒、湿邪直接侵袭脏腑而导致的疾病。"脏腑风湿病"每于外感时加重或反复发作，外邪伏留是导致本病的关键，透邪外出则是本病的主要治法，如升散、清上、透表、发汗、散寒、祛风、渗湿等[1]。基于此，仝教授用"诸脏沉疴，屡感加重，皆属于痹"概括这类疾病的发病特点与病因病机。同时，"脏腑风湿"学说的提出，为风湿免疫类疾病及脑瘤等诸多疑难杂病的临床辨治开阔了思路。

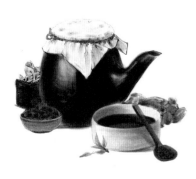

"诸脏沉疴，屡感加重，皆属于痹"指脏腑之沉疴痼疾常在反复感受风、寒、湿等外邪的情况下反复或加重者皆可归属于"脏腑风湿"范畴。《素问·痹论》指出痹病包括五体痹和五脏痹。五体痹是由于遭受风、寒、湿等邪气侵袭，邪气乘经脉之虚侵入五体，壅滞气血，闭阻经脉，根据闭阻部位的不同可分为皮痹、肌痹、脉痹、筋痹及骨痹五种。《素问·痹论》言："五脏皆有合，病久而不去者，内舍于其合也。故骨痹不已，复感于邪，内舍于肾；筋痹不已，复感于邪，内舍于肝；脉痹不已，复感于邪，内舍于心；肌痹不已，复感于邪，内舍于脾；皮痹不已，复感于邪，内舍于肺。"与五体相合的脏腑，由于气血不足，风、寒、湿等邪气反复侵袭，伏留脏腑，壅滞气血，闭阻经脉，损及脏腑，形成脏腑痹。在痹病的发病过程中，脏腑功能不足是发病基础，外感风、寒、湿等外邪是发病的主要外因。

在《黄帝内经》痹病的基础上，仝教授提出了"脏腑风湿"的概念，由此确定的"脏腑风湿病"不仅涵盖了由五体痹发展而来的脏腑痹，亦包括风、寒、湿等外邪直接侵袭脏腑而诱发的病种。"脏腑风湿病"涉及的疾病范围广泛，其特征是以外感风、寒、湿邪为始动因素，脏腑功能不足为发病的内在因素，而外邪伏留是致病的关键。伏邪或盘踞某处，或流动循行，与痰、湿、瘀等胶着混杂而成顽疾，它常在外邪等诱因的引动下反复发作[2]。外邪伏留，盘踞脏腑，反复发作，发作一次，病加一层，越久越虚。

伏邪常与痰浊瘀毒交错混杂而成顽疾。久病入络，可成积、成瘤、成癌，故需积极治络。脏腑风湿概念的提出，为临床对伏邪留驻或反复感邪而发的顽疾提供了一种治疗的新思路，如类风湿性关节炎、某些肿瘤；亦包括由风、寒、湿等外邪直接侵袭脏腑而造成的疾病，如寒湿型哮喘。而风、寒、湿等外邪尚未侵袭脏腑，仅停留于肢体官窍者，则不属于脏腑风湿病，但可依据脏腑风湿的理论和治法指导治疗，如过敏性鼻炎、银屑病等。复感为透邪之机，治疗上运用温阳、补中、除湿、散寒、疏风、升阳、散热、透表、启玄、清络、散瘀、通经、润燥、化痰、宣肺、布津等方法，时时以透邪为要。

二 疾病概述

（一）"伏邪"简述

《黄帝内经》当中虽未提及"伏邪"二字，但字里行间无不映射着"伏邪"的内涵，对"因何而伏、所伏何邪、邪伏何处、伏邪安发"这四个问题均做了较为明确的说明。

1. 关于"因何而伏"

关于"伏邪"发生的前提，《素问·金匮真言论》言："夫精者，身之本也，故藏于精者，春不病温。"《灵枢·百病始生》亦言："风雨寒热不得虚，邪不能独伤人。卒然逢疾风暴雨而不病者，盖无虚。"《素问·生气通天论》中也强调"清静则肉腠闭拒，虽有大风苛毒，弗之能害，此因时之序也"。因此，脏腑内虚、精气不足是邪气内伏的先决条件。

2. 关于"所伏何邪"

《素问·生气通天论》提出："春伤于风，邪气留连，乃为洞泄。夏伤于暑，秋为痎疟。秋伤于湿，上逆而咳，发为痿厥。冬伤于寒，春必温病。四时之气，更伤五脏。"再如《灵枢·贼风》曰："黄帝曰：夫子言贼风邪气之伤人也，令人病焉，今有其不离屏蔽，不出空穴之中，卒然病者，非不离贼风邪气，其故何也？岐伯曰：此皆尝有所伤于湿气，藏于血脉之中、分肉之间，久留而不去。"亦如《灵枢·五变》云："百疾之始期也，必生于风雨寒暑，循毫毛而入腠理，或复还，或留止，或为风肿汗出，或为消瘅，或为寒热，或为留痹，或为积聚，奇邪淫溢，不可胜数。"通过以上条文，我们可以清楚地看到，风、寒、暑、湿等诸多邪气皆可侵袭人体，伏留不去，发为"伏邪"。

3. 关于"邪伏何处"

《灵枢·贼风》有"藏于血脉之中、分肉之间"，《灵枢·五变》

有"循毫毛而入腠理"，《灵枢·岁露论》有"虚邪入客于骨而不发于外"，《素问·疟论》有"温疟者，得之冬中于风，寒气藏于骨髓之中"。宋代韩祗和在《伤寒微旨论》中指出"其骨髓间郁结者，阳气为外邪所引，方得发泄"，亦认为寒气可郁结于骨髓之间。《素问·痹论》中亦明确指出风、寒、湿邪可内伏于筋、脉、肉、皮、骨，而发为五体痹，久而痹邪内传至脏腑可发为脏腑痹。《灵枢·百病始生》更是阐述了外邪侵袭人体后的传变次序，如"是故虚邪之中人也，始于皮肤……留而不去，则传舍于络脉……留而不去，传舍于经……留而不去，传舍于输……留而不去，传舍于伏冲之脉……留而不去，传舍于肠胃……留而不去，传舍于肠胃之外、募原之间，留著于脉，稽留而不去，息而成积。或著孙脉，或著络脉，或著经脉，或著输脉，或著于伏冲之脉，或著于膂筋，或著于肠胃之募原，上连于缓筋，邪气淫溢，不可胜论"。另外，宋代韩祗和在《素问·疟论》"此病藏于肾"及《灵枢·百病始生》"传舍于肠胃之外、募原之间"的启发下，明确提出伏邪可内传于脏腑，如"至小寒之后、立春以前，寒毒杀厉之气大行时，中于人则传在脏腑"。通过以上叙述，可以看出两个问题：第一，邪气侵袭肌表，可直接伏留于五体肌腠，亦可向内传变，附着他处。第二，外来邪气可直接内伏于包括五脏六腑、四肢百骸在内的诸多部位。

4. 关于"伏邪安发"

王叔和在《伤寒论·伤寒例》中指出"寒毒藏于肌肤，至春变为温病，至夏变为暑病"。庞安常在《伤寒总病论》中指出"伏寒"更遇时邪，则会发为"温病"，如《素问·疟论》所言："得之冬中于风，寒气藏于骨髓之中，至春则阳气大发，邪气不能自出，因遇大暑，脑髓烁，肌肉消，腠理发泄，或有所用力，邪气与汗皆出，此病藏于肾，其气先从内出之于外也。"金代张子和《儒门事亲》曰："人之伤于寒也，热郁于内，浅则发，早为春温。若春不发，而重感于暑，则夏为热病。若夏不发，而重感于湿，则秋变为疟痢。若秋不发，而重感于寒，则冬为伤寒。故伤寒之气最深。"以上条文虽以"伏寒化温"而言，但通过以上论述，我们仍能清楚认识到"伏邪"再发与外邪引动密切相关。

（二）"伏气温病"论的发展

在现存医籍中，最早提出"伏气"一词的是《伤寒论·平脉法》："伏气之病，以意候之，今月之内，欲有伏气，假令旧有伏气，当须脉之。""伏气"一词的提出，在"伤寒"与"温病"之间建立了桥梁，为温病理论的发展奠定了基础。但此处的"伏气"与温病理论中的"伏气"并非完全一致，在后世的发展过程中，温病学家为"伏气"理论注入了更多新元素、新内容[1]。

《素问》多次强调"伏寒成温"，如《素问·热论》曰："凡病伤寒而成温者，先夏至日者为病温，后夏至日者为病暑，暑当与汗皆出，勿止。"更由于温热病发病急，传变快，而为病家所惧，医家所重。因此"伏寒成温"学说为后世医家所推崇：晋代王叔和在此理论的基础上提出了"伏气"一词，并且指出"伏寒"可因时气而变温变暑；宋代庞安常提出"伏寒"可因时邪而变温成毒；宋代韩祗和提出了"伏阳"学说。但金代刘完素则指出"伏寒"既发为热病，则应"直言热病，不言其寒也"；王履认为"伏寒成温"并非普遍现象，只是"偶不即发"而已。自此，医家逐渐意识到"伏气"理论并不能解释所有温病的发病情况，因此在发展《黄帝内经》伏邪理论的同时，思索着另外一类温病形式，即外感温热的情况，如：庞安常提出"即时发病温者"与"伏寒成温者"是温病发病的两个方面；郭雍提出了春时"三者之温"，即伏寒春发、春时自感与非节之疫；汪机提出"春之病温有三种不同"，即伏寒春发、重感湿温之气、春时感温，并认为"三者皆可名为温病，不必各立名色"。至明清时期，伏气温病论与新感温病论均得到了十足的发展，且互为羽翼，共同构建起温病学。

（三）"痹病"简述

《素问·痹论》是"痹病"理论的奠基之作，亦是经典之作，同时也是对"伏邪"理论的精要阐述。通过挖掘《素问·痹论》可以发现：①痹病的病因是风、寒、湿邪，即"风、寒、湿三气杂至，合而为痹也"。②脏腑痹的发生是由于反复感受风、寒、湿邪，即"内舍五脏六腑，何气使然？……所谓痹者，各以其时，重感于风、寒、湿之气也"。③各脏腑痹有其独特的证候特征，如"凡痹之客五脏者，肺痹者，烦满，喘而呕。心痹者，脉不通，烦则心下鼓，暴上气而喘……肠痹者，数饮而出不得，中气喘争，时发飧泄。胞痹者，少腹膀胱按之内痛，若沃以汤，涩于小便，上为清涕"。④饮食伤于肠胃，内生寒湿，是腑痹形成之本，如"饮食自倍，肠胃乃伤……其客于六腑者，何也？……此亦其饮食居处，为其病本也。六腑亦各有俞，风寒湿气中其俞，而食饮应之，循俞而入，各舍其腑也"。⑤调和荣卫是防治痹病的重要法则，即"荣卫之气，亦令人痹乎？……逆其气则病，从其气则愈，不与风、寒、湿气合，故不为痹"。⑥痹的临床表现形式多样，除常见的"痛""不仁"等"寒"痹、"湿"痹之候外，也可表现为"热"痹、"燥"痹，如"痹，或痛，或不痛，或不仁，或寒，或热，或燥，或湿……其寒者，阳气少，阴气多，与病相益，故寒也。其热者，阳气多，阴气少，病气盛，阳遭阴，故为痹热"。这里的"阳气少，阴气多"是指寒性体质，而"阳气多，阴气少"则是指热性体质。换言之，热痹之因与寒痹之因相同，都是感受风、寒、湿邪。但是发为热痹还是发为寒痹，取决于体质。热性体质（阳），感受风、寒、湿邪（阴），"阳遭阴"，则发为热痹。

（四）"脏腑风湿"学说的提出

自《黄帝内经》以来，特别是明清时期，暑、燥、火之类的伏气温病学说发展尤速，然风、寒、湿之类的邪气内伏学说却销声匿迹。诚如上文所述，六淫邪气皆可内伏，尤其是"寒湿内伏"在伏邪致病中占有很大的比例。《伤寒论》和《金匮要略》中有大量方药为"伏寒""伏湿"而设，如麻黄汤、麻黄附子细辛汤、麻杏薏甘汤、麻黄加术汤等。现代社会风湿免疫类疾病众多，而这些疾病与"寒湿内伏"密切相关。在这样的时代背景下，全教授在"伏邪"理论的基础上，结合"痹病"理论，提出了"脏腑风湿"学说[2]。

三　病机阐述

外邪侵袭是必要外因，六淫侵袭是诸多疾病发生的始动因素。如《灵枢·百病始生》云："夫百病之始生也，皆生于风雨寒暑，清湿喜怒。"《素问·痹论》也强调了外感风、寒、湿是痹病发生的必要条件，风、寒、湿邪可留滞肌表关节，形成五体痹，又可盘踞脏腑，形成脏腑痹。而在由五体痹发展成脏腑痹的过程中，反复感邪则是重要的进展因素。又如前文所述，"伏邪"的发生亦始于外邪侵袭。因此，脏腑风湿的发生始于感受外邪，形成基于反复感邪，并且其所感之邪不局限于风、寒、湿之外淫，也包含了病毒、疠气等外来毒邪。

脏腑功能异常是内在基础，正气存内，邪不可干。若脏腑功能正常，气血调和，腠理致密，则机体不易受邪，如若受邪，也易祛除。但若先天禀赋不足，正气亏虚，或气血不和，腠理疏松，或脏腑功能异常，则极易感受外邪而导致疾病的发生。另外，脏腑痹亦是在相关脏腑功能异常的基础上发生的，如"淫气喘息，痹聚在肺""淫气忧思，痹聚在心""淫气遗溺，痹聚在肾"。因此，脏腑功能异常是脏腑风湿发病的内在基础。

邪气伏留是致病的关键，脏腑感受外邪，若能及时祛除，病或可愈。治不及时或治不得法，则病邪伏留体内，或盘踞某处，或流动循行，发为伏邪，加之脏腑功能低下，痰瘀等病理产物内生，伏邪与痰瘀等病理产物胶着混合，久而痹阻气血，更伤脏腑，进而形成顽疾。因此，风、寒、湿等外邪伏留胶着是脏腑风湿形成的关键。

四　脏腑风湿的论治范畴

仝教授以人体空腔可看作一"焦"为依据，将颅腔和髓腔定义为"顶焦"，并将"顶焦"从三焦系统中剥离出来，提出"人有四焦"的学术观点[3]。顶焦（颅腔和髓腔）包括神系、髓系，上焦（胸腔）包括心系、肺系，中焦（腹腔）包括肝系、胃系，下焦（盆腔）包括溲系、衍系。仝教授由此建立了四焦八系的辨治体系[4]。

根据临床经验，仝教授以四焦八系辨治体系为纲要，对脏腑风湿的辨治范畴进行了梳理。顶焦神系中各种脑炎后遗症、脑瘤等，追本溯源，起于外感风、寒、湿邪者，可按照脏腑风湿辨治；顶焦髓系中的格林–巴利综合征、脊髓灰质炎、脊髓空洞症、脊髓侧索硬化症等疾病，发作前有反复外感病史者，可按照脏腑风湿辨治。以此为据，病在上焦者（如老年性慢性支气管炎、肺气肿、过敏性哮喘、肺源性心脏病、风湿性心脏病、病毒性心肌炎等）、病在中焦者（如1型糖尿病、慢性胃炎、肠炎、病毒性肝炎、自身免疫性肝炎等）、病在下焦者（如慢性肾炎、慢性盆腔炎、生殖系统慢性感染、泌尿系统慢性感染等），若起于感受风、寒、湿邪，邪气伏留，感邪后反复发作，均可在审因辨识的前提下，按照脏腑风湿来论治。见表1。

表1　四焦八系中与脏腑风湿有关疾病统计

系属	疾病名称
神系、髓系	原发性中枢神经系统肿瘤、格林–巴利综合征、脱髓鞘病、运动神经元病等
心系	风湿性心脏病、病毒性心肌炎、高血压病等
肺系	支气管哮喘、过敏性鼻炎等
肝系	肝硬化、自身免疫性肝病等
溲系	IgA肾病、肾病综合征等
胃系	消化性溃疡、慢性胃肠炎、溃疡性结肠炎、肠易激综合征等
衍系	痛经、产后关节痛、子宫内膜异位症、子宫腺肌病等
皮肤	银屑病、荨麻疹、特应性皮炎、皮肤瘙痒症等
肿瘤	胶质瘤、鼻咽癌、肺癌、淋巴系统肿瘤、胸腺瘤、肝癌、胰腺癌、骨肉瘤、结直肠瘤、膀胱癌、肾瘤等
风湿免疫	风湿性关节炎、类风湿性关节炎、干燥综合征、皮肌炎/多发性肌炎、系统性硬伤、抗中性粒细胞胞质抗体相关性血管炎、白塞综合征等
内分泌	1型糖尿病等

五 脏腑风湿的治则治法

脏腑风湿，关键在辨识：第一是详询病史，第二是以遇外感则脏腑病加重为重要提示，第三是通过治表、透表则脏腑病情减轻或指标改善。脏腑风湿，起病于表，侵淫脏腑，最终盘踞脏腑。外邪伏留是致病的关键，透邪外出是本病的辨治要点。久病脏腑，往往障人眼目，忽略其风湿之病因；往往仅按脏腑辨治，忽略给病邪以出路。

脏腑风湿，风、寒、湿三邪杂合，寒最紧要，湿最缠绵。内湿与外湿狼狈为奸，则病益坚固。内湿源于脾，故调理脾胃，散寒除湿，实为治疗脏腑风湿病之第一大法，所谓无湿则风不驻、寒易散矣。发作期坚壁清野，缓解期扶正培本，以待战机。始终要顾护阳气[5-6]。

脏腑风湿之治疗，或升散，或清上，或透表，或发汗，或散寒，或祛风，或渗湿，时时以透邪为要。《朅塘医话》云："凡属有病，必有留邪，须放出路，方不成痼疾。"病程长久，风寒入络，内生痰瘀，病情顽固者，兼以化痰消瘀、活血祛瘀通络；气血阴阳皆亏者，应兼以补气血、补肾气，内外并治，攻补兼施。

在用药上，升散者宜选用葛根、柴胡、僵蚕等，清上者宜选用升麻、金银花、连翘等，透表者宜选用香薷、牛蒡子、蝉蜕等，发汗者宜选用麻黄、桂枝、石膏等，散寒者宜选用乌头、附子、细辛等，祛风者宜选用荆芥、防风、羌活等，渗湿者宜选用茯苓、泽泻、白术等。

在方剂选择上，升降散为脏腑风湿透邪的重要方剂，独活寄生汤为治疗痹病日久、肝肾两亏、气血不足之方，三痹汤在独活寄生汤的基础上加减而成，亦为治痹良方，可见痹与脏腑风湿同出一源。独活寄生汤在补益的同时注重祛邪外出，临床上除用治类风湿关节炎外，亦可用于治疗硬皮病等风湿免疫性疾病。大续命汤和小续命汤为六经中风之通剂，善治疗由寒邪而诱发的风湿痹病，且是治疗顶焦髓系疾病的重要方剂，对于治疗老年动脉硬化由寒冬而诱发中风者尤为适宜。

六　验案举隅

（一）升降散加减治疗IgA肾病

郭某，男，32岁。主诉：反复蛋白尿，血尿，咽痛1年余。患者因反复蛋白尿，行肾活检而确诊为IgA肾病，就诊时24h尿蛋白定量为3.6g，血肌酐（SCr）127μmol/L，血尿酸（UA）544μmol/L，血清总胆固醇（TC）5.38mmol/L，甘油三酯（TG）2.29mmol/L。刻下症：咽痒、咽痛，时有腰酸、乏力，大便偏干，2日1次。舌苔黄厚微腻，脉稍滑数。

【诊断】

西医诊断：IgA肾病。

中医诊断：肾痹。

中医辨证：风湿伏肾。

【治疗】

治法：透邪疏络。

处方：升降散加减。

蝉蜕9g，僵蚕9g，生大黄9g，生黄芪30g，金银花30g，赤芍30g，水蛭粉3g（冲服），丹参15g，雷公藤15g，生甘草15g，荷叶15g，威灵仙15g。

此方加减服用1年，咽痛消失，24h尿蛋白定量降为0.66g，UA 429μmol/L，其余指标均降至正常范围。

【按语】

IgA肾病之蛋白尿、血尿，常因上呼吸道感染而加重，尤其是急性咽炎、急性扁桃体炎，此因邪伏肾络，新感牵动伏邪所致，当从脏腑风湿辨治。辨治之法，必攘外安内。主方升降散出自杨栗山的《伤寒温疫条辨》。原方中僵蚕、蝉蜕祛风解痉，宣阳中之清阳；大黄、姜黄荡积行瘀、清邪热，降阴中之浊阴；又加黄酒为引，蜂蜜为导。两两相伍，一升一降，可使阳升阴降，内外通和，而温病表里三焦之热全清。本例病案用升降散以透邪外出；生黄芪、丹参、生大黄和水蛭粉组成肾浊方，补气通络，消尿蛋白疗效显著；雷公藤对自身免疫性疾病具有特殊疗效；威灵仙则为降尿酸之"靶药"。此外，临证中亦常加金银花、冬凌草以控制反复的咽炎、咽痛；水肿者，用麻黄加术汤加减；气虚者，用玉屏风散补气托邪。临证之时，切勿见尿蛋白增多即固涩，勿见血尿加重即止血。应审证求因，所谓"透出一分邪气，便有一分胜算"。

（二）从脏腑风湿辨治颅内肿瘤

吴某，男，62岁。主诉：头晕伴喷射状呕吐1个月。患者发病前反复感受寒邪，1个月前出现头晕呕吐。北京某医院诊断为左桥小脑角占位，因无法手术，遂求诊中医。刻下症：头晕困重，伴喷射状呕吐，咳嗽，咯吐白黏痰，额汗多，失眠。舌苔白厚腻，脉弦滑。核磁共振（MRI）显示：左桥小脑角占位，血管网状细胞瘤。

【诊断】

西医诊断：左桥小脑角占位，血管网状细胞瘤。

中医诊断：头晕。

中医辨证：寒湿伏脑，痰瘀互结。

【治疗】

治法：祛风散寒，化痰通络。

处方：三生饮加减。

生麻黄20g，胆南星30g，附子15g（先煎2h），清半夏50g，土鳖虫30g，蜈蚣4条，全蝎9g，广郁金30g，枯矾15g，三七12g，天麻15g。

一剂药分4次服用。服上方14剂，头晕、呕吐减轻约50%，出汗减少。上方加减，继服药1个月，喷射状呕吐已停止，头晕基本消失，咯痰减少。调整处方，研粉服用，巩固治疗。

【按语】

追本溯源，病之初起与外感风、寒、湿邪有关，当从脏腑风湿辨治。风池、风府为对外之门户，头部肿瘤常有感受外邪史。处方以三生饮加减。三生饮由天南星、川乌、附子组成，为治疗原发性脑瘤之常用基础方，取其温散大寒之功著，临床常用炮制品，以保证用药安全。生麻黄重用至20g，解表散寒之力大，以散脑中伏留之寒湿邪气。《神农本草经》明确指出麻黄具有"破癥坚积聚"的功用，生用者破散之力更甚。清半夏重用至50g，以取其止呕化痰散结之功。矾金丸由枯矾和广郁金组成，为消痰之峻剂。虫类药则有通脑络、化瘀滞之功效。此外，祛除顶焦伏寒伏风，亦可选防风、白芷、羌活、细辛、荆芥等祛风解表散寒药。

（三）自拟"免疫方"加减治疗成人隐匿性自身免疫糖尿病

马某，男，48岁。糖尿病3年余。患者3年多前因出现口渴、多饮、易饥、消瘦，查随机血糖23.9mmol/L，胰岛素自身抗体检查：胰岛细胞抗体（ICA）（+），胰岛素自身抗体（IAA）（+），谷氨酸脱羧酶抗体（GADA）（-）。确诊为成人隐匿性自身免疫糖尿病。曾口服二甲双胍、阿卡波糖、格列美脲，服药后因胃部不适而停药。后自服降糖保健品，现空腹血糖（FBG）控制在8～9mmol/L，糖化血红蛋白（HbAlc）7.7%。刻下症：乏力，口臭，大便黏滞不爽，伴臭秽难闻，小便黄。舌苔滑腻，脉滑数。

【诊断】

西医诊断：成人隐匿性自身免疫糖尿病。

中医诊断：消渴。

中医辨证：湿热内蕴，内有伏邪。

【治疗】

治法：清热利湿，兼散伏邪。

处方：自拟"免疫方"合葛根芩连汤。

雷公藤15g，五味子15g，生甘草15g，葛根72g，黄芩27g，黄连27g，干姜4.5g，鸡血藤30g，炒杜仲30g。

水煎服，每日1剂，早晚1次。上方加减治疗3个月后，患者查HbAlc6.1%，胰岛素自身抗体检查：ICA（-），IAA（-），GADA（-）。守法守方，现患者仍在门诊定期复诊，单服用中药汤剂，病情稳定。

【按语】

雷公藤为祛风除湿止痛药，同时具有免疫抑制、抗炎、抗肿瘤作用，临床常用于治疗甲状腺抗体升高、肾小球肾炎、系统性红斑狼疮等，应用时常配伍五味子、生甘草以减轻其毒性，组成自拟"免疫方"，调节患者自身的免疫功能。此外，雷公藤可与鸡血藤、夜交藤、青风藤、海风藤、络石藤等藤类药配伍使用，能增强通络活血作用。本例患者症见黄腻苔、臭黏便，辨为肠道湿热证，故用葛根芩连汤清热利湿、降糖。此外，在临床中，我们发现1型糖尿病初发者，多有反复外感的病史，病由外感引动，透邪外出可延缓胰岛功能衰退的进展。

（四）从脏腑风湿辨治脊髓空洞症

张某，女，38岁。因"小脑下疝，颈椎脊髓空洞（第2、第3、第4节）"就诊。现病史：患者因反复感冒，手脚麻木半个月于当地医院就诊，脊椎MRI显示小脑下疝，颈椎脊髓空洞。诊断为小脑下疝，颈椎脊髓空洞症。未予治疗，建议病情加重后行手术治疗。刻下症：手足麻凉，头蒙，眠差，醒后难入睡，胃胀，下腹隐痛，纳可，大便日1～2行，质稀不成形，量少，小便可。舌淡，苔黏腻，脉略滑。

【诊断】

西医诊断：小脑下疝，颈椎脊髓空洞症。

中医诊断：脑痹。

中医辨证：寒湿伏于髓。

【治疗】

治法：祛风散寒，解肌除痹。

处方：葛根汤加减。

葛根30g，生麻黄6g，川桂枝15g，白芍15g，鸡血藤30g，川芎15g，黄芪45g，大枣9g，鹿茸粉1.5g（分冲），牛脊髓粉3g（分冲），生姜9g。

服上方1个月，手部麻木缓解80%。以上方加减服用1年后，MRI显示颈椎脊髓空洞有所缩小，病情稳定。

【按语】

本案属于顶焦髓系范畴，因素有阳气亏虚，复因风、寒、湿邪所侵，致使气血不畅，寒凝血滞，以致脊髓空虚，发而成痹。葛根汤可散寒祛邪，为顶焦髓系的重要方剂，其中葛根可根据病情重用至120g，它能解肌除痹，祛除骨髓之风、寒、湿邪。凡督脉之病，皆可使用葛根疏散颈肩部的肌肉，通阳气。合用黄芪桂枝五物汤可益气通络。现代药理研究也显示，葛根、桂枝具有扩张血管，改善循环的作用。鹿茸粉和牛脊髓粉则能补肾填髓。诸药合用，运肌肉之气血津液，生髓除痹。

（五）从脏腑风湿辨治免疫性肺间质纤维化

邹某，女，46岁。患者因免疫性肺间质纤维化1年就诊。服用醋酸泼尼松龙片每次50mg，每日1次；环磷酰胺每次100mg，每日2次。刻下症：反复感冒，咳嗽，咳少量白色痰，流清涕，气喘，气短乏力，心悸，眠差，易醒，纳可，二便调，鼻头红，上鱼际皮肤潮红伴瘙痒。舌淡，苔薄白，脉沉细。

【诊断】

西医诊断：免疫性肺间质纤维化。

中医诊断：肺痹。

中医辨证：寒湿伏肺。

【治疗】

治法：散寒除湿，扶正化瘀。

处方：麻黄附子细辛汤合射干麻黄汤加减。

生麻黄6g，炙麻黄6g，射干15g，川贝母9g，黑附片30g（先煎12h），细辛3g，五味子15g，苍术15g，黄柏15g，薏苡仁30g，苦参15g，水蛭粉3g（分冲），桃仁12g，三七12g，半夏15g，化橘红15g，黄芪30g，杏仁9g。

服药1年，咳喘明显减轻，醋酸泼尼松龙逐渐减量至每次13.75mg，每日1次。后以上方为基础制成水丸，每次9g，每日2次，继服1年后，撤掉激素，咳喘消失。其间偶有感冒后咳喘发作，则改丸为汤，缓解后用丸剂。

【按语】

本例患者虽属自身免疫性疾病，但是考虑发病之始反复外感风、寒、湿邪，肺中留有伏邪，治疗时应不忘透邪。本案治疗以麻黄附子细辛汤温阳散寒，射干麻黄汤解痉平喘，治之妙在生、炙麻黄的选择，炙麻黄平喘，生麻黄则起透邪之功。患者肺部病本为寒，而激素治疗后又有化热伤阴之象，故全方寒热并用：以麻黄附子细辛汤去肺之寒；黄柏、薏苡仁、苦参则兼清利湿热；配伍水蛭粉、三七、桃仁活血化瘀，抗纤维化；黄芪益气健脾，使邪而不伤正。

（六）从脏腑风湿辨治强直性脊柱炎

王某，女，25岁。主诉：腰骶、双髋关节疼痛8年。外院明确诊断为强直性脊柱炎，一直服用柳氮磺胺吡啶片，引起白细胞下降。刻下症：腰骶、双髋关节疼痛明显伴有麻木，晨僵明显，肌肉酸痛，感寒则加重。夜寐多梦，多噩梦，性急，易怒，易疲劳，皮肤易瘀斑，关节怕风，汗出多。舌苔厚微腻、底瘀，脉沉细弱，右尺偏弱。

【诊断】

西医诊断：强直性脊柱炎。

中医诊断：痹病。

中医辨证：寒湿留驻，日久阴虚生热。

【治疗】

治法：散寒化湿，滋阴清热。

处方一：黄芪桂枝五物汤加减。

生黄芪30g，川桂枝9g，白芍15g，鸡血藤30g，狗脊30g，炒杜仲30g，骨碎补30g，补骨脂30g，阿胶珠9g，龟板胶9g（烊化），鹿角胶9g（烊化），黄柏15g。

处方二：九分散加减。

生麻黄0.2g，制川乌0.3g，制乳香0.2g，制没药0.2g，制马钱子0.1g。

处方二药物打为散，用处方一汤剂送服，每次1g，每日3次。服药3个月，腰骶疼痛、肌肉酸痛皆明显减轻。改服水丸，随访至今平稳。

【按语】

本患者为自身免疫性疾病，本为寒湿伏于脊柱，湿流关节，阻滞不通，引起腰骶、双髋关节疼痛伴麻木，感寒复发，符合脏腑风湿之表现。

但由于病情日久，久病入络，湿郁化热，而出现虚热之象。治疗以黄芪桂枝五物汤为主方，益气通络，辅之以狗脊、炒杜仲、骨碎补、补骨脂补肾强筋，配伍阿胶珠、龟板胶、鹿角胶、黄柏滋阴养血清热。九分散出自清代费山寿的《急救应验良方》，由生麻黄、制马钱子、制乳香、制没药四味药物组成，专事温通，为治痹病之方，亦善止痛，可作为治痛专方。此方入散服，以"九分"命名，因其临床使用量小而效彰。

（七）从脏腑风湿辨治脑膜炎后癫痫

秦某，男，62岁，2009年1月初诊。主诉：癫痫间断发作11年。患者1998年患病毒性脑膜炎，高热4日，诱发癫痫，经治疗痊愈，未服抗癫痫药物；2005年因受寒发热引起癫痫大发作，后大发作4次，均未规律治疗。刻下症：癫痫大发作半年1次，小发作1日2～3次，右半身抽搐，右侧口角抽搐，伴上半身皮肤瘙痒，偶有口臭，头皮油腻，便稍干，纳可，面色潮红。舌红，苔薄黄，舌底郁滞，脉动数。

【诊断】

西医诊断：癫痫。

中医诊断：痫病。

中医辨证：寒邪内伏，痰瘀互结。

【治疗】

治法：祛风散寒，化瘀通络。

处方：升降散加减。

酒大黄6g，黄连30g，全蝎9g，蜈蚣4条，半夏30g，天麻15g，天竺黄15g，僵蚕9g，蝉蜕9g，地龙30g，壁虎30g，黄柏30g，龙胆草15g，石菖蒲15g，三七9g，生姜15g。

服上方加减30余剂，癫痫发作时间变短，发病间隔时间延长，发作时症状减轻，大便成形。舌质红，苔微黄，脉滑数。效不更方，以上方加减治疗半年后，疗效明显，癫痫未再发作。

【按语】

本例患者病位在脑，考虑发病之始为外感风寒引起，寒邪伏于脑，久而成伏邪，治疗时应不忘透邪。治以升降散透散伏邪，半夏、天竺黄化痰浊，全蝎、蜈蚣、地龙、壁虎通脑络，天麻平肝定眩，石菖蒲、黄连清心火开心窍。全方以通为用，化痰通络，使脑络通而不塞，伏邪去而不留，则病自除。

七 小结

脏腑风湿理论的重点在于阐明风、寒、湿等外邪和脏腑功能强弱在发病及辨治上的相互作用与相互关系，包括"顽痹治脏"和"脏腑顽症从痹论治"两方面。脏腑风湿概念的提出旨在揭示一些自身免疫性疾病、过敏性疾病以及多种疑难顽症在扶正的同时亦应兼顾散邪、透邪，给宿邪以出路，尤其在病机不明或久治不愈的情况下，从脏腑风湿论治可能收到佳效。

参考文献

[1] 杨映映，张海宇，沈仕伟，等.仝小林"脏腑风湿论"述要[J].北京中医药，2018，37(6)：519-524.

[2] 仝小林，刘文科，田佳星.论脏腑风湿[J].中医杂志，2013，54(7)：547-550.

[3] 何莉莎，王涵，顾成娟，等.仝小林"神系疾病"辨治要点及"态靶结合"选药思路[J].上海中医药杂志，2016，50(6)：4-6.

[4] 仝小林.论四焦八系理论体系及其临床价值[J].中国中医基础医学杂志，2012，18(4)：357-359.

[5] 林轶群，王强，仝小林，等.黄飞剑基于"脏腑风湿"理论辨治支气管哮喘临床思路[J].北京中医药，2018，37(6)：524-527.

[6] 杨映映，邱莎，张海宇，等."脏腑风湿"与"中焦胃系"关系探讨[J].北京中医药，2018，37(7)：672-676.

（何莉莎）

第四章

诸温内发 有表无表 皆属于伏

"伏邪"理论起源于《黄帝内经》，经过后代医家的不断发展，其体系逐渐完善，并被广泛应用于多种疾病的治疗。"伏气温病"是伏邪致病的一种，有"伏寒化温""伏阳化温""伏火致温"等多种内涵。至清代末期，"伏气温病"已具备较为完整的理法方药体系。至今，"伏气温病"仍然指导着多种临床疾病的治疗，如慢性感染性疾病、免疫相关性疾病、传染病、血液病等。全教授在临床上亦多用该理论指导治疗慢性感染性疾病急性发作、药疹等，并用"诸温内发，有表无表，皆属于伏"概括"伏气温病"的发病特征和辨识要点。

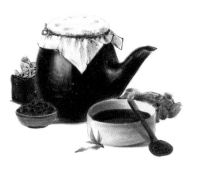

一 释义

①诸温：指机体因感受外邪、饮食不节、情志抑郁等因素，使得热邪或他邪所化之热稽留体内，若逢外邪引动，则郁热内发，初起即表现为里热证候，如慢性炎症性疾病的急性发作。此有别于"新感温病"卫气营血的传变顺序。②内发：指"伏温"内发，其特点为初起即见里热证候，如身热、面红、汗多、渴欲引饮、口苦、心烦，兼有小便黄、大便干结，舌质红，舌苔黄，脉数，等等。即初起就表现为气分或营分（甚至血分）证，有时会波及卫分而伴见恶寒等症。温热病内发与外发的主要区别在于发病特点和传变途径的不同，与内发相比，外发指六淫邪气从外而感，初起以表证为主要临床表现，继而入里化热，常常由卫分传入气分，进而传至营分、血分。③表：指表证，即六淫邪气经由皮毛、口鼻而侵入机体时所产生的证候，常表现为头痛、发热、鼻塞、身痛、怕冷、无汗、脉浮等。其病情相对较轻，病位相对较浅，病变的部位通常局限在体表。此处特指"伏温"内发，由气分或营血分波及卫分而产生的"类卫"表现。④伏：伏温和伏火（暑），指机体受邪后未及时发病，邪气潜藏，郁而化热，或者机体脏腑失调，以致痰、热、瘀等病理产物聚而生热，潜藏于内。

二 疾病概述

"伏气温病"理论本用于指导治疗春温、冬温、伏暑等传统的伏气温病，这些疾病的发作往往具有明显的季节性特征。仝教授结合自身的临床经验，指出"伏气温病"理论也可用于指导慢性感染性疾病的急性发作、过敏性紫癜、药疹等疾病的治疗，而这些疾病的发作一般不具有明显的季节性，如慢性胆囊炎可因过食油腻而急性发作。其中常见的慢性感染性疾病包括慢性扁桃体炎、慢性胆囊炎、慢性胰腺炎、慢性盆腔炎、慢性肾盂肾炎、慢性肾小球肾炎[1]、慢性心肌炎[2]等。慢性感染性疾病初次发病多由细菌、真菌或其他微生物直接感染机体而产生慢性炎症，此后机体常因外感邪气、饮食不节、情志不畅、劳累等因素而使该病迁延不愈或反复发作。当它再次发病时，多起病突然，初期即见高热，或伴有寒战、口干口苦、心烦急躁、小便黄、大便干结、舌质红、舌苔黄等里热壅盛的证候。但其所表现出的高热或寒战并非表证之高热寒战，而是里热及表所致，此时若不加深思而误以表证论治，给予辛温解表药物，则为火上浇油，可加重病情。此类疾病在发病初期，或有表证，或无表证，但不管有无表证，皆以清里为要，兼以透表散热。

"伏气温病"理论亦广泛应用于免疫相关性疾病、传染性疾病、血液系统疾病的治疗，如干燥综合征、类风湿性关节炎、系统性红斑狼疮、艾滋病、乙肝[3]、流行性乙脑、流行性出血热、白血病等。如系统性红斑狼疮是以免疫性炎症为突出表现的弥漫性结缔组织病，其主要临床表现为皮肤红斑、高热、全身关节疼痛、变形，后期可累及消化系统、血液系统、神经系统、泌尿系统、循环系统等全身多个系统，最终可导致死亡。它发病急骤、传变迅猛，初起即见高热、面部红斑等气营两燔之象[3-5]。再如流行性出血热，它以鼠类为主要传染源，由感染出血热病毒引起，潜伏期一般为2～3周，其临床表现为起病急，伴有高热，常有头痛、腰痛、脸、颈、上胸部发红等特点，重者可有烦躁、谵语等神志改变，或伴有皮肤瘀点、咳血、尿血、便血等出血的危重证候。其病初起即见里热证候、邪热充斥于气分、营血分[6]。再如艾滋病，它是在人类免疫缺陷病毒入侵人体之后，悄悄潜伏在靶细胞中，在一定时期内，感染者的免疫防御系统尚未遭到严重破坏，故不发病。随着免疫系统的不断破坏，最终导致严重的免疫缺陷，并发大量的机会性感染。正气不足、外邪入侵并潜伏体内是病邪潜藏的必要条件，邪气内伏，正邪相争，正气渐耗，正不胜邪，即发为本病。本病具有较长的潜伏期，邪气伏藏于内而不发，待到一定时间后，方显症状。而本病初起即表现为发热、皮疹、咳血、便血等邪入营血的证候，或由外感邪气、情志不畅、劳倦等因素诱发[7]。

三 病机阐述

"伏气温病"理论首见于《黄帝内经》，如《素问·阴阳应象大论》

言"冬伤于寒，春必病温"，《素问·金匮真言论》亦言"夫精者，身之本，故藏于精者，春不病温"[8]。晋代王叔和在《伤寒论·伤寒例》中言："中而即病者，名曰伤寒。不即病者，寒毒藏于肌肤，至春变为温病，至夏变为暑病。"此即为后世的"伏寒化温"学说。明代医家汪机，在伏邪温病的基础上首次提出了新感温病的概念[9]。至清代，伏邪的概念得到了扩充，如刘吉人在《伏邪新书》中言："感六淫而不即病，过后方发者，总谓之曰伏邪。"他指出六淫邪气潜藏于内，过时而发均为伏邪[10]。《王氏医存》曰："伏匿诸病，六淫、诸郁、饮食、瘀血、结痰、积气、蓄水、诸虫皆有之。"它将伏邪的病因从外感六淫扩充到一切潜伏而不即病的致病因素。因此，《中医大辞典》将伏邪定义为：藏于体内而不立即发病的病邪。

仝教授指出"伏气温病"是机体在受邪后未及时发病，邪气潜藏，郁而化热，或者机体脏腑失调，以致痰、热、瘀等病理产物（包括病原微生物、肿瘤、结石等停留于人体内的病理产物或代谢产物）聚而生热，潜藏于内。在人体正气尚足时，伏邪潜伏体内，正邪相争，正气尚可压制邪气，故邪伏而不发。而当机体再逢外邪侵袭、饮食不节、劳倦过度等因素时，正气受损，不能制约邪气，邪气由内而发，由于邪气郁结日久，故初发即表现为里热证候。

杨栗山在《伤寒温疫条辨》中言："发热恶寒恶风，头痛身痛，项背强痛，目痛鼻干，不眠……在温病，邪热内攻，凡见表证，皆里证郁结，浮越于外也，虽有表证，实无表邪，断无正发汗之理。"由于邪气伏藏于内，易积热化火，形成内热，由气分、营分、血分而出，波及于表，此时的表证实为内伤疾病的外在表现。因此这类疾病的急性发作，虽然有恶寒发热等表证，然非外邪所致，而且这类表证往往很短暂，很快就出现气分、营分、血分的证候。临证辨治本病，需抓住疾病本质，莫为表证障眼，勿用辛温类解表之药发表，以免助火。而应从气分、营分入手，直捣其穴，并精确辨明病位是在脏、在腑、在营、在血、在上、在下。因此，凡泌尿系感染、肺炎、肠炎、过敏性紫癜、药疹等疾病急性发作，虽有表证，皆应注意从其本病治疗，以清里热为主，里热一清，则表气自透。

四　疾病治疗

正气不足，邪气内驻，是伏邪致病的必要条件。因而伏气温病的形成亦与病邪侵袭和邪气伏藏密切相关。其中病邪侵袭既可导致邪气伏藏，亦可以引动伏邪，进而诱发疾病。邪气伏藏则是伏气温病发生的关键。因此对于伏气温病的治疗，需内外兼攻[11]，既要内除伏气，又要外透表邪。

（一）内除伏气

伏气温病，起病即表现为里热证候，病由内而发，或波及卫分而伴有表证，或不见表证。如慢性感染性疾病急性发作、过敏性紫癜[12]、药疹等，初起即表现为里热证候，故治疗以清里热为主。根据其病性的不同，兼有湿热者以清热利湿为法，兼有血热者以清营凉血为主，兼有胃肠实热者以通腑泻热为主。临床常用的方剂有三仁汤、黄连解毒汤、清瘟败毒饮、清营汤、犀角地黄汤等。

（二）外透表邪

伏气温病可由外感六淫邪气而引动，里热蕴蒸波及于表亦可出现表证相关证候。外透表邪一方面是祛除在表之邪气，以防其与内热互结，形成缠绵之势。如慢性炎症性疾病多由外感诱发，治疗时既要清里热以治本，又要解表邪以除诱因。另一方面是透热外出，里热或在脏腑，或在血营，透热外出，可使其外达于表，给邪以出路。如高热伴周身皮肤红疹，属于热入营血分，波及气分，治疗时常在清营凉血药物的基础上加金银花、连翘等清透之品。

（三）辨邪伏病位

辨别伏邪的病位有利于指导治疗。伏邪根据其性质及特点或潜伏于脏，或潜伏于腑，如扁桃体、胆囊、肾脏等，用药选择上可根据脏腑的不同而有所偏重，如泌尿系感染可用八正散，化脓性扁桃体炎可用防风通圣散。而发病即见高热、红斑、咳血、便血等气分、营分、血分证候者，说明邪气潜伏于气分、营分、血分，如系统性红斑狼疮、流行性出血热等，用药选择上多用清营凉血之品，同时加用金银花、连翘等透邪之品。

（四）病久分虚实

伏邪潜伏，可耗伤人体正气，而疾病的反复发作亦是正气和邪气相互斗争的结果。因此，对于病程久、反复发作、病势缠绵者，要考虑到患者正气的虚弱，治疗上要注意运用益气养阴之品顾护正气。

五　验案举隅

（一）化斑汤加减治疗尿毒症合并皮疹

邓某，男，44岁。主诉：尿毒症2年，伴发皮疹3日。刻下症：发热寒战，烦躁谵语，体温40℃，上身红色丘疹，耳朵流出大量黄水，小便黄赤灼热、量少，大便干结难下。舌质红，苔黄厚腻，脉滑数。辅助检查：血常规示白细胞计数（WBC）15×10^9/L，中性粒细胞比例（NEUT%）80%；尿常规检查发现大量霉菌，尿白细胞满视野。

【诊断】

西医诊断：尿毒症。

中医诊断：斑疹。

中医辨证：温毒内发。

【治疗】

治法：清热通淋，凉血解毒。

处方：化斑汤加减。

羚羊角（水牛角代）粉6g（冲服），芦根60g，牡丹皮30g，玄参30g，茜草根30g，重楼30g，地肤子30g，生地黄120g，紫草24g，赤芍60g，金银花60g，连翘60g，石膏120g，白鲜皮60g，淡竹叶12g，白茅根60g。

2剂后体温正常，皮疹消退。

【按语】

该患者起病即见红色皮疹，且伴有高热、寒战、烦躁、谵语、耳流黄水、小便黄、大便干等一派火热之象，此为里热炽盛，搏入血分。再结合患者既往有尿毒症病史，可推断此次起病为伏温内发所致，故以化斑汤为主方加减，清热通淋，凉血解毒。方中重楼、金银花、连翘等清热解毒；金银花、连翘、石膏等清透里热，给邪以出路；芦根、白茅根等清热利湿，以防湿与热结；牡丹皮、玄参、赤芍、紫草等清热凉血；羚羊角（水牛角代）粉透热转气。

（二）升降散加减治疗慢性肾衰竭合并高热[13]

马某，男，63岁。主诉：全身浮肿3年，加重半年。刻下症：入院后的第41日，患者出现发热，无恶寒，体温最高达39.4℃，应用多种抗生素无效。邀全教授会诊，见患者极度虚弱，高热，无汗，口渴，伴咳嗽气喘，全身重度浮肿，小便短少，全日尿量600mL。舌淡，苔白厚腻，脉沉弱细数。既往史：2型糖尿病20年，糖尿病肾病9年，慢性肾衰竭（尿毒症期）1年。

【诊断】

西医诊断：2型糖尿病，糖尿病肾病，慢性肾衰竭（尿毒症期）。

中医诊断：消渴，内伤发热。

中医辨证：肺肾郁热，气津两伤。

【治疗】

治法：清热生津，清透郁热。

处方：升降散加减。

蝉蜕6g，僵蚕6g，片姜黄6g，生大黄3g，黄芩15g，桑白皮15g，白茅根60g，芦根30g。

患者当日服药1剂，服药后第2日尿量增至1 000mL以上，热随溲泄，脉静身凉，体温降至37℃，症情平稳，已入坦途。

【按语】

本例患者既往有慢性肾衰竭病史，此次发病以高热为主，此为肺有伏火，郁蒸伤阴，加之久病及肾，肾气不足，一派阴阳两虚之象。虽然本患者以肾衰竭为本，呈现一派阴阳两虚之象，然而发热为本病之标，伴有咳嗽气喘，此为肺热内蒸之象，故急则治其标，当清热宣肺，方用升降散加减。升降散开上源以利下流，主治温病表里三焦大热。方中僵蚕、蝉蜕主升，以祛风解痉，散风热，宣阳中之清阳；片姜黄、生大黄主降，以清降肺热，解温毒，荡积行瘀，降阴中之浊阴；加之黄芩、桑白皮清肺热；白茅根、芦根清热生津。诸药合用，开肺气，清肺热，养肺津，有提壶揭盖之效。

（三）犀角地黄汤加减治疗药疹[14]

丁某，男，74岁。主诉：发热10日，高热4日。现病史：患者患丙肝后，在北京某医院使用干扰素治疗，发现肾小管间质性肾炎，曾一度肾功能不全，并出现安卡试验阳性，按血管炎治疗，给予免疫抑制剂、硫唑嘌呤、泼尼松等，致使免疫功能低下。10日前由于感冒出现发热，泌尿系亦有感染，给予抗生素头孢曲松钠、氧氟沙星、甲硝唑等治疗，体温下降；4日前又突发高热，体温在39～40℃波动，以午后发热为主，至次日晨起热退，使用上述三种抗生素效果不佳，且面部、周身皮肤可见红色皮疹，查小便培养可见真菌，遂停其他抗生素，只予头孢曲松钠治疗。邀全教授会诊。刻下症：患者神志清，面色红赤，体温39.8℃，面部、周身皮肤可见红色皮疹。舌红，苔黄厚腻，脉细数。辅助检查：X线片示双下肺纹理增粗，尿常规示红细胞5～6/HP。

【诊断】

西医诊断：药疹，真菌感染，肺部感染。

中医诊断：内伤发热。

中医辨证：气血两燔。

【治疗】

治法：清气凉营，清热解毒。

处方：犀角地黄汤加减。

赤芍30g，牡丹皮15g，水牛角60g（先煎），生地黄60g，石膏60g，金银花30g，野菊花30g，鱼腥草30g，竹叶15g，车前草30g。

1剂，水煎服，煎至300mL，于当日下午4时服用150mL，次日上午10时服用150mL，体温下降，下午后一直未再发热。

【按语】

该患者初起即见高热，为里热内发之象，其病机是内热发于营血，向外波及气分，气、营、血并见，为伏邪藏于体内，郁而化热所致，舌红、苔黄厚腻亦为里热之征。方中赤芍、牡丹皮、水牛角、生地黄即犀角地黄汤，清热解毒，凉血散瘀；石膏清气分实热；金银花、竹叶清宣外达，有透热转气之意；车前草清利湿热，意在减疾病缠绵之势。全方共奏清气凉营，清热解毒之效。

（四）自拟利胆汤加减治疗慢性胆囊炎急性发作[15]

张某，男，46岁。主诉：右上腹疼痛反复发作2年，加重3日。现病史：3日前因过食油腻加之饮酒，突然发作右上腹胀痛，放射至背部疼痛，发热，恶心，呕吐清水，大便干结。查体：痛苦面容，体温38.9℃，巩膜轻度黄染，右上腹压痛，墨菲征阳性。舌质红，舌苔黄腻，脉滑数。辅助检查：血常规示WBC 12.0×10^9/L；腹部B超示胆囊肿大，囊壁毛糙。

【诊断】

西医诊断：慢性胆囊炎急性发作。

中医诊断：胁痛。

中医辨证：肝胆气滞，湿热壅盛。

【治疗】

治法：疏肝利胆，清利湿热，行气通腑。

处方：自拟利胆汤加减。

柴胡10g，黄芩10g，白芍15g，大黄6g，郁金12g，茵陈30g，金钱草30g，枳实10g，川楝子12g，延胡索15g，板蓝根30g，木香10g，栀子10g，半夏10g，竹茹10g，甘草5g。

水煎服，每日1剂。同时配合西药氨苄青霉素、甲硝唑静脉滴注，每日1次。治疗7日，症状消失。查体：体温正常，巩膜无黄染，右上腹无压痛，墨菲征阴性。舌苔薄微黄，脉弦。复查血常规正常，腹部B超正常。随访1年无复发。

【按语】

本例患者为慢性胆囊炎急性发作，既往具有慢性胆囊炎的病史，为邪伏肝胆，每遇饮食不节，外邪引动伏邪而发，以肝胆气滞、湿热壅盛为主要病机，故以利胆汤为主方。其中柴胡清透少阳之邪，黄芩清泄少阳之热，一散一清，为治疗邪入少阳的基本配伍；白芍柔肝缓急止痛；大黄、郁金、茵陈、金钱草清肝胆湿热，导湿热从大小便出；枳实、川楝子、延胡索、木香疏利肝胆大肠气机，气顺则火自降；栀子清心火，实则泻其子；半夏、竹茹和胃止呕；甘草调和诸药。全方共奏疏肝利胆、清利湿热、行气通腑之效。

（五）凉膈散合膈下逐瘀汤加减治疗慢性胰腺炎急性发作[16]

刘某，男，49岁，形体偏胖。主诉：饮酒后出现上腹部疼痛2日。刻下症：上腹部疼痛，伴有腹胀不适，胀痛时轻时重，纳眠差，时有恶心，大便2日未解。查体：神志清楚，呼吸急促，痛苦面容，中上腹部压痛，无反跳痛及肌紧张，墨菲征阴性，麦氏点无压痛。舌苔黄腻，脉滑数，舌下脉络瘀曲。辅助检查：血清淀粉酶（AMS）121U/L；尿淀粉酶（UAMY）9 461U/L；血常规示WBC 11×10⁹/L，NEUT％89%；腹部CT示胰腺体尾部弥漫性肿大，胰腺表面毛糙，多是急性胰腺炎。西医保守治疗后，自感效果不明显，故求助中医治疗。患者既往有慢性胰腺炎反复发作10年史。

【诊断】

西医诊断：慢性胰腺炎急性发作。

中医诊断：腹痛。

中医辨证：湿热壅盛，气滞血瘀。

【治疗】

治法：清热化湿，行气活血。

处方：凉膈散合膈下逐瘀汤加减。

桃仁10g，红花10g，川芎15g，牡丹皮15g，当归15g，赤芍30g，香附15g，延胡索15g，五灵脂5g，枳壳15g，连翘30g，黄芩10g，生大黄10g（后下），芒硝30g（后下），薄荷15g，竹叶15g，乌药15g，生甘草10g，薏苡仁20g，丹参15g。

6剂，每日1剂。另予灌肠方（大黄30g，芒硝50g）6剂，煎药灌肠，每日1次，再配合封包（小茴香100g，食用盐200g炒热）外敷腹部，每日1~2次，每次30min左右。

1周后二诊时，诉腹痛症状减轻，解大量黄色稀便，仍感腹胀，予原方加厚朴15g，再服3剂，嘱继行封包外敷。

三诊时，患者腹胀、腹痛症状基本消失，大便仍稀，不思饮食，复查血常规、血清淀粉酶、尿淀粉酶正常。思前二方苦寒泄下，恐有伤及脾胃之弊，即以参苓白术散加减，调理脾胃。连续服6剂后，患者诉饮食尚可，大便正常。

【按语】

本例患者既往有慢性胰腺炎反复发作病史10年，本次发病因饮酒后复发，是素体湿热内伏，加之饮酒后，外湿引动内湿，导致体内湿热壅盛，气滞血瘀，故以凉膈散合膈下逐瘀汤清热化湿、行气活血为主方。凉膈散泻火通便，清泄中上二焦之火热；膈下逐瘀汤行气活血，祛瘀止痛。全方清上泄下并行，活血养血共用，使清热不凝血，活血不伤阴。灌肠方以泻代清，封包热敷助气机通畅，防寒凉凝血之弊。三诊后湿热壅盛症状基本消失，以参苓白术散益气健脾，渗湿止泻，复中土运化之生机。

（六）三草汤加减治疗慢性肾盂肾炎急性发作[17]

李某，女，50岁。现病史：患者间发腰痛，口干渴，手足心热，尿急、尿热、尿痛，少腹部不适2年余，先后多次症状严重时使用抗生素及中药治疗，病情时轻时重，并反复发作。4日前劳累并食辛辣后，诸症加重，并出现肉眼血尿，发热，体温37.8℃。舌质暗红，苔黄腻，脉细数。辅助检查：尿常规示蛋白质（PRO）（+），红细胞（RBC）（+++），白细胞（WBC）（+++）；血常规示WBC 11.5×10^9/L，NEUT％80％。

【诊断】

西医诊断：慢性肾盂肾炎急性发作。

中医诊断：淋证。

中医辨证：下焦湿热，热灼血络。

【治疗】

治法：清热解毒，利尿通淋，凉血止血。

处方：三草汤加减。

白花蛇舌草30g，车前草30g，益母草15g，金银花30g，黄柏12g，白茅根30g，薏苡仁20g，蒲公英30g，土茯苓20g，佩兰15g，墨旱莲30g，藕节30g。

二诊，上方服10剂，3剂后热退，诸症均减，10剂后诸症大减，已无尿急、尿热、尿痛，但仍腰痛、口干渴、手足心热、多梦等，舌质暗红，苔薄黄腻，脉沉细。尿常规：PRO（+-），RBC（++），WBC（-）。患者因事欲赴外地，服药不便，改以滋阴清热凉血法，嘱服"尿感冲剂"。

三诊，"尿感冲剂"服用1个月余，腰痛、口干渴、手足心热、多梦等症均有改善。患者自觉效佳，仍不愿煎熬中药，继服"尿感冲剂"。每个月来诊1次，开具1个月药物，连续服用3个月余而停药。之后病情未再反复，病愈。

【按语】

本例患者腰痛、尿急、尿热、尿痛2年余，是邪伏下焦，每遇劳累后复发，发即见里热之征，当属"伏气温病"。治宜清利湿热，以三草汤为主方加减。方中车前草、黄柏、薏苡仁、佩兰清热利湿；湿热损伤膀胱血络，故可见肉眼血尿，益母草、墨旱莲、藕节凉血止血消瘀；白花蛇舌草、金银花清热解毒；白茅根、蒲公英清热利尿通淋。全方共奏清热解毒，利尿通淋，凉血止血之效。后以症测证，湿热损伤阴分，宜滋阴清热凉血，湿热得除，诸症自消。

（七）茵陈蒿汤加减治疗慢性乙型病毒性肝炎肝功能异常[18]

闻某，女，40岁。初诊：患者于1周前单位体检发现血生化异常〔丙氨酸氨基转移酶（ALT）195U/L，门冬氨酸氨基转移酶（AST）297U/L，非结合胆红素（IBIL）8.4μmol/L，乙肝病毒基因（HBV-DNA）2.13×10⁶copies/mL〕。患者既往有慢性乙型病毒性肝炎病史，查乙肝两对半示乙型肝炎病毒表面抗原（HBsAg）、乙型肝炎病毒e抗原（HBeAg）、抗HBC均为阳性；父亲有乙肝、肝硬化病史，母亲体健。刻下症：易疲劳，乏力，胃脘饱胀感，无恶心呕吐、嗳气反酸等不适，肝区无不适，口干口苦，胃纳尚可，大便调，小便色黄，夜寐欠安。舌红，苔薄黄，脉弦数。

【诊断】

西医诊断：慢性乙型病毒性肝炎。

中医诊断：肝疫。

中医辨证：湿热疫毒壅滞，营卫受损。

【治疗】

治法：清化湿热，疏肝健脾，解毒和营。

处方：茵陈蒿汤加减。

柴胡10g，黄芩10g，赤芍20g，垂盆草20g，鸡骨草20g，平地木20g，炒麦芽20g，紫苏梗10g，茵陈30g，半枝莲20g，白花蛇舌草30g。

7剂。5%葡萄糖氯化钠注射液250mL加苦参碱注射液160mg，静脉滴注，每日1次，共7日。二诊时，患者诸症好转，复查肝功能正常。其后以上方为主加减治疗2个月，复查肝功能未见异常，乙肝病毒基因低于检测值。

【按语】

本病为劳倦、饮食不节、外邪引动内伏之邪。临床上慢性乙肝患者初始多为乙肝病毒携带者，因各种诱因引动伏邪而发病，即新感引动伏邪。疫毒内伏，复感外邪，肝脾不调兼正气亏虚而致本病。本患者有肝硬化家族史，且自身有慢性乙肝病史。在劳累、机体免疫力低下的情况下，湿热疫毒等伏邪壅滞体内，湿郁内蒸，营卫受损而致疲劳、胃脘胀满不适等症状。方中柴胡、黄芩疏肝清热；赤芍凉血和营；茵陈清热退黄；垂盆草、鸡骨草、平地木清化湿热，改善肝功能受损，保肝降酶；白花蛇舌草、半枝莲清热解疫毒，抑制病毒DNA复制；炒麦芽消食健胃；紫苏梗宽中行气，兼消饮食。诸药合用，共奏清化湿热、疏肝健脾、解毒和营之功。

（八）清营汤加减治疗系统性红斑狼疮[19]

王某，女，18岁。现病史：半年前诊断为系统性红斑狼疮，现每日口服泼尼松40mg维持治疗。刻下症：日晒后面部、双手出现的环形红色斑片、斑点加重，局部瘙痒，口干，自觉烦热。舌边尖红，苔淡黄干，脉弦细数。辅助检查：抗核抗体（ANA）＞1∶1 000，抗双链DNA抗体（ds-DNA-Ab）＞1∶100，血沉（ESR）27mm/h，免疫球蛋白G（IgG）18g/L，补体3（C3）0.79g/L。

【诊断】

西医诊断：系统性红斑狼疮。

中医诊断：温毒伏邪发斑。

中医辨证：热毒深伏血分，耗伤营阴，肝肾阴亏。

【治疗】

治法：解毒透邪，凉血化斑，滋阴清热。

处方：清营汤加减。

青蒿10g，秦艽10g，赤芍10g，牡丹皮10g，紫草10g，黄芩10g，水牛角10g（先煎），丹参10g，茜草10g，白薇10g，地骨皮10g，生地黄20g，大青叶20g，虎杖20g，玄参15g，天冬15g，麦冬15g，栀子6g，黄连6g，桃仁6g，红花6g。

每日1剂，水煎服。

复诊，经上方加减调治半年后，泼尼松逐渐减至每日10mg维持治疗。其后守法守方加减治疗1年余，烦热消，睡眠好，面部皮疹未再出现。

【按语】

清代柳宝诒在《温热逢源》中提出："伏温化热，燔灼血络……乃有邪热郁于血络，不得外达……其在于胃，胃主肌肉则为斑。"他继而指出其治法"以清营透邪，疏络化斑为主"。该患者系统性红斑狼疮的病机为热毒内伏营阴，耗伤阴血而发病。故以清营汤（清营解毒）、青蒿鳖甲汤（入阴透邪）、清骨散（清阴分热）合方为基础加减治疗。方中青蒿透达深伏阴分之邪，地骨皮、白薇清阴分之热，生地黄、赤芍、牡丹皮、水牛角、黄连清营凉血，玄参、天冬、麦冬、生地黄养阴清热，大青叶、紫草、茜草、虎杖解毒消斑。全方清热解毒透邪，养阴凉血，消斑共举。

参考文献

[1] 刘玉宁,方敬爱,王珍.从伏邪论治慢性肾脏病的思路与方法[J].中国中西医结合肾病杂志,2017,18（2）:95-97.

[2] 王小玲,张军平,吕仕超.病毒性心肌炎从伏邪论治探析[J].中医杂志,2011,52（10）:826-827.

[3] 王艳玲,王国玮.王鸿士运用"伏邪温病"学说论治肝病[J].云南中医学院学报,2015,38（3）:70-72.

[4] 谢锐龙,李华锋,谭永振.论伏气温病与干燥综合征之契合性[J].新中医,2014,46（11）:6-8.

[5] 刘叶,石建.钟嘉熙教授应用伏气温病理论治疗系统性红斑狼疮经验介绍[J].新中医,2008,40（6）:12-13.

[6] 王兴.关于流行性出血热几个问题[J].新中医,1991,8（5）:6-7.

[7] 陈珊珊,危剑安.浅议伏邪瘟疫与艾滋病[J].环球中医药,2010,3（5）:355-357,391.

[8] 张云,李淑萍.从"伏邪"论宫颈人乳头瘤病毒感染[J].浙江中医药大学学报,2016,40（2）:100-102,113.

[9] 周仲瑛."伏毒"新识[J].世界中医药,2007,2（2）:73-75.

[10] 于磊,王新陆.伏邪温病学说浅谈[J].北京中医药,2008,27（1）:26-28.

[11] 仝小林,刘文科,姬航宇.从"伏气温病"论治慢性炎症疾病的急性发作[J].中国中医基础医学杂志,2011,17（3）:290-291.

[12] 刘萌,黄岩杰,秦蕾,等.丁樱教授从湿热伏邪解析过敏性紫癜病因病

机[J].中医学报,2017,32(6):960-963.

[13] 仝小林.维新医集:仝小林中医新论[M].上海:上海科学技术出版社,2015.

[14] 仝小林,李平.中医博士临证精华[M].北京:人民卫生出版社,2004.

[15] 王联庆,韩建香,宫丽莉.利胆汤治疗慢性胆囊炎急性发作疗效分析[J].辽宁中医杂志,2007,34(2):186-187.

[16] 杜伟,杨庆,桑奕,等.赵文以通腑活血法治疗慢性胰腺炎急性发作期经验[J].湖南中医杂志,2017,33(8):31-33.

[17] 邢海燕.王自敏教授中医药治疗泌尿系感染经验探析[J].中国中医药现代远程教育,2011,9(19):7-8.

[18] 忻巧娜.王邦才教授治疗慢性乙型病毒性肝炎经验浅析[J].浙江中医药大学学报,2016,40(1):38-40.

[19] 韩谨.周耀庭教授治疗弥漫性结缔组织病验案举隅[J].新中医,2011,43(10):152-153.

（赵锡艳）

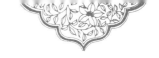

第五章

诸疹痒喘
嚏涕窍塞
皆属于敏

　　过敏性疾病可自幼而发，亦可随年龄、环境、饮食的变化而逐渐出现，常反复发作，缠绵难愈[1]。近50年来，由于环境污染等因素，过敏性疾病的患病率呈逐年上升趋势[2]。世界卫生组织估计，全世界约有4亿人患过敏性鼻炎，3亿人患哮喘，并且每年有超过18万人死于哮喘[3]。因而，过敏已成为世界性的健康问题，被列为21世纪重点防治的三大疾病之一[1]。然而现代医学对过敏性疾病的病因及发病机制尚未完全明确，且治疗过敏性疾病的相关药物副作用大，疗效不能持久，因而从中医药当中寻找治疗过敏性疾病的方法势在必行。有研究表明中药在抗过敏方面具有多层次、多靶点的特点，且毒副反应较少[4]。基于此，全教授结合现代研究结果及多年的临床经验，以"诸疹痒喘，嚏涕窍塞，皆属于敏"概括过敏性疾病的临床表现及病因病机，为中医临床辨治过敏性疾病点明了要点。他同时指出过敏性疾病的发生是在肺、脾、肾等脏腑功能低下、机体抵抗力不足的基础上，外邪内侵，伏留于黏膜，日久成为"伏邪"，后值外邪引动，伏邪内发，而为过敏。治疗时以"和法"为主，运用桂枝汤、麻黄附子细辛汤等经方调和营卫、气血、阴阳，使邪气外透，正气得充。

一 释义

①疹：泛指起于皮肤的丘疹、风团。②喘：指咳喘气急。③嚏：指喷嚏鼻鸣。④涕：鼻涕，五液之一，为肺之液，具有润泽和清洁鼻窍的作用。⑤窍：泛指耳、鼻、目、口、咽等官窍。⑥敏：指过敏现象。仝教授通过这一概括性的条文，意在指出诸类皮肤起疹、瘙痒、气急喘咳、喷嚏鼻塞之症大多与过敏相关。

二 疾病概述

（一）西医概述

过敏性疾病属Ⅰ类变态反应，常于黏膜部位发病[1,5]。过敏性疾病的发病原因及发病机制尚未完全明确，目前认为是遗传因素与环境因素相互作用的结果[6]。过敏原在过敏性疾病的发病过程中起着关键性作用，血清中过敏原特异性IgE升高是引发过敏性疾病的主要原因之一[7]。以Ⅰ型超敏反应为主要特点的过敏性炎症是过敏性疾病发病的病理学基础[8]。因此，西医在过敏性疾病的治疗中主要强调两个阶段：第一，查明过敏原，避免接触；第二，使用抗过敏药物，抑制过敏介质的释放，拮抗过敏介质。这些药物疗效确切，起效迅速，但作用机制仅针对过敏反应的某一环节，属对症治疗，停药后复发率高，同时不良反应较多，如嗜睡、头晕、口干等[4]。

（二）中医概述

中医对过敏现象的论述，可追溯到《诸病源候论·疮病诸候·漆疮候》："漆有毒，人有禀性畏漆。但见漆，便中其毒。喜面痒，然后胸、臂……皆悉瘙痒。"《医宗金鉴·外科心法要诀》指出"漆疮"的病机为"人之腠理不密，感漆辛热之毒而生"。《东垣十书》亦载道："皮毛之元阳本虚弱，更以冬月助其令，故病者善嚏，鼻流清涕。"当代医家对过敏性疾病的研究更是层出不穷，如王琦提出了"过敏体质"一词，认为过敏体质是在禀赋遗传的基础上形成的一种特异体质[9]。杨在纲等[10]认为过敏性疾病发生的主要病机为卫虚风袭、虚风内扰、酿湿生热。仝小林等[5,11]认为过敏性疾病的主要病变部位是黏膜，其中：皮肤黏膜是人体御邪的第一道防线，是机体之藩篱，属"卫表"；鼻、咽、支气管属肺系，肺属卫，主皮毛，故鼻、咽、支气管黏膜亦属"卫表"；大肠与肺相表里，胃与肺相联系，故胃肠道黏膜可以看作是肌表黏膜向内的延伸，亦可将其归属于"卫表"范畴。基于以上认识，仝教授认为通过和解表里、调和营卫、调和气血、调和脏腑、调和寒热等多种方法，使机体恢复动态平衡的"中和"状态，是治疗过敏性疾病的关键[11]。

三 病机阐述

（一）禀赋不足是过敏发生的内在基础

不管是中医还是西医，均认为过敏现象的发生与机体的免疫力密切相关。如《素问·刺法论》曰："正气存内，邪不可干。"故当机体脏腑、气血调和，腠理致密时，外邪则不能独伤于人。故而仝小林等[5]认为过敏性疾病的发生是在先天禀赋异常的基础上，由表里不和、气血失调所致，而肺、脾、肾虚是禀赋异常的主要体现。

肾为先天之本，主藏精，是人体元阴元阳之所在，是人体生命活动的原动力。阳气可以固表卫外，防御外邪，正如《素问·生气通天论》所云："阳者，卫外而为固也。"《灵枢·营卫生会》亦云"营出于中焦，卫出于下焦"，故肾亦为卫气之根。同时，肾主人之生殖发育，进而与遗传密切相关。故而肾成为过敏性疾病先天禀赋异常的重要基础，如《灵枢·天年》所载："人之始生……以母为基，以父为楯……血气已和，营卫已通，五脏已成……乃成为人。"现代研究也证明子女具有的特禀体质有70%的概率从父母那里遗传而来[12]。

脾胃为后天之本，主运化。饮食入胃，经胃纳脾运，方能化生精微，变生气血。《素问·经脉别论》言："食气入胃，散精于肝，淫气于筋。食气入胃，浊气归心，淫精于脉……输精于皮毛……留于四脏。"又言：

"饮入于胃……脾气散精，上归于肺……水精四布。"故脾胃所化生之气血，经肝、心、肺等脏腑之用，外输于皮毛，内留于脏腑。脏腑经络因此得以充养，进而使得营卫调和，卫外有力。另外，脾胃属土，主肌肉，主生金。而肌肉的充盛与否直接关系到腠理的疏密，脾胃的健运与否直接关系到肺金的宣发肃降。因此有人认为从肺、脾论治过敏性疾病是抓住了其临床特征与病机实质[13]。

肺开窍于鼻，在体合为皮毛，主卫气，司呼吸。卫表属人身之藩篱，与外界直接接触，它在抵抗外邪方面的作用不言而喻，如《灵枢·本藏》所云："卫气者，所以温分肉、充皮肤、肥腠理、司开合者也。"再如《灵枢·决气》云："上焦开发，宣五谷味，熏肤、充身、泽毛，若雾露之溉。"另外，诸如气管、咽喉、鼻，它们直接或间接与外界相通，孔窍又是邪气易伏留之地，故而过敏易发于此处，而气管、咽喉、鼻又均为肺经所系。

（二）外邪侵袭，邪气伏留是过敏发生的必要条件

人体在脏腑、经络、气血亏虚的基础上，若有风、寒、暑、湿等外邪侵袭，因机体正气不足，抗邪无力，邪气可盘踞于脏腑经络，形成伏邪。如风、寒、湿三气侵犯筋、脉、肉、皮、骨，可形成"五体痹"。久而痹邪内传，可形成"脏腑痹"。另外，风、寒、湿等外邪可直接侵袭脏腑，日久亦可形成伏邪，全教授称之为"脏腑风湿"，并认为"脏腑风湿"与诸多免疫疾病的发生密切相关[14]。邪气久伏，脏腑经络的功能因此而低下，致使痰瘀内生，并与伏留之邪相互盘结，久久难以消除。若恰逢外邪引动，内伏之邪因此而发。机体根据伏邪的轻重及留宿的位置而表现出相应的症状。若邪伏皮肤肌腠，则发为皮肤瘙痒、泛起风团丘疹。若邪伏胃肠道黏膜，则表现为泄泻反复发作。若邪伏鼻黏膜，则表现为鼻塞、喷嚏、流涕。若邪伏气管黏膜，则表现为喘咳气急。正如《金匮要略·痉湿暍病脉证治》所载："湿家病，身疼发热，面黄而喘，头痛鼻塞而烦……病在头中寒湿。"

（三）邪正交争，表里不和是过敏发生的病理基础

过敏性疾病的发生需具备"易敏人群"和"致敏邪气"两个条件。其中"易敏人群"是指在脏腑亏损、经络空虚的基础上，使得卫表虚弱、营卫不和，进而邪气内侵，伏于黏膜，久而成为容易过敏之人。"致敏邪气"指各种变态反应的变应原，包括吸入性变应原、接触性变应原、食入性变应原，诸如冷空气、花粉、刺激性气味等。

中医认为，疾病的发生是由正邪交争所致，过敏性疾病亦不例外。对于过敏性疾病而言，"正气"是指人体抗病、祛邪的能力，即人体的抗过敏能力，"邪气"则指过敏原。当"易敏人群"遇到"致敏邪气"时，内伏之邪引动而发，机体正气奋起抗邪，正邪交争。因为黏膜是邪气易伏之地，故正邪交争的位置常在黏膜，病理表现为黏膜失和，发为瘙痒、喷嚏、流涕等症。过敏反应一般分为免疫亢进和免疫低下两种状态。免疫亢进会导致机体产生炎症、超敏反应等病理过程，破坏正常的免疫平衡，造成机体组织器官损伤[15]。从中医角度而言，这是由于体内正气与邪气势均力敌，抗争激烈所致，多见于体质较实者，表现为喷嚏、喘急、瘙痒诸症。免疫低下，如T细胞数量减少等，则多由于肺、脾、肾亏虚，抵御外邪不力，邪气进一步内陷，侵袭黏膜，甚至可发为过敏性休克。

四 过敏性疾病的治疗

现代医学在治疗过敏性疾病时，首先会尽可能查清患者的过敏原，嘱患者避免再次接触。在过敏发生时，常采用抗组胺类药物、降低血管通透性药物、激素等进行治疗，病情较重者还可选用免疫抑制类药物[16]。但是目前发现的过敏原几乎涵盖了生活中的所有物质[16]，防不胜防。并且以上治疗方法多为对症治疗，均不能彻底治愈过敏性疾病，长期应用还有一定的不良反应，如诱发或加重感染、库欣综合征等。

中药的抗过敏作用相对西药而言，作用机制呈现多层次、多靶点的特点，能够在抑制免疫球蛋白E的产生、保护和稳定靶细胞膜、对抗过敏介质、中和变应原等多个环节上起作用，且毒副反应较少[4]。可见应用中药

治疗过敏性疾病具有一定的优势。

（一）主要治法

全教授认为卫表虚弱、抗邪无力是过敏性疾病发生的重要基础。扶正祛邪是治疗过敏性疾病的核心方法，然而临床中很多疾病在邪正交争之时，邪无法祛，正不能补，邪正交争不下，正气日益受损[12]。基于此，全教授指出"和邪正可求平安"，通过运用广义"和法"来调和邪正关系。如针对正邪相当、免疫亢进的过敏，运用桂枝汤类方调和营卫，使得营卫和合，汗孔开泄，透邪外出；运用柴胡汤类方，启动少阳枢机，汗下同调，邪去而正安。还有诸如针对太少合病的麻黄附子细辛汤，针对表寒内热的麻杏石甘汤，针对火郁的桑菊饮、凉膈散、升阳散火汤、升阳益胃汤，针对寒热痞结的泻心汤类方等，均属"和法"范畴。而对于免疫低下、正衰邪盛的过敏，治疗则以扶正祛邪为主，以提高机体的抗邪能力，常以玉屏风散、补中益气汤等加减治疗。另外，对于过敏症状明显、表现剧烈者，亦可直接配入对多种过敏性疾病均具有良好疗效的过敏煎（乌梅、银柴胡、防风、五味子、生甘草等药）[17-19]。

（二）不同过敏性疾病的治疗

1. 过敏性鼻炎

过敏性鼻炎主要表现为突然和反复发作的鼻痒、喷嚏、流清涕、鼻塞，多伴随荨麻疹等皮肤过敏症状，常于冬春和夏秋之交发作。中医称过敏性鼻炎为"鼻鼽"，辨治时当首分寒热，寒证多见而热证少见。寒证者，涕为清涕，平素畏寒，四末不温。此类患者宜以温补法调治，处于发作期时以麻黄附子细辛汤温阳解表。若清涕不止，喷嚏连作，亦可配入过敏煎，加入乌梅、五味子等药。缓解期宜以肾气丸、八珍汤等补益气血阴阳。尤其要注重温补肾阳，肾中阳气充备，少火生气，则气血阴阳调和，即使遇时气变化，亦能及时调适。对于平素易感风寒者，可常服玉屏风散，以固卫护表、增强体质。热证者，涕为浊涕，主要病机为火郁于上，发作时可根据病情轻重选用桑菊饮、凉膈散等方加减调治。亦有表寒内热者，涕虽黄浊，但畏寒怕冷，此时当以麻杏石甘汤法解表清里。鼻为肺窍，宜通不宜塞，故全教授在临床上常以鹅不食草、辛夷花、苍耳子、白芷等走窜通窍之品作为过敏性鼻炎的靶药，无论寒热，皆可应用[5,11]。

2. 过敏性哮喘

过敏性哮喘以发作性的咳喘为主要表现，属于中医"哮病""呷嗽"等范畴，多于冬寒之时发作。本病的发生是在肺虚的基础上，痰浊内生，再加肺虚卫弱，外邪内侵，与痰浊夹杂而伏留于气道黏膜，遇外邪引动而发。故过敏性哮喘的发病可概括为"宿痰内伏，遇感而发"。越是伏痰，越是劲哮；邪伏越久，越是缠绵。如《秘传证治要诀·诸嗽门·哮喘》所言："喘气之病……或宿有此根，如遇寒暄则发，一时暴感。"再如《症因脉治·哮病论·哮病》云："哮病之因，痰饮留伏，结成窠臼……或外有时令之风寒束其肌表，则哮喘之症作矣。"因此化痰成为治疗哮喘的关键。《金匮要略》言"病痰饮者，当以温药和之"，提示痰饮之邪，得温则化。故而在治疗哮喘时应在运用六君子汤益气健脾化痰的基础上，动痰、引痰、温痰，这样才能使伏痰外出。动痰用虫类药，引痰加葶苈子、紫苏子，温痰加桂枝、干姜。然而对于急性发作的哮喘，亦应以降逆平喘为法，配以敛肺化痰，常以射干麻黄汤加减论治。若表寒明显，亦可用小青龙汤加减治疗。

咳嗽变异性哮喘，是一种特殊类型的哮喘，以长期咳嗽、受刺激性气味或风寒刺激则咳嗽加重为特点，持续时间较长，按咳嗽治疗无效，治疗时需从"喘"论治。另外，久咳耗伤肺气，故常在固表化痰的基础上配合以过敏煎为代表的收敛法[5,11]。

3. 过敏性皮炎

荨麻疹是过敏性皮炎最常见的临床表现之一，俗称"风疹块"，以皮肤瘙痒合并片状风团为主要临床表现。其病机为卫表虚弱，腠理疏松，邪风乘虚外入，客于营分，使得营卫不和，而发为本病。正如《诸病源候论·小儿杂病诸候五》所言："风入腠理，与血气相搏，结聚起，相连成隐疹，风气止在腠理，浮浅，其势微，故不肿不痛，但成隐疹瘙痒耳。"亦如《伤寒论·辨太阳病脉证并治上》所言："太阳病，得之八九日……

面色反有热色者，未欲解也，以其不能得小汗出，身必痒。"故治疗荨麻疹的核心在于调和营卫，以桂枝汤为主方。可根据病情差异，酌情选用麻黄桂枝各半汤、桂枝二越婢一汤、柴胡桂枝汤等方加减论治。另外，根据《医宗必读·痹》"治风先治血，血行风自灭"的原则，在上述方中加用当归、川芎等辛温养血之药，亦为可选之法。

有些过敏性皮炎常伴有低热，此为邪气停留表里之间，宜以小柴胡汤调和表里，祛邪外出。其外尚有因药物过敏而引起的药疹，常表现为皮疹焮红灼热，剥脱肿痛，遍布周身，常以防风通圣散加减，以清热解毒，通腑凉血[5,11]。

4. 过敏性肠炎

过敏性肠炎多因感受风寒或饮食不慎而诱发，以腹泻反复发作为主要临床特征。根据《医说》"疹子先自肠胃中出，然后发于外"，以及《证治准绳》"风（瘾）疹入腹，身体肿，舌强干燥"等关于胃肠与肌表病理关系的论述，全教授认为胃肠道黏膜是肌表黏膜向内脏的延伸，仍属"卫表"范畴，故而过敏性肠炎除胃肠道症状外，常伴有荨麻疹等其他皮肤过敏的表现。

在治疗过敏性肠炎时，以调补脾胃、恢复脾胃升降秩序为核心，方用泻心汤类方加减。若"腹中雷鸣，下利不止"，则用生姜泻心汤加减；若"腹中雷鸣，谷不化，日下利数十行"，则用甘草泻心汤；若下利伴有腹痛，则用痛泻要方。若伴有荨麻疹等皮肤过敏症状，则在以上诸方的基础上，加用桂枝汤类方调和营卫[5,11]。

5. 过敏性咽炎

过敏性咽炎以咽痒、咽部异物感、干咳、咽喉黏膜肿胀色淡等为主要临床表现，受冷热、异味刺激或过度疲劳可诱发或加重，通常伴有过敏性鼻炎的症状。全教授认为其主要病机为阳气郁于上焦喉咽，不得发散，久而形成郁火，属局部火郁证。在这里"郁火"相当于"宿根"，亦属伏邪范畴，是过敏性咽炎的病理基础。因此，在治疗时以发散郁火为核心治法，方用升阳散火汤加减[5]。

五　验案举隅

（一）麻黄附子细辛汤加减治疗过敏性哮喘

吴某，男，9岁。2015年7月20日初诊，身体质量指数（简称体重指数，BMI）16.8。主诉：血糖升高1个月。现病史：患儿因半年内体重由45kg骤减至35kg，同时伴有多饮多尿，遂于1个月前于当地医院检查FBG 19.74mmol/L，经进一步检查，确诊为1型糖尿病。刻下症：乏力，多汗，口干，怕热，多饮，多尿，进食冷饮则腹痛；咽部有异物感，阵发性咳嗽，眠可，大便干，日1~2行，小便偏黄，夜尿1~2次。舌红，脉弦数。既往史：过敏性鼻炎、过敏性哮喘史8年，冷空气过敏。素挑食、偏食，易患感冒。辅助检查：HbAlc 15.4%，GLU 19.74mmol/L。现用药：肺力咳合剂10mL，每日3次；诺和灵早上短效2U加中效10U，晚上短效0.5U加中效0.5U。

【诊断】

西医诊断：1型糖尿病，过敏性哮喘，过敏性鼻炎。

中医诊断：消瘅，哮病，鼻鼽。

中医辨证：脾肾阳虚，风寒外束。

【治疗】

治法：温补脾肾，解表散寒。

处方：麻黄附子细辛汤加减。

生麻黄6g，附子6g（先煎），细辛6g，辛夷6g，五味子6g，知母15g，赤芍15g，黄连3g，干姜15g，炙黄芪15g，炒白术9g，怀山药15g。

2015年8月4日二诊，乏力消失，口干缓解。刻下症：近日因感冒致咳嗽加重。口干欲饮，手脚时有麻木感。纳眠可，二便调。舌红，脉弦细。现用药：诺和灵早上短效2U加中效10U，晚上短效0.5U加中效0.5U。辅助检查：HbAlc 9.4%，GLU 7.03mmol/L，尿微量白蛋白（UMA）48.86mg/L，ALT 12.3U/L，AST 18.7U/L，SCr 21.4μmol/L，低密度脂蛋白胆固醇（LDL-C）1.74mmol/L，空腹C肽（C-P）0.64ng/mL，腹部超声、肌电图、尿常规、眼底未见异常。

处方：

生麻黄6g，附子6g（先煎），细辛6g，辛夷6g，五味子6g，知母15g，赤芍15g，黄连3g，干姜15g，黄芪15g，炒白术9g，怀山药15g，川贝母3g，化橘红9g，紫苏子6g。

此后该患儿定时复诊，仝教授运用上方随症加减。至2016年3月21日七诊时，该患儿哮喘发作次数明显减少，且喘咳气急、咳嗽咳痰明显减轻，鼻炎症状未再发作。体力增强，多汗、口干、怕热、多饮、多尿、食冷腹痛诸症均基本消失。纳眠可，二便调。现用药：优泌乐每日26U皮下注射。辅助检查：HbAlc 6.4%，GLU 7.7mmol/L，UMA 6.4mg/L，ALT 18.9U/L，AST 21U/L，SCr 37.3μmol/L。

处方：

生麻黄6g，附子6g（先煎），辛夷6g，五味子6g，黄连3g，黄芪30g，炒白术9g，怀山药15g，川贝母3g，化橘红9g，紫苏子6g，桂枝9g，防风6g，生姜15g，大枣9g，葶苈子9g，羌活6g，桑枝6g，胡芦巴9g，菟丝子9g。

每2日1剂。

至2016年7月25日八诊时，患儿过敏症状基本消失，手足转温，BMI增至17.34。之后仝教授改用升阳益胃汤加减治疗，一方面巩固对过敏性哮喘和鼻炎的疗效，另一方面运用益气补虚之法调治患儿的1型糖尿病。至2017年5月8日十二诊时，患儿未再有明显过敏症状出现。

【按语】

该患儿素体偏弱，每感冷空气辄发作过敏性哮喘或过敏性鼻炎，出现咳嗽、气喘等本虚标实的症状。初诊时，家长诉说患儿在半年时间内体重由45kg骤减至35kg，且伴有多饮、多尿，HbAlc达15.4%，GLU达19.74mmol/L，符合1型糖尿病的诊断。仝教授根据该患儿的症状及指标，综合判定该患儿为寒湿外束型消瘅。治疗时首先运用麻黄附子细辛汤温阳解表，加用黄连、知母、赤芍等苦寒药清化瘅热，炙黄芪、炒白术、怀山药等甘温补益之药补中焦之虚损。此后随症加用五味子酸敛肺气，辛夷走窜通窍，干姜抗黄连等药之苦寒伤中，川贝母、化橘红、紫苏子、葶苈子宣降肺气、化痰止咳，桂枝、桑枝、羌活、防风温阳散寒、解表祛湿，胡芦巴、菟丝子温补肾气，进而增强机体免疫力。八诊时，患儿哮喘及鼻炎症状虽大为缓解，但此后仝教授仍加用辛夷走窜通窍，葶苈子、紫苏子化痰平喘，防风、羌活解表祛湿，淫羊藿补肾固本，以扶正祛邪、调和内外，巩固之前的疗效。

经过近1年的中西医结合治疗，患儿过敏性哮喘及鼻炎的发作频率及程度均得到了明显的缓解，乏力、汗出等虚损的症状亦有明显好转。HbAlc由15.4%降至6.4%，GLU由19.74mmol/L降至7.7mmol/L，最理想时可降至正常范围；BMI由16.8增至17.34，UMA由48.86mg/L降至6.4mg/L。在治疗过程中，AST、ALT、血尿素氮（BUN）、SCr等肝肾功能指标始终未见异常。

（二）麻黄附子细辛汤加减治疗过敏性鼻炎

曹某，男，43岁，2009年6月3日初诊。主诉：反复鼻塞、喷嚏、流涕2年余，头部胀、麻2年余。患者自2007年感冒开始出现见风轭打喷嚏、流鼻涕的表现，并且头部胀、麻，曾于医院查CT、核磁共振、脑电图等，并无明显异常。刻下症：怕冷，见风后打喷嚏、流清涕，头顶部胀、麻，项部发紧，头沉，自觉如顶物；胃部怕凉，怕饮凉水，食后胃部嘈杂，胃胀，食欲较差，多食则胃部不适；眠差，入睡困难，睡眠不实，每晚睡4~5h，醒后自觉疲劳；阴囊潮湿，无滑精，大便量少，略干，日1行。舌底瘀，脉沉弦。

【诊断】

西医诊断：过敏性鼻炎。

中医诊断：鼻鼽。

中医辨证：脾胃不和，寒湿蕴表。

【治疗】

治法：健脾和胃，解表散寒。

处方：麻黄附子细辛汤加减。

生麻黄9g，附子30g（先煎8h），细辛30g，川桂枝15g，知母30g，黄柏

30g，蜈蚣8条，全蝎9g，清半夏50g，生姜30g，炒酸枣仁120g，五味子9g。

水煎服，7剂，每日1剂，每剂分2次服用。

2009年6月10日二诊，服药后，晨起打喷嚏好转30%～40%，纳差改善20%，自觉眠差改善30%，每晚睡4～5h，仍流清涕较多，头部沉重感减轻，头顶仍觉发紧，头晕甚，困倦乏力，胃脘不适，食后觉胃中不消化，胃中气胀，呃逆频繁，怕冷，阴囊潮湿，余无不适。舌暗，舌苔厚减轻。原方加葛根60g、松节15g，川桂枝增至30g。水煎服，7剂，每日1剂。

2009年6月17日三诊，服上方7剂，晨起打喷嚏好转60%，流清涕好转30%，头顶、前额沉重感减轻，胃脘不适减轻，睡眠情况好转，舌底红，苔厚腻、裂纹，脉沉弦略滑。处方：生麻黄9g，附子30g（先煎8h），细辛30g，川桂枝15g，全蝎9g，蜈蚣8条，葛根60g，川芎30g，炙甘草15g。水煎服，28剂，每日1剂，以继续治疗。

【按语】

该患者有过敏性鼻炎史2年余，久病累及肺、脾、肾，临床表现亦以肺脾气虚的症状为主。而过敏性鼻炎皆因风寒而复作，且患者有怕冷、易外感、头项部发紧、胃怕凉、怕饮凉水之症。综合可判断该患者肺气虚损，外有寒邪，兼脾肾之阳不足。阳气不足，寒湿内生，久而化热，故见阴囊潮湿、头沉如顶物、大便干少等症。故以生麻黄、附子、细辛温阳散寒祛湿；黄柏、知母清热利湿；蜈蚣、全蝎等虫类药物息风通络止痛；清半夏燥湿化痰，配生姜调和脾胃，祛除水饮；重剂炒酸枣仁加五味子养血安神。全方以温阳为主，寒温并用，和合调理，故而收到满意疗效。

（三）麻黄附子细辛汤合桂枝茯苓丸加减治疗过敏性鼻炎

邵某，女，38岁，2009年12月16日初诊。主诉：遇冷辄喷嚏连作5年余，面部痤疮5年，月经不调5年余。刻下症：头痛，遇冷空气则喷嚏不断、鼻干、鼻塞，双目时痒，干咳无痰，平素手足发凉，大便偏干，2～3日1行。近5年来月经逐渐减少，一般2～3日即止，色暗，有血块，月经之前腰腿酸痛，乳腺胀痛，痛经，自觉手肿，眼睑肿。苔白，舌底瘀，脉沉弦。既往史：过敏性鼻炎，慢性咽炎。子宫B超结果不排除子宫腺肌瘤的可能。

【诊断】

西医诊断：过敏性鼻炎，痤疮，月经不调。

中医诊断：鼻鼽，粉刺，月经量少。

【治疗】

治法：散寒祛湿，活血化瘀。

处方：麻黄附子细辛汤合桂枝茯苓丸加减。

生麻黄9g，附子30g（先煎8h），细辛30g，桂枝30g，茯苓30g，桃仁15g，大黄9g（单包），莪术30g，三七30g。

月经来时分早、中、晚、睡前4次服用，月经量大时停药。

2009年12月23日二诊，服上方1周，鼻炎症状明显好转，月经来潮，伴有腰酸、乳腺胀痛，腹痛较前减轻30%。面部痤疮明显好转，四肢、眼睑浮肿略减轻，大便可。脉沉细，舌底瘀，舌质暗、齿痕。

处方：生麻黄12g，附子60g（先煎8h），细辛30g，桂枝30g，茯苓30g，桃仁15g，大黄6g（单包），莪术30g，三七30g。

水煎服，每日1剂。3个月后，诸症基本消失。

【按语】

该患者在患有鼻炎的同时，还伴有多年的面部痤疮和月经不调。结合舌脉及症状，可知该患者阳气虚弱、寒湿内盛、痰瘀互结。故全教授以麻黄附子细辛汤温肾散寒、宣鼻通窍，以桂枝茯苓丸加莪术、三七散寒祛湿、化瘀消癥，以生大黄通腑、调转大气，所谓"大气一转，其气乃散"。全方使用温阳、祛湿、通窍、化瘀等多种方法，和合使用，全面调理，经过3个多月的治疗，患者的内环境得到明显的改善，寒湿得除，痰瘀得散，故而诸症皆消。

（四）四逆散合升降散加减治疗荨麻疹

【案1】

宋某，女，30岁，2017年2月25日初诊。诉荨麻疹反复发作1年余，加重1周。刻下症：遍身皮肤瘙痒，常于早晨6时、下午7时左右加重，皮肤划痕试验阳性，伴有口苦、咽干，大便2～3日1行，质偏硬。舌红，苔黄微腻，脉沉弦数。患者既往有过敏性鼻炎病史。

【诊断】

西医诊断：荨麻疹。

中医诊断：瘾疹。

中医辨证：少阳失和。

【治疗】

治法：和解少阳，祛风解表，通泄阳明。

处方：四逆散合升降散加减。

柴胡9g，黄芩18g，枳实12g，白芍15g，熟大黄24g，荆芥穗9g，防风15g，蝉蜕9g，僵蚕15g，姜黄9g，薄荷6g，生姜15g。

7剂，水煎服，每日1剂。

2017年3月4日复诊，皮肤瘙痒明显好转，皮肤划痕试验阴性，口苦消失，仍有咽干，大便通畅。近日出现畏寒、鼻痒、鼻流清涕，舌淡，苔黄腻，脉沉弦数略弱。经初诊治疗后，患者荨麻疹症状几乎消失，就诊当日又因受风而出现鼻痒、鼻流清涕，考虑患者有过敏性鼻炎病史，故在前方的基础上进行加减。

处方：柴胡9g，黄芩12g，枳实12g，白芍15g，熟大黄9g，荆芥穗9g，防风15g，炒白术15g，生黄芪30g，生麻黄6g，黑附子9g，细辛3g，辛夷9g，苍耳子9g，蝉蜕9g，僵蚕9g。

7剂，水煎服，每日1剂。后随访，服药后诸症皆除。

【按语】

该患者从体质角度而言，当属特禀体质，此类人群对季节变换的适应能力较差，每于天气变化之时发病。该患者除有皮肤瘙痒、红疹等症状外，还兼有口苦、咽干、大便干等症状，故不能单从太阳论治。口苦、咽干是比较明显的少阳证，大便干为阳明证，故需以和解少阳为主，调转枢机，同时祛风解表、通泄阳明。方中柴胡、黄芩、熟大黄和解少阳、阳明；升降散加荆芥穗、防风祛风解表，散发郁热。二诊时又结合患者鼻鼽的症状，合入麻黄附子细辛汤、辛夷、苍耳子，以两解太阳、少阳，宣通鼻窍。纵观整个治疗过程，均不离"和"法的主题。

【案2】

刘某，女，32岁，2017年4月9日初诊。自述反复皮肤瘙痒、散片状隆起、皮肤划痕明显3年余。天津某医院的皮肤科诊断为荨麻疹。刻下症：皮肤瘙痒、散片状隆起、皮肤划痕明显，时有口干、口苦，纳可，胃脘时有胀满，眠可，大便时干，2~3日1行，月经尚调，乳腺胀痛（经前明显）。舌暗红，苔薄黄微腻，脉沉弦。

【诊断】

西医诊断：荨麻疹。

中医诊断：瘾疹。

中医辨证：少阳失和，风邪蕴表。

【治疗】

治法：和解少阳，祛风解表。

处方：四逆散合升降散加减。

柴胡9g，黄芩15g，枳实12g，炒白术15g，熟大黄15g，白芍24g，制香附15g，白蒺藜15g，蝉蜕9g，僵蚕9g，生姜15g，大枣3枚。

7剂，水煎服，每日1剂。

2017年4月16日复诊，皮肤瘙痒好转80%，偶有散在皮肤隆起，口干、口苦明显好转，大便调，每日1次，乳胀、胃脘胀满消失。舌红，舌苔薄黄，脉微弦。

处方：

柴胡9g，黄芩15g，枳实12g，熟大黄9g，白芍15g，白蒺藜15g，蝉蜕9g，僵蚕9g，白鲜皮30g，生姜15g，大枣3枚。

7剂，水煎服，每日1剂，巩固疗效。

【按语】

该患者在皮肤瘙痒的同时，还伴有口干、口苦、乳腺胀痛、大便干等症状。故本案的治疗依然要从"和"的角度入手：用柴胡、黄芩和解少阳。用枳术丸加熟大黄健脾通腑，其中白术在《神农本草经疏》中载道"益津液……湿去则胃强，而津液自生，寒湿散则胃自暖，邪去而脾胃健"，枳实味苦，苦以降之，白术与枳实相合，使脾气健、胃气降，则大便自调。用升降散升清降浊、散风清热，与小柴胡汤相合为用，可使腑气得通。再加香附疏肝解郁，加白鲜皮祛风止痒。

参考文献

[1] 龚非力.医学免疫学[M].北京:科学出版社,2003.

[2] 杨越楠.包头市某三甲医院变应性疾病就医患者过敏原现状及影响因素研究[D].济南:山东大学,2010.

[3] 王晓钰,于曦,王燕,等.MicroRNAs:过敏性疾病的潜在新靶点[J].中国药理学通报,2016,32(5):616-619.

[4] 华晓东,尹春晖.抗过敏中药及其作用机制研究进展[J].天津药学,2009,21(6):69-72.

[5] 仝小林,刘文科.论过敏性疾病的中医药治疗[J].上海中医药大学学报,2011,25(5):8-10.

[6] 包丽丽,刘继贤.一级预防措施预防过敏性疾病研究进展[J].中国实用儿科杂志,2013,28(7):543-546.

[7] 朱利明,周潇,邓宇伟,等.过敏性患者的血清过敏原结果分析[J].实验与检验医学,2017,35(2):246-247,250.

[8] 张慧云,李向利,张应爱,等.调节性T细胞在过敏性疾病发病机制中的作用[J].细胞与分子免疫学杂志,2015,31(1):134-136.

[9] 王琦.中医体质学[M].北京:人民卫生出版社,2005.

[10] 杨在纲,石玉成,魏善初.过敏性疾病的中医证治探讨[J].贵阳中医学院学报,1989(2):22-24.

[11] 仝小林,刘文科,李修洋.和法在过敏性疾病临床治疗中的应用[J].中国中医药信息杂志,2010,17(8):85-86.

[12] 康陆佼,张亚军.特禀体质与过敏性疾病相关性研究进展[J].世界最新医学信息文摘,2016,16(98):45-47.

[13] 史琦,宋芊,阎玥,等.从肺脾论治过敏性疾病[J].中华中医药杂志,2013,28(11):3265-3268.

[14] 仝小林, 刘文科, 田佳星. 论脏腑风湿 [J]. 中医杂志, 2013, 54 (7): 547-549.

[15] 罗娇娇, 艾皮热, 李金耀. 中草药及其组分抑制免疫反应研究进展 [J]. 细胞与分子免疫学杂志, 2016, 32 (10): 1427-1430.

[16] 王睿林, 王琦. 过敏性疾病中西医诊治异同 [J]. 安徽中医学院学报, 2009, 28 (1): 1-3.

[17] 王轶, 王耀光. 黄文政教授运用过敏煎治疗瘾疹 [J]. 吉林中医药, 2011, 31 (1): 20.

[18] 燕迅之, 张运刚. 过敏煎加减治疗荨麻疹验案1则 [J]. 吉林中医药, 2013, 33 (1): 96.

[19] 郑璐玉, 张惠敏, 王琦. 王琦教授治疗泛发性湿疹1例 [J]. 天津中医药, 2012, 29 (6): 612-613.

（杨映映）

第六章

诸狂躁癫 痰瘀火毒 皆属于神

随着经济的发展、生活环境的改变及社会压力的增大，越来越多人受到精神疾病的困扰。仝教授结合现代解剖学及古代藏象学知识，在传统三焦理论的基础上提出了"顶焦"的概念，并根据"顶焦"功能的差异，将其分为主管精神的"神系"与主管神经的"髓系"。因而，仝教授把意识、思维、认知等精神活动划归于"神系"范畴，并指出这些活动与五脏六腑紧密相关。他把发生于"神系"的精神疾病，诸如癫狂、烦躁等称为"神系病"，并用"诸狂躁癫，痰瘀火毒，皆属于神"概括"神系病"的病因病机和辨治要点。

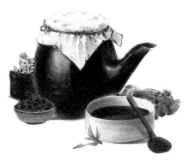

一　释义

①狂：指躁狂症，以精神亢奋、狂躁不安、喧扰不宁、骂詈毁物、动而多怒甚至持刀杀人为特征。②躁：指躁郁症，是一种以躁狂发作与忧郁发作交互出现或混合出现为特征的疾病。③癫：指癫病，以精神抑郁、表情淡漠、沉默痴呆、喃喃自语、出言无序、静而多喜为特征。此处以"狂、躁、癫"泛指躁狂症、躁郁症、抑郁症、精神分裂症、痴呆等精神疾病。④痰瘀火毒：指痰饮、瘀血、火热、毒邪，此为神系疾病常见的致病因素。⑤神：指神系病变。

二　疾病概述

（一）西医概述

现代医学对精神疾病的病因和发病机制尚未完全明确，一般认为与生物（体质或遗传）、社会（环境或生存压力）、心理（性格）等因素密切相关。囿于大部分精神疾病的体征和实验室检查并无特异性，诊断时也易受病史采集方法及对症状认识水平等因素的影响，临床医师对精神疾病的诊断识别率并不高[1]。精神疾病不仅给患者带来极大痛苦，亦增加了家庭及社会的负担，因而对此类疾病的早期发现、早期诊断、早期治疗对患者意义重大。西医治疗多采用药物疗法或心理疗法。但药物干预带来的不良反应较多，如血脂异常、肥胖、内分泌紊乱等，降低了患者服药的依从性[2]；心理疗法通常作为一种辅助性治疗手段，在一定程度上可以改善患者治疗的依从性，增强治疗信心，但疗效并不肯定，且并不适用于精神疾病的急性期[3]。因此，亟待其他医学手段来补充精神疾病的治疗。

（二）中医概述

精神疾病可归属于中医学"神志病"或"情志病"的范畴，所涉病种较多。根据患者临床表现的不同，可将其具体划分为癫病、狂病、郁病、痴呆等病证[4]。神的内涵是广泛的，它既是一切生理活动、心理活动的主宰，又包括了生命活动外在的体现，其中又将意识、思维、情感等精神活动归为狭义之神的范畴[5]。情即七情，为怒、喜、思、悲、恐、惊、忧七种情绪变化的统称。志即五志，指喜、怒、思、忧、恐五种情志的变化，与五脏相关。《素问·灵兰秘典论》中有云"心者，君主之官，神明出焉"，指出心是人的精神活动的主宰。《灵枢·邪客》并有"心者，五脏六腑之大主也"之说，将心看作五脏六腑的支配中心。但《素问·脉要精微论》中亦有言"头者，精明之府，头倾视深，精神将夺矣"，《灵枢·大惑论》言"五脏六腑之精气皆上注于目……上属于脑"，《医林改错·脑髓说》亦言"灵机记性不在心在脑"。这使得后世医家对心主神明还是脑主神明多有争论[6]。

本章所探讨的神系疾病是全教授所提"四焦八系"范畴中"顶焦"疾病中的一种，与传统意义的神既有联系又有不同。全教授认为，古代限于解剖知识的缺乏，对人体的系统认识不足。但现代医学的发展使我们能更清晰地了解大脑的结构与功能，也为对神明之主的辨别提供了客观依据。为了更好地与现代临床相对应，全教授在三焦的基础上，将包含大脑、延髓等在内的颅腔和髓腔独立划分为顶焦，进而提出了四焦的概念，并将四焦中每一部分所包含的脏腑经络体系归纳为八系，创立了"四焦八系"理论，即：顶焦（颅腔和髓腔，包括神系、髓系）、上焦（胸腔，包括心系、肺系）、中焦（腹腔，包括肝系、胃系）、下焦（盆腔，包括溲系、衍系）。四焦八系根据其所处与所属而各有其生理特点：顶焦如禅，在定在柔，神经协调，刚柔相济；上焦如雾，在充在流，气血灌溉，血水调平；中焦如沤，在衡在化，升降出入，代谢化生；下焦如渎，在排在济，排浊净腑，水火既济[7-8]。神系以脑主管人的思维意识活动为基础，主要控制中枢神经；髓系与脑相通，主要支配周围神经系统。将顶焦的神系与髓系剥离，强调了精神和神经的不同。精神情志类疾病，如精神分裂症、抑郁症、癔症、失眠等均属于神系疾病；癫痫、帕金森病、格林-巴利综合征等感觉运动异常类神经系统疾病则属于髓系。

三　病机阐述

神明者，意识、思维、觉悟、智慧也，产生于脑，映射于五脏六腑。脑为奇恒之府，是人的精神、意识、感觉及认识等赖以产生的最根本的物质基础和控制中枢。脑之体为器，脑之用为神，赖气血以滋养。《灵枢·海论》曰："脑为髓之海……髓海有余则轻劲多力，自过其度；髓海不足则脑转耳鸣，胫酸眩冒，目无所见，懈怠安卧。"这提示顶焦的病理状态有亢奋和不足两种，亢奋为病实，不足为病虚。

（一）邪犯顶焦，神机逆乱

顶焦受邪，髓海则有余，神系、髓系均处于亢奋状态，随之出现精神狂躁、不眠不休，甚则登高而歌、弃衣而走，肢体痉挛抽搐、强直僵硬等精神过度兴奋的症状，此处之邪多为痰饮、瘀血、火热、毒邪。痰饮是人体水液代谢失常所形成的病理产物，一旦形成，即可作为一种继发性的致病因素。自古即有"百病多由痰作祟"之说，这反映了痰邪致病广泛、病证错综复杂的特点，如：痰浊上逆，蒙蔽清窍，扰乱心神，易出现头晕目眩、精神不振等症；痰浊上犯，与风、火相合，蒙蔽心窍，扰乱神明，会出现神昏、癫狂等症[9]。瘀血为血液停滞的表现，瘀久则积，导致气血运行不畅，如瘀阻于脑则可致人突然昏仆、不省人事，甚至遗留严重的后遗症[10]。火热为阳邪，其性趋上，易扰心神，故《素问·至真要大论》有云"诸热瞀瘛，皆属于火""诸躁狂越，皆属于火"[11]。毒邪在中医学中有内毒和外毒之分，内毒可以理解为人体脏腑气血运行失调所形成的病理产物积于体内而形成的病邪，外毒则多指疫毒。各种致病因素在神系疾病的发展过程中常兼见，亦可相互影响，相互转化[12-14]。历代医家在此方面多有论述，《灵枢·平人绝谷》云："血脉和利，精神乃居。"清代叶天士亦云癫狂"俱属痰热内实之证"。《古今名医汇粹》则明确指出："癫、痫、狂三者……痰火猖狂犯上之所致也。"《医林改错》云："癫狂一症……乃气血凝滞脑气。"此皆说明了痰、瘀、火、毒在神系疾病的发生、发展过程中起着重要作用。

（二）髓海不足，神机失用

脑与髓相通，主司人的精神活动及感觉运动。脑髓充盈则人的精神活动正常，感觉、肢体运动灵敏；反之则异常，出现思维迟钝、痴呆愚笨、神情冷漠、行动迟缓、胫膝酸软、肢体瘫痪等临床表现。《医学入门》曰"脑者髓之海，诸髓皆属于脑，故上至脑，下至尾骶，髓则肾主之"，这说明髓海的充盈有赖于肾中精气的盛衰。《素问·上古天真论》又曰："肾者主水，受五脏六腑之精而藏之。"这表明肾精得五脏六腑之精的充养才能充盛。所以，髓海亏虚的具体病因可以总结为两点：一则年老体衰。"年四十，而阴气自半也""年高无记性者，脑髓渐空"，人至老年，肾精不足，精不足则髓海亏虚，导致神机失用。二则五脏虚损。《灵枢·本神》有云"肝藏血，血舍魂……脾藏营，营舍意……心藏脉，脉舍神……肺藏气，气舍魄……肾藏精，精舍志"，这说明五脏神的产生有赖于五脏所藏之精气。五脏精气充盛，则五神安；五脏精气亏损，则五神变[15-16]。

神明与五脏密切相关。《类经·疾病类》指出"心为五脏六腑之大主，而总统魂魄，兼赅志意"，《诸病源候论·五脏六腑病诸候》云"心气不足……惊悸恍惚……善忧悲"，《备急千金要方》又云"心气不足，其病苦惊悸，汗出，心中烦闷，短气，喜怒悲忧，悉不自知"。心气足则精神充沛，反应敏捷；心气虚则精神萎靡，甚则谵狂、昏迷等，且心气虚易引起血行不畅，瘀血渐生，阻滞气血，致脑髓失养。《素问·灵兰秘典论》曰"肝者，将军之官，谋虑出焉"，肝可以调畅气机，调节人的情志活动。《素问·六节藏象论》曰"气和而生，津液相成，神乃自生"，肝的疏泄功能正常，则人心情舒畅，气血调和，反之则易出现情志不畅、暴躁易怒等异常情志。《血证论》又言"食气入胃，全赖肝木之气以疏泄之，而水谷乃化"，肝气郁滞，脾胃的运化功能受到影响，气血津液代谢失常，气郁日久，可变生血、痰、火、湿、瘀诸郁杂交之证。《医权初编》曰"饮食先入于胃，俟脾胃运化，其精微上输于肺，肺气传布各所当入之脏"，脾为气血生化之源，水谷精微物质经脾气转输至各个脏腑，化为脏腑之精。《医林改错》曰"灵机记性在脑者，因饮食生气血，长肌肉，精汁之清者，化而为髓，由脊骨上行入脑，名曰脑髓"，指出脑髓有赖于脾胃之濡养，且脾主运化，脾气虚则运化失司，痰湿内生，痰蒙心窍，阻遏脑络，致脑髓失用。《备急千金要方》曰"肺气不足……惕然自惊……或哭或歌或怒"，《景岳全书》曰"悲哀动中则火起于肺"，《金匮悬解》又曰"肺气不清则郁闷懊侬，眠食损废矣"，肺主气，调控一身之气的生成和运行，肺气不足则易出现精神恍惚，多疑易惊，悲忧易哭，喜怒无常，等等。《中西汇通医经精义》曰"事物所以不忘，赖此记性，记在何处，则在肾精。益肾生精，化为髓而藏于脑"，《中医大辞典·基础理论分册》曰"肾气盛则精神健旺，筋骨强劲，动作敏捷"，肾精充盛则髓海充盈，神志清明，思维敏捷，肾精不足则髓海空虚，神机失用，痴呆迟钝。

四 神系疾病的治疗

仝教授在神系疾病的治疗中以刚柔为辨证总纲。他将躁狂、痉挛、强直等亢奋性的实性疾病辨为刚证，治疗以泻实为主；而将无力、迟钝、瘫痪等虚性疾病辨为柔证，治疗以补虚为主。

（一）刚证

躁狂症多以通腑化痰、镇心安神为治法。临床辨证应分在气在营。一看舌象：舌暗红赤属营，苔老黄属气。二辨病之新久：新病在经，久病入络。以仝氏三黄躁狂煎（天竺黄、生大黄、牛黄）为基础方治疗。气分热加黄连、石膏，营分热加赤芍、生地黄。病在经加朱砂安神丸，病在络加白金丸。闭证以神志昏迷、不省人事、牙关紧闭、两手固握等实证为主要表现，其中：热闭神昏者伴见面赤、身热、苔黄、脉数等热象，多用安宫牛黄丸、至宝丹、紫雪丹；寒闭神昏者伴见面青、身凉、苔白、脉迟等寒象，多用苏合香丸。以上四方皆含有麝香、安息香、檀香等辛香浓烈走窜之品，能辟除一切秽浊之邪，醒神志而开诸窍[17-18]。

（二）柔证

肾精不足者，可用地黄饮子、紫河车等补肾益精。肾藏精，精化气，肾精不足则肾气不充。肾气有阴阳之分。肾阴不足，则脏腑功能虚性亢进，精神躁动，夜寐不安，治以黄连阿胶汤，加用酸枣仁、夜交藤，安眠效果更佳；肾阳不足，易生抑郁，此类病证多以扶阳为法，"阳升则霾散"，多用淫羊藿、仙茅、巴戟天、附子之类补火助阳。如兼脾虚，则加炒白术、党参；如有肝郁气滞，则配以四逆散；如夹痰瘀，则加三七、丹参等。

此外，仝教授在神系疾病的辨证中亦重视神明与五脏六腑的联系。他认为脑为生命之枢机，可主宰人的生命活动，亦可支配人体各脏腑，而五脏虚损反过来又会影响脑的功能，二者紧密相关。临证之时，神系疾病遂从脑入手，亦同调五脏。

五　验案举隅

（一）精神分裂症验案

患者，男，65岁。背胀、背痛10余年，诊断为精神分裂症2年。刻下症：后背胀痛、紧痛，情绪低落，消极，有轻生念头，咳吐大量黄色黏痰。舌质红，苔黄厚腻，脉滑略数。

【诊断】

西医诊断：精神分裂症。

中医诊断：癫病。

中医辨证：痰热内蕴。

【治疗】

治法：豁痰散结，温阳化饮，清热涤痰。

处方：白金丸合苓桂术甘汤、小陷胸汤加减。

白矾30g，郁金30g，清半夏30g，黄连6g，茯苓120g，川桂枝30g，生白术120g，瓜蒌子15g，炙甘草15g，西洋参6g。

6剂，每日1剂，水煎服。

二诊时，患者服用上方6剂后，背部胀痛减轻，情志舒畅，黏痰大减。予上方继续服用7剂。

三诊时，患者情绪正常，黏痰、背部胀痛消失，改丸剂服用1个月，进一步巩固疗效。后随访患者，至今未再复发。

【按语】

精神分裂症属于中医"癫病""狂病"的范畴[19]，患者初诊时以背部胀痛为主要临床表现，盖因燥痰搏结，阻于经络，督脉受阻所致。咳吐大量黄色黏痰，舌质红，苔黄厚腻，脉滑略数亦为痰热内蕴之征。痰浊上逆，蒙蔽清窍，扰乱心神，神机逆乱则见情绪异常，且痰阻而阳气失于通达亦为情绪低落的原因之一，故予白金丸豁痰散结；又因"病痰饮者，当以温药和之"，故以苓桂术甘汤温阳化饮，合西洋参实脾土、绝痰源，加小陷胸汤宽胸清热涤痰。二诊时，患者诸症明显减轻，效不更方，继服原方7剂。三诊时，后背不适消失，情绪恢复正常。

（二）焦虑症验案

张某，女，27岁，2012年8月23日初诊。主诉：焦虑3个月。患者3个月前因工作压力大，出现焦虑、烦躁、失眠等症状，当地医院给予艾司唑仑片治疗后失眠症状减轻。但失眠、多梦仍时有出现，且伴见心烦、口渴等症状，经多处医治，均未见明显疗效，故而来诊。刻下症：焦虑，心烦急躁，胁肋胀痛，痛无定处，脘闷嗳气，纳一般，眠差多梦，时有便秘，小便调，月经正常。舌淡红，苔薄白，脉弦。

【诊断】

西医诊断：焦虑症。

中医诊断：郁病。

中医辨证：肝气郁滞，气机失调。

【治疗】

治法：疏肝解郁。

处方：四逆散加减。

柴胡12g，白芍9g，枳实15g，炙甘草15g，炒酸枣仁60g，焦麦芽12g，焦山楂12g，焦神曲12g，生姜15g，大枣3枚。

14剂。水煎服，每日1剂，分早晚温服。

2012年9月7日二诊，服上方14剂，焦虑缓解，失眠、多梦等症状明显减轻，心烦急躁改善，仍有胁肋胀痛。舌淡红，苔薄白，脉偏弦。守上方，炒酸枣仁改为45g，白芍9g改为赤芍9g，去枳实，加枳壳15g。28剂，煎服法同前。患者于2个月后复诊，自述服上方2个月，诸症消失。

【按语】

该患者焦虑、心烦急躁乃肝郁气滞的表现。在神系疾病的辨治中，我们需重视七情在发病中所起的关键作用。"五志之火，因七情而起"，情志不畅则气机不调，"喜则气缓，怒则气上，忧思则气结，悲则气消，恐则气下，惊则气乱"，气机不利则人体脏腑的气血功能紊乱[20]，痰、瘀、火、毒由此而生。肝性应条达疏畅，若郁而不畅，则气机郁滞，但见胁肋胀痛，脘闷嗳气。肝郁则化火，火热扰心则心神不宁，可致失眠、多梦。纵观此患者，总的病机乃为肝郁不畅，气机失调。全教授根据临床实际，以四逆散疏肝解郁，以治疗焦虑症。方中柴胡发散、升提，枳实降气，一升一降，分消肝之郁气；白芍敛肝，配炙甘草酸甘化阴，以防肝气太过，化热伤阴；炒酸枣仁养心益肝，安神助眠。诸药合用，共奏抗焦虑、除烦安神之功。

（三）抑郁症验案

郑某，女，52岁，2014年9月9日初诊。主诉：情绪抑郁20年。刻下症：心情抑郁，怕冷明显，夏天仍需盖两床棉被，时有心慌气短，胸闷憋气，四肢乏力，经常性头痛，眠差，有效睡眠时间每日3~4h，多梦，纳食不香，小便色黄，大便尚可，平素血压、血糖偏低。舌红，苔薄黄腻，舌底瘀，脉沉滑。

【诊断】

西医诊断：抑郁症，失眠。

中医诊断：郁病，不寐。

中医辨证：肾阳虚衰，寒凝经络。

【治疗】

治法：温肾通络，益气活血。

处方：二仙汤合黄芪桂枝五物汤加减。

淫羊藿15g，巴戟天15g，枸杞子15g，酸枣仁30g，黄芪30g，川桂枝30g，白芍30g，炙甘草15g，鸡血藤15g，葛根30g，生姜30g，大枣5枚。

28剂。水煎服，每日1剂，分2次服，午饭后、睡前各1次。

2014年10月21日二诊，服药1个月。刻下症：抑郁情绪明显好转，恶寒、怕风症状好转70%，睡眠好转，有效睡眠时间6h左右。胃脘及胁肋胀闷，伴有隐痛，呃逆，口干，喜热饮，偶有心慌气短，心前区隐痛，食纳不馨，大便质稍干，1～2日1行。舌细颤，苔黄腻，舌底瘀。上方加枳实15g、炒白术30g，黄芪增至60g。

2015年1月6日三诊，继服药1个月，后停药1个多月，症状出现反复并加剧。刻下症：怕冷又怕热，失眠，口服氯硝西泮片可睡2～3h，多梦，做噩梦，醒后疲惫，幻视幻听，有被迫害妄想症，自觉头重脚轻、心前区不适，口服硝酸甘油片及速效救心丸不缓解，服氯硝西泮片有效，大便日1次，成形，小便可，夜尿1～2次，食欲差。舌红，苔黄腻，舌底瘀，脉沉略弦，稍缓。

处方：淫羊藿15g，巴戟天15g，酸枣仁45g，黄连9g，肉桂3g，知母15g，盐黄柏15g，生地黄15g，首乌藤15g，枳实15g，竹茹15g，三七粉3g（冲服）。

每日1剂，水煎温服。

2015年2月2日四诊，继续服药1个月，睡眠改善，乏力缓解。刻下症：抑郁近来发作频繁，症状严重，心神不宁，脾气大，情绪不畅时嗳气、呃逆，持续数小时，自觉委屈，悲伤欲哭，深感绝望，有3次自杀未遂史，五心烦热，燥热难耐，服用六味地黄丸方可入睡，自行耳尖放血后有所缓解，怕冷较1年前减轻，食欲稍改善，大便尚可，日1次。舌红，苔黄腻，舌底瘀。

处方：仙茅30g，淫羊藿15g，酸枣仁30g，黄连9g，枳实15g，竹茹30g，清半夏30g，胆南星15g，郁金9g。

每日1剂，水煎温服。

2015年3月31日五诊，心情抑郁、燥热、怕冷基本消失。刻下症：生气劳累后左胸闷痛或放射痛，服用硝酸甘油片、速效救心丸、复方丹参滴丸等无效，服用艾司唑仑片可缓解，入睡困难，多梦，醒后疲劳，易醒，记忆力改善五成，易怒，生气时嗳气，持续0.5～1h，仍有怕风易感冒，纳差改善，乏力，大便日1～2次，质黏，色黑绿，小便调，夜尿1～2次，经期错后11日。舌红，苔薄黄腻，舌底瘀，脉细弦，尺肤汗。

处方：仙茅15g，淫羊藿15g，酸枣仁30g，黄连9g，枳实15g，竹茹30g，清半夏30g，胆南星15g，黄芪15g，郁金9g，首乌藤15g，远志30g。

每日1剂，水煎温服。继续调治，以巩固疗效。

【按语】

仝教授认为抑郁症的病机关键在于机体阳气不足，阳不足则阴霾笼罩，精神不振。肾为诸阴诸阳之本，若肾阳不足，则一身阳气不振，形神俱颓。因此仝教授提出扶阳则阴霾自散、壮火则忧郁自除的学术观点，并指出二仙〔仙灵脾（淫羊藿）、仙茅〕为治疗抑郁的要药，辅以失眠妥药酸枣仁安神敛志助眠。初诊时，以二仙汤合黄芪桂枝五物汤温补肾阳、益气温经、通络散寒，配伍鸡血藤15g加强活血通络作用，配合葛根30g升阳生津，缓解患者血压、血糖偏低的症状，佐生姜、大枣调和营卫、顾护脾胃。二诊时，患者怕冷情况明显好转，抑郁情况好转。处方在原方的基础上，将黄芪增至60g，以加大补气力度，乘胜追击，增强阳气的温煦推动作用，彻底消除怕冷症状，协同淫羊藿加强"以消阴翳"的作用；加枳术丸（枳实、炒白术），促脾胃运化，调畅气机运行，增强患者的食欲。三诊时，患者失眠较重，辨证为心肾不交，痰热扰心证，主方为坎离既济汤、黄连温胆汤、交泰丸。患者气机不畅，气郁而化热，故怕冷怕热交替。知母、盐黄柏、生地黄是坎离既济汤的主药，滋阴补肾，平衡气机寒热。舌苔黄腻，纳呆无食欲，说明患者脾虚，运化不良，虚而生痰，痰热扰心困脾。黄连、枳实、竹茹是孙思邈《备急千金要方》中黄连温胆汤的主药，化痰开窍，治疗失眠。黄连配合肉桂为交泰丸，交通心肾，调衡阴阳，共济水火，治疗失眠。另配伍酸枣仁、首乌藤两味失眠之要药，清肝热，安神定志，合力以治失眠，必有收效。患者病情年久未愈，气机不畅，血瘀已成，舌底瘀滞，故加三七粉活血祛瘀。四诊时，患者抑郁情绪加重，辨证为痰热扰心、肾阳不足，治法为化痰开窍、温补肾阳，主方为黄连温胆汤、二仙汤。黄连、清半夏、枳实、竹茹为黄连温胆汤的主药，患者舌红，苔黄腻，说明痰热内扰心神，黄连温胆汤化痰开窍，配合失眠要药酸枣仁清心安神，且清半夏用至30g也可起到安神作用；胆南星加强豁痰开窍的作用，加大化痰之力，痰清而热消，上扰之虚火终灭，失眠得治。配伍二仙温肾阳、补肾精、泄肾火，滋补生殖之肾，予以阳光，以消阴翳，是全教授治疗抑郁症的主方。另有报道，二仙汤加减治疗女性更年期综合征的机制是调节性激素雌二醇、黄体生成激素、促卵泡激素，进而调节下丘脑-卵巢-垂体轴之间的平衡。该患者年龄52岁，正处于围绝经期，故补充雌激素对于疾病的治疗十分关键，二仙汤的运用起到一箭双雕的作用。郁金清心疏肝，对于肝气的疏导、心情的调畅作用明显。五诊时，患者情况好转明显，故此诊在四诊方的基础上加入首乌藤与远志，以安神定志，除梦醒神。

（四）失眠验案

陈某，男，48岁，2001年5月16日就诊。主诉：失眠10年。患者近10年来因工作压力较大，思虑较多，逐渐出现入睡困难，睡后多梦，易惊醒。曾服南洋安神片、安神补脑液等药治疗，效果不明显，遂改为睡前服用艾司唑仑片，剂量增至4mg，仍只能睡3～4h，且眠浅易醒，伴晨起头昏重，精神不振，心烦，口苦，咳吐少量黄稠痰，大便秘结，体形肥胖。舌红，苔薄黄，脉弦滑。既往有糖尿病史3年，2个月前体检发现轻度脂肪肝。

【诊断】

西医诊断：失眠症，2型糖尿病。

中医诊断：不寐，消渴。

中医辨证：阴虚火旺，脑神失养。

【治疗】

治法：滋阴降火，清热化痰。

处方：黄连阿胶汤加减。

黄连6g，黄芩12g，阿胶9g（烊化），生鸡子黄1枚（冲服），白芍30g，酸枣仁30g，五味子9g，生大黄6g，清半夏12g，茯苓30g。

夜间睡前1剂顿服。

患者服上方7剂后，睡眠时间延长，睡眠质量改善，睡眠较深，艾司唑仑片减为2mg，大便通畅，心烦减轻。上方去生大黄，继服21剂后，自停艾司唑仑片，睡眠基本恢复正常。

【按语】

该患者近1年来一直在仝教授的门诊治疗糖尿病，经口服降糖1号汤（仝小林自拟方）开郁清胃，清热化痰治疗后，血糖控制较好，但睡眠一直无明显改善。仝教授细问病史得知其职业为经理，常感工作压力大，平时思虑较多，心烦易怒，结合舌脉，分析患者此时以阴虚火旺、痰火内郁为主要证候，虚火、痰火扰神，故见失眠、精神不振等症，故改以黄连阿胶汤加减治之，取得良效。仝教授认为治疗失眠时，只要是过度劳心而引起的，哪怕是肥胖痰湿体质，舌苔厚腻也可以运用黄连阿胶汤。有人曾问仝教授："肥胖痰湿，阿胶滋哪里的阴？"仝教授答之曰："劳心，未有不伤脑之阴者，不然，心烦何来？"他遂总结黄连阿胶汤的运用要点为：症见心烦、失眠便可运用，切勿被阴虚障眼。注意事项：每剂药分服，晚饭后、睡前各1次；生鸡子黄搅冲，若有些患者难以接受，可以去鸡子黄，服药前先喝半杯温牛奶。

参考文献

[1] 杜召云.精神科护理学[M].北京：人民卫生出版社，2009.

[2] 李应金.精神疾病的情志归因及人性化治疗[D].哈尔滨：黑龙江中医药大学，2017.

[3] 马惠霞.心理疗法在精神疾病治疗中的作用[J].中国临床康复，2003，7（21）：2970-2971.

[4] 鱼浚镛,田金洲.试述中医对抑郁症的认识[J].天津中医药,2011,28(4):343-345.

[5] 孙广仁.中医基础理论[M].北京:中国中医药出版社,2007.

[6] 徐雅,李澎涛,李卫红,等.再论"心主神明"与"脑主神明"[J].中医杂志,2009,50(3):268-270.

[7] 仝小林.论四焦八系理论体系及其临床价值[J].中国中医基础医学杂志,2012,18(4):357-359.

[8] 何莉莎,王涵,顾成娟,等.仝小林"神系疾病"辨治要点及"态靶结合"选药思路[J].上海中医药杂志,2016,50(6):4-6.

[9] 赵永厚,赵玉萍,于明,等.从"痰迷心窍"到"痰滞脑神"的癫狂病机嬗变[J].辽宁中医杂志,2013,40(5):885-888.

[10] 史金玉,姬昌,范军铭.神志病与"瘀"[J].中医研究,2016,29(8):58-61.

[11] 刘耀东,赵诚,孙丽萍,等.初探"火毒"与中风关系[J].临床医药实践,2008,1(8):663-664.

[12] 张斌霞,梁炜,王长松.脑出血急性期与痰瘀火毒[J].辽宁中医杂志,2003,30(9):715-716.

[13] 柴剑波,赵玉萍,张浩,等."痰瘀互结"致癫狂理论之文献考略[J].上海中医药杂志,2015,49(9):31-33.

[14] 哈德尔,张凯.名老中医从痰浊瘀血论治老年性痴呆的理论探讨[J].时珍国医国药,2012,23(9):2302-2303.

[15] 徐木林,王秋琴.论五脏神[J].南京中医药大学学报(自然科学版),2000,16(4):198-200.

[16] 苏冠宇,郭霞珍.从五神脏论抑郁症失眠[J].吉林中医药,2013,33(5):433-435.

[17] 仝小林,刘文科,赵天宇.窍药分类及功效概述[J].上海中医药杂志,2015,49(3):3-6.

[18] 逄冰,刘文科,周强,等.芳香药物效用探析[J].中医杂志,2013,54(18):1616-1618.

[19] 陈璇,张宏耕,宋炜熙.精神分裂症的中医证候规律研究[J].湖南中医
      杂志,2016,32(9):1-5.

[20] 张嘉鑫,郭宇,顾然,等.根据脾脑相关性从脾胃论治情志病[J].长春中
      医药大学学报,2017,33(5):726-729.

（杨帆）

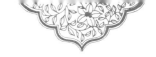

第七章

诸颤瘫痿
腰脊难挺
皆属于髓

随着科学技术的进步，现代医学对神经系统疾病已经取得了较为深刻的认识。但中医学对此类疾病的辨识及诊疗尚缺乏系统的理法方药体系，这使得中医在诊疗神经系统疾病时存在一定的困惑。仝教授结合自身的临床经验，创造性地提出了"顶焦"（即颅腔和髓腔）和"髓系（神经系统中主司运动感觉的部分）病"的概念，并以"诸颤瘫痿，腰脊难挺，皆属于髓"概括性地阐述了髓系病的临床辨识要点，这为运用中医药治疗神经系统疾病提供了一定的理论基础和治疗经验。

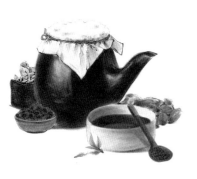

一 释义

①颤：指肢体震颤。或因肌张力异常、共济失调、锥体外系病变等运动障碍相关疾病而使肌肉以4～6次/s的频率连续而有节律地收缩与松弛，或因肌肉软弱无力而发生颤抖。②瘫：指肢体不能活动。③痿：指各种萎缩、退行性改变，如脑萎缩、肌肉萎缩、脂肪萎缩等。④腰脊难挺：指各种肢体痿、痹导致的肢体无力、疼痛、麻木、活动受限等症状。⑤髓：指髓系，包括脑髓与脊髓。髓系病，指发生于脑髓或脊髓的器质性病变，如脑卒中、脊髓空洞症、肌萎缩侧索硬化、脊髓损伤、格林-巴利综合征、帕金森病、重症肌无力等，它们能引起运动、感觉、植物神经症状和高级皮层功能障碍等。

二 疾病概述

（一）西医概述

髓系疾病所包括的疾病谱较为广泛，与现代医学中神经系统疾病有较大部分的重叠，包括中枢神经系统病变（如脑萎缩、脑卒中、脊髓损伤、脊髓空洞症、帕金森病、多发硬化症、运动神经元病等）与周围神经系统病变（如格林-巴利综合征、多发性肌炎、重症肌无力等）。此类疾病病因复杂，甚至不清，或由于先天遗传因素导致，也可由于代谢异常、外力损伤、不良生活方式、感染、应激、衰老等造成神经系统的损害。其主要临床表现可归纳为以下几类：①高级皮层功能减退，如认知功能障碍、健忘、失语、失算、失用、视觉障碍、听觉障碍等。②退行性改变，如肌肉萎缩、肢体软弱无力、关节活动受限等[1]。③运动障碍，如偏瘫、截瘫、共济失调、震颤、异常步态、肌张力改变等。④感觉障碍，如疼痛、麻木、温度觉异常等深浅感觉障碍。

因髓系疾病包含范围较广，西医治疗方法纷繁复杂，包括：针对病因的治疗，如用溴吡斯的明治疗重症肌无力[2]；替代疗法，如用多巴丝肼片治疗帕金森病[3]；免疫疗法，如用激素冲击治疗脊髓炎、用丙种球蛋白治疗格林–巴利综合征等[4]。另外也有一些外科手术，如：针对脊髓空洞症患者可行颅后窝减压术[5]；脊髓损伤患者除常规的康复治疗外，近年来也提出了干细胞移植等新的治疗途径[6]。

（二）中医概述

在祖国的传统医学理论体系中，有关髓系疾病的论述较少，通常以其症状进行命名，如健忘、痴呆、中风、头痛、痿病等[7]。《灵枢·海论》云"脑为髓之海"，指出了脑与髓关系密切。《素问·五藏生成论》曰"诸髓者，皆属于脑"，因此其病变主要包括现代意义上的神经系统病变（病位在脑髓、延髓、骨髓等）；同时，髓在《素问》中被认为是奇恒之府，髓系主司运动，故亦可包括中医所讲的痹病、痿病、中风、经络病等。传统的三焦辨治体系认为上焦之心主神明，现代医学发展到今天，基于现代医学解剖发现人体有"四腔"。因此，全教授创新性地提出了"四焦八系"理论[8]，打破了固有的"心主神明"理论，明确了"脑主神明"的生理功能，并进一步将"顶焦"划分为脑主神、髓主经，将神系、髓系疾病独立于其他系统，单独划分出顶焦，与上焦、中焦、下焦并称为"四焦"，神系、髓系与心系、肺系、肝系、胃系、溲系、衍系并称为"八系"。顶焦的划分明确了脑系统的功能，将神系疾病（精神情志疾病）、髓系疾病（神经系统疾病）从既往的混淆认识中分离出来，完善了精神和神经系统疾病的中医认识[9]，丰富了本病的中医理论的科学内涵，使之更好地与现代医学形成参照，有利于此类疾患的中医辨治。

三 病机阐述

（一）髓海空虚与外邪入侵是髓系疾病的病理基础

全教授认为，髓系的生理功能以认知记忆、司肢体活动为主。《灵枢·海论》云"脑为髓之海"，髓为水谷精微之精华所化生，由脊上行入脑的部分称为脑髓。髓系疾病的发生可责之于虚、实两个方面。

髓海空虚为髓系疾病的一个重要原因，多由于先天不足、年老体弱、疾病消耗等原因导致。先天禀赋不足，肾精亏虚，肾虚则髓生成乏源；劳力过度则耗气伤精，房劳过度则耗伤肾精，肾精衰败则髓充润滋养乏源，致髓功能失调；劳神过度，思则伤脾，脾运不健，水谷精微亏乏，无以生髓[10]。髓海不足，则致脑转耳鸣、胫酸眩冒、目无所见、懈怠安卧等髓病虚证[11]。小儿年幼，髓的发育尚未完全，故肢体活动较为简单，记忆尚浅；而年迈之人精微化生渐少，髓系空虚，故肢体活动欠灵活，记忆逐渐丧失。

外邪侵袭为髓系疾病的另一重要病因，主要由风、寒、湿、痰、火、毒、瘀、外伤等导致，通常此类疾病的性质为实证[12-13]。《伤寒论条辨·辨痉湿暍病证第十二》曰"寒湿之阴邪，注经络，渗骨髓，所以筋脉牵急"，指出了肢体活动障碍的病因是寒邪入侵髓系[14]；《素问绍识·逆调论篇第三十四》曰"寒入骨髓，骨病而筋亦缩，为挛节，病名骨痹，因乎寒湿也"，阐述了寒湿之邪侵犯髓系、肢体挛缩导致的骨痹[15]；《素问经注节解·奇病论》中记载"当有所犯大寒，内至骨髓，髓者以脑为主，脑逆，故令头痛，齿亦痛，病名曰厥逆"，阐述了寒入脑髓可致头齿疼痛[16]；除寒邪外，《济阴纲目》中提出了湿热成痿，令人骨乏无力；《伤寒论条辨·辨太阳病脉证并治上篇第一》曰"风湿之邪，注经络，流关节，渗骨髓，四体所以烦疼掣痛而不利也"，《仁斋直指方》中亦有"瘵虫食人骨髓"之论，它们均指出了髓系病可由外邪所导致[17]。

（二）亢进与不足是髓系疾病的两种主要状态

《灵枢·海论》曰："四海之逆顺奈何……髓海有余则轻劲多力，自过其度；髓海不足则脑转耳鸣，胫酸眩冒，目无所见，懈怠安卧。"根据上述虚实两种不同的病理基础，髓系疾病当首辨刚柔。刚者多为外邪入侵，在外为亢进之象，为实证，髓海有余，痰、瘀、火、毒等外邪侵犯，扰动髓海，一派"阳狂"之证[18]，故见肢体痉挛、抽搐、颤动，或强直、僵硬、力过常人等[19]。柔者即为不足，髓海空虚，为虚证，周身失却濡养，故见思维迟钝、痴呆愚笨、行动迟缓、胫膝酸软、腰脊难挺、肢体瘫痪等[20]。

四　髓系疾病的治疗

由于髓系疾病的病理状态主要表现为不足和亢奋，因此本病的治疗当以虚实为纲。临床上，仝教授常以刚柔辨证作为髓系疾病的主要辨治法则。痉挛、强直等亢奋性病证属实，为刚证的范畴，临床首选葛根汤为主方加减；迟钝、瘫痪、无力等亏虚性病证属虚[21]，为柔证的范畴，临床可使用地黄饮子、补阳还五汤加减[22]。

实者以祛邪为要，仝教授认为，痹为痿之渐，痿为痹之极，初起的痹病往往在经，病位较浅，而久病的痿病已然入络，病位较深。临床上，针对初起之痹，常使用汗法，《金匮要略》曰"发其汗，但微微似欲出汗者，风湿俱去也"，初起之痹，病位较浅，通过汗法祛邪，往往即能收到良好效果。针对久病入络者，在祛除外邪的基础上，尚需扶正固本，使正气存内，邪不可干，此时仍需透邪。如治湿热成痿，可用清燥汤，此方源于《脾胃论》，从清热燥湿立论，补中有透，对脊髓空洞症见腰以下痿软无力、行走不正，或瘫痪在床、两足欹侧等具有良好疗效。

虚者以益精填髓为首要任务，其中地黄饮子是填补脑髓的专方，仝教授用其治疗脑萎缩具有奇效。此方应用疗程应长，半年至1年以上方见收效，故可先投以汤剂，待症状有所缓解后改为丸剂，以增加患者的依从性。可配合龟鹿二仙胶（人参、枸杞子、龟板胶、鹿角胶）使用，效力更宏。病在督脉、脊髓，肢体瘫痪、痿软废用者，鹿茸片、乌头、牛脊髓为要药，临床可应用仝氏益髓起痿汤（鹿茸粉3g、鲜牛脊髓粉6g、黄芪粉9g）益髓补脑。对于脊髓空洞症、脊髓侧索硬化症、进行性肌营养不良、截瘫等患者，亦可使用仝氏通脊益髓丹。此方的组成为鹿茸片60g，龟板胶120g，金毛狗脊、骨碎补、补骨脂、干地黄各90g，三七、官桂各60g，炙黄芪180g，牛脊髓120g（焙干研粉）。上方1剂，制成水丸，每次6g，每日3次，兑一匙黄酒送服为佳。

此外，治疗疼痛明显的患者，还可配服九分散。九分散出自清代费山寿的《急救应验良方》，由生麻黄、制马钱子、制乳香、制没药4味药物组成。仝教授根据多年的临床经验，指出九分散可谓治疗髓系病痹痛的专方，无论寒热均在原方的辨证基础上加用，每获良效[23]。

五 验案举隅

（一）葛根汤加减治疗颈髓脱髓鞘性病变

陈某，女，55岁。因右侧肢体麻木胀痛7年、肌萎缩4年来诊。患者7年前无明显诱因而出现"感冒"症状，无发热，后突然出现右手麻木、右下肢无力而不能向前迈步等症状，并进行性加重，2014年由深圳某医院诊断为颈髓脱髓鞘性病变，用药治疗后仍逐渐加重。刻下症：右手麻木无力，右腿无力，无法自行抬腿、行走，右臀部、右下肢肌肉萎缩，右大腿外侧肌肉发硬，右侧肢体按压疼痛，左臂外侧近半年开始麻木，腰痛腰酸，颈背酸痛、如背石块，气短乏力，口干口渴，右手发凉，无恶风，纳眠可，大便时有不成形，每日1～2次，小便频迫，轻微尿失禁，无夜尿。查肌力：右腕背屈肌力Ⅳ+级，右手骨间肌力Ⅲ+级，右上肢肌力Ⅲ+级，右下肢肌力Ⅰ级，左侧肌力Ⅴ级。肌电图：右侧尺神经肘以下轻度损害，右C8-T1神经根支配肌轻度神经源性损害，中枢端传导功能受限，直立倾斜试验（+）。舌质红，舌下静脉瘀滞，脉沉弱。

【诊断】

西医诊断：颈髓脱髓鞘性病变。

中医诊断：痿病。

中医辨证：寒凝经脉。

【治疗】

治法：解肌散寒，通络益髓。

处方：葛根汤加减。

葛根30g，川桂枝9g，生麻黄6g，白芍15g，炙甘草15g，生黄芪120g，当归15g，鸡血藤15g，炒杜仲15g，独活15g，羌活9g，鹿角霜9g，生姜15g，大枣9g。

水煎服，每日1剂。

服上方2个月后二诊，服药期间汗出明显，以头身为著，活动后、饭后、服药后尤甚，右手麻木稍改善，仍口干不欲饮水，气短、腰酸明显，不能久坐，周身乏力。舌根苔黄厚，舌下静脉瘀滞，脉沉细弦偏弱，尺肤汗。予上方加骨碎补15g、补骨脂15g、仙茅15g、淫羊藿15g，另取牛棒骨熬汤，去油，每日服1碗，取鹿茸片3g蒸服，每日1次。

服上方2个月后三诊，腰酸不能久坐较前改善50%，可短时间自主站立，自觉右侧肢体肌力增加，但仍感僵硬，屈髋屈膝不能，右手麻木减轻70%，握力可，汗出减少，尿失禁明显缓解，仍略乏力。后背发作性触电样感，每日2～3次，10～20min缓解。予上方加制川乌30g、制乳香6g、制没药6g、茯苓30g、盐黄柏9g、山茱萸15g。每日1次，分4次服完。后守法守方加减，长期治疗，诸症均有明显缓解。

【按语】

此例患者为风、寒、湿邪入髓致病，病位在颈髓，病性虚实夹杂，受凉感冒后突然起病，主要责之于外邪侵袭，然邪之所凑，其气必虚，素体髓海空虚亦是导致髓痿的重要因素。故在治疗上，一方面需要祛除外邪，恢复髓的功能，另一方面需要调气活血，益精填髓，充实髓海。葛根汤原是治疗风寒客于太阳经所致的项背强而不舒，即所谓"项背强几几"。《素问·痹论》曰"风、寒、湿三气杂至，合而为痹也"，阐述了痹病的病机是风、寒、湿邪侵袭人体，经络痹阻，气血运行不畅，导致躯体四肢的肌肉、筋骨、关节出现疼痛、酸楚、麻木、沉重、屈伸不利等症状。本案选用葛根汤为主方，针对风、寒、湿邪郁闭、浊气停滞于内、髓系壅塞不通的基本病机，祛风散寒，通阳振颓，燮理一身之气。背部督脉统一身之阳，风、寒、湿邪侵袭，项背最先受之，故见腰酸背冷；寒主凝滞收引，故见肌肉僵硬、肢端发凉；背部膀胱经受寒，故见小便失禁；寒邪直中中焦，阳气被遏，故见大便溏泻。以上诸症均为葛根汤的证治范畴。除祛邪外，方中使用大剂量生黄芪补髓海之气。生黄芪为治疗肌无力的要药，此处用以鼓动中阳、益气振颓，另取牛棒骨与鹿茸片蒸煮，合全氏益髓起痿汤之意。患者初诊服药后诉汗出明显，此时之汗乃药力祛邪外出所致，为药汗。随着病邪的外出，患者症状减轻，汗出也随之减少，此时的重点由祛邪开始向补虚转变。故在之后就诊时加入骨碎补、补骨脂及二仙（仙茅、淫羊藿）等，并嘱患者以牛棒骨熬汤、以鹿茸片蒸服，它们均为益精填髓，扶阳起痿之品。本病病位较深，病程长，故需徐徐图之，方有奇效。

（二）四妙丸加减治疗肾上腺脑白质营养不良

张某，男，11岁。因"肾上腺脑白质营养不良"就诊。刻下症：下肢痿软无力，双足疼痛且活动受限，自幼智力发育迟缓，近1年来曾出现2次抽搐，发作时牙关紧闭、口吐白沫，但瞬间即止，而后玩耍如常。舌红，苔微黄腻，脉弦滑数。

【诊断】

西医诊断：肾上腺脑白质营养不良。

中医诊断：痿病。

中医辨证：气虚湿热瘀阻。

【治疗】

治法：补气通络，清热化湿。

处方：四妙丸加减。

生黄芪90g，茯苓30g，鸡血藤30g，首乌藤30g，全蝎6g，僵蚕9g，黄柏15g，苍术15g，怀牛膝30g，生薏苡仁60g。

上方加减治疗3个月，下肢痿软疼痛等症状明显缓解。

【按语】

本案病位在髓，病性属虚实夹杂。少年发病，多责之于先天不足，加之小儿脏腑娇弱，易外感六淫，感邪之际则有实证表现。其舌红，苔微黄腻，脉弦滑数，故将病机概括为正气不足，湿热成痿，治宜补气通络、清热化湿。方中使用大剂量生黄芪补中气，使脑髓生化有源而调其本，黄柏、苍术、怀牛膝、茯苓、生薏苡仁清热利湿而治其标，藤、虫类药行经通络。诸药合用，治湿热成痿，效如桴鼓。

（三）地黄饮子加减治疗帕金森病

李某，男，76岁。2007年11月15日初诊。2型糖尿病25年、帕金森病2年，现口服阿卡波糖片每次50mg，每日3次，格列苯脲每次2mg，每日

1次，血糖控制尚可。刻下症：半年来行走迈步困难，双下肢无力，步态拖拽，步距缩小，全身疼痛，气短，言语不流利，大便每3日1次，时干时黏，临厕努责费力，夜尿每晚3次，眠可。舌质红绛而干，舌上无苔，满布小裂纹，状如牛肉，脉沉弦细涩。

【诊断】

西医诊断：2型糖尿病，帕金森病。

中医诊断：消渴，痿病，便秘。

中医辨证：髓海不足，肾阳虚衰。

【治疗】

治法：阴阳双补，温肾益髓。

处方：地黄饮子加减。

干地黄60g，山茱萸15g，官桂9g，巴戟天15g，肉苁蓉30g，五味子9g，麦冬90g，当归30g，制何首乌30g，锁阳30g，怀牛膝30g，鸡血藤30g，龟板胶9g，阿胶9g（烊化）。

每日1剂，水煎服。

患者服上方30剂后复诊，诸症大减，气短、双下肢无力减轻，行走改善，言语明显转流利，大便正常，临厕努责症状消失，大便每日1次，舌脉同前。前方去何首乌，减怀牛膝为15g、干地黄为30g，加生黄芪30g、首乌藤30g、骨碎补30g、桑寄生30g。继续巩固治疗。

【按语】

帕金森病属脑髓痿病范畴，为进展缓慢的中枢神经系统变性，西药不能根治，仅能延缓疾病进程。本例患者证属髓海不足，肾阳虚衰，从阴阳双补角度出发，以地黄饮子加减治疗为常规思路。然仝教授应用该方，妙在用药剂量加减之上，故此年高之患者收效甚捷。地黄饮子多认为出自《宣明论方》，然据学者考证，此方实际源自《备急千金要方》的"内补散"。仝教授宗《备急千金要方》原意，干地黄用量达60g之多，同时重用麦冬达90g。此案患者伤阴之象尽现，然伤阴未有不伤津者。故先用干地黄60g，合龟板胶、阿胶滋补肝肾之阴，力不可谓不宏；后有麦冬独担甘寒养胃阴之责，故用量达90g之重。此取叶天士咸寒滋肾阴，甘寒养胃阴之意。

生地黄、麦冬在《神农本草经》中均列为上品。干地黄即生地黄，宋朝以后始有生熟之分，生地黄有"逐血痹、填骨髓、长肌肉"之功。麦冬为甘寒养阴润燥之品，为治虚劳、心烦、津枯、肠燥、大便秘结之要药。现代研究表明麦冬有降糖、促发胰岛细胞功能恢复之作用，但用量需大，诚如《本草新编》所言"麦门冬……益精强阴，解烦止渴……真可持之为君，而又可借之为臣使也。但世人未知麦冬之妙用，往往少用之而不能成功为可惜也。不知麦冬必须多用，力量始大"。患者舌干红，无苔、裂纹，故去掉原方之防风、菖蒲、茯苓、远志；从督脉之脑髓痿弱考虑，方中加用血肉有情之品龟板胶、阿胶二味，故大其治，缓图之，而能起痿软之病，与生地黄、麦冬合用，走督脉，益肾精，取效尤速。地黄饮子经如此加减，药证合拍，效若桴鼓。

（四）仝氏益髓起痿汤合葛根汤加减治疗脊髓空洞症

刘某，女，2015年6月24日初诊。13日前因手脚麻木于当地医院诊断为小脑下疝伴脊髓空洞（第2、第3、第4节），当时未予治疗，建议观察，如病情加重行手术治疗。刻下症：手足麻，头昏蒙，眠差，每晚仅能睡4h，睡满4h即醒，醒后难以入睡。手臂凉，膝凉，后腰凉。胃胀，下腹隐痛。纳可，大便每日1~2次，质稀不成形，量少，小便可。舌苔黏腻，脉略滑。既往有胆结石病史，2012年行胆管手术（具体手术名称不详）。MRI显示：腰椎间盘突出，小脑下疝，颈椎脊髓空洞。

【诊断】

西医诊断：脊髓空洞症。

中医诊断：痹病。

中医辨证：髓海不足，寒凝督脉。

【治疗】

治法：散寒通络，益精填髓。

处方：仝氏益髓起痿汤合葛根汤加减。

葛根30g，生麻黄6g，桂枝15g，白芍15g，鸡血藤30g，川芎15g，炙黄芪45g，大枣9g，生姜9g，鹿茸粉1.5g（冲服），牛脊髓粉3g（冲服）。

服上方1个月后二诊，MRI示脊髓空洞有所缩小。刻下症：手足麻木缓解80%，足部同前。睡眠改善，手臂发凉感缓解，胃胀减轻，下腹隐痛消失，纳可，大便每日1~2次，质稀溏。舌暗，苔黄白相间。予上方炙黄芪加至60g，加炒杜仲30g、当归15g、首乌藤15g。

服二诊方40剂后三诊，手足麻木基本缓解，手臂、膝发凉改善。入睡尚可，睡眠浅，易醒。头部昏沉，耳鸣（左耳）声低，断续。近期过敏性鼻炎发作，喷嚏、鼻塞。脉弦滑数。予上方炙黄芪加至90g，加白芷15g、盐黄柏9g、酸枣仁30g。

后以本方加减继服1年，诸症基本消失，随访未再复发。

【按语】

传统中医理论中并无脊髓空洞症的相关论述，仅能通过患者髓海空虚的症状进行辨证论治。随着现代医学检验技术的不断发展，本病诊断和治疗的合理性从另一个角度得到了证实。本案病位在脊髓，病性属虚，治当益精填髓、扶正祛邪。全氏益髓起痿汤为填补精髓的专方，炙黄芪振奋阳气，能鼓动血肉有情之品鹿茸粉、牛脊髓粉充溢髓系，若无牛脊髓粉，可每日煮250g牛脊骨代替。髓海空虚，神不守内，故见头昏蒙、失眠；阳气本虚，督脉受寒，故自觉手麻、手臂凉、膝凉、后腰凉。痹为痿之渐，痿为痹之极，由于许多肢体经络之痹病均为风、寒、湿邪所致，寒凝经脉，局部组织拘挛不舒，与葛根汤主症类似，因此在临床上常用葛根汤治疗此类痹痛。又因葛根有解肌生津、舒筋通经等功效，葛根汤有利于祛邪外出，治疗肢体痹病。根据临床症状，可加炒杜仲以强壮腰脊，加鸡血藤、川芎以温经通络，常有满意疗效。

（五）补阳还五汤加减治疗脊髓外伤

常某，男，59岁。5年前因车祸损伤致颈椎第6节粉碎性骨折，后出现舌头发硬、麻木，药石罔效，现为求进一步治疗，遂至全教授门诊。刻下症：舌头发硬、麻木，言语稍不流利，影响食欲；乏力，胸闷，气短；双侧胁肋部不适，颈部发硬，活动受限；口干，不喜饮；发冷；急躁易怒；纳差，眠差，入睡困难；大便每日2次，成形；小便黄，有泡沫，无夜尿。舌深红，苔黄白相间、厚腻，脉细弦数。既往有2型糖尿病史，空腹血糖控制在7~8mmol/L，有前列腺增生病史。

【诊断】

西医诊断：脊髓损伤，代谢综合征，2型糖尿病。

中医诊断：痿病，膏浊病。

中医辨证：外伤损髓，瘀血阻滞。

【治疗】

治法：活血祛瘀，通脊益髓。

处方：补阳还五汤加减。

桃仁15g，红花15g，川芎15g，蝉蜕9g，生黄芪45g，荷叶15g，僵蚕9g，全蝎3g（打粉冲服），鸡血藤15g，苍术15g，炒酸枣仁30g，茯苓30g，生姜15g，大枣3枚，人工麝香0.3g（冲服）。

嘱患者查眼底荧光造影、糖耐量试验、胰岛功能、糖化血红蛋白。

服初诊方28剂后复诊。刻下症：舌头麻木基本消失，极度疲劳时会有麻木，自觉舌体胖大，眼睛干涩，久站久行后有两胁肋部不适，继则胸闷、乏力，喜卧，怕冷，纳差，无食欲，眠可；大便每日2次，进食水果后不成形；小便等待，排尿不畅，有泡沫，色黄。舌苔厚腐腻，脉细硬。眼底荧光造影未见病变。胰岛素释放试验（INS）示餐后1h胰岛素（INS1h）31.84μU/mL，餐后2h胰岛素（INS2h）45.86μU/mL，餐后3h胰岛素（INS3h）41.26μU/mL；GLU（0h）8.4mmol/L，GLU（1h）19.1mmol/L，GLU（2h）17.9mmol/L，GLU（3h）12.1mmol/L；CHO 4.2mmol/L，TG 1.2mmol/L，高密度脂蛋白胆固醇（HDL-C）1.2mmol/L，LDL-C 3.9mmol/L；糖化血红蛋白6.3%；血常规未见明显异常。上方加葛根45g、独活30g、盐杜仲30g、陈皮9g、大腹皮9g，人工麝香改为0.2g（冲服），去炒酸枣仁。

服二诊方28剂后复诊。刻下症：舌头麻木感基本消失，仍感僵硬，构音清晰，言语欠流利。胸闷乏力，后背发凉，久行久站后自觉两胁肋部胀闷不适。眠可，不欲食，小便频，排尿不畅，有尿不尽感。舌质红，苔厚、黄白相间，脉沉略弦硬数。上方加桂枝15g、制川乌15g、仙茅15g、天竺黄15g，去荷叶、苍术。

服三诊方28剂后复诊。刻下症：舌头僵硬减轻80%，无构音障碍，胸闷消失，活动后偶有胸闷，乏力消失，腰部发凉减轻50%，睡眠良好时腰不凉，无心慌，自觉膝以下发凉，平素畏寒，急躁易怒同前，口干，食欲差，入睡困难，多梦，眠浅。大便干，每日1次，小便不畅，不尽感同前，夜尿1次。患者髓系症状基本已消失，然代谢病相关指标仍控制欠佳，故转而治疗代谢综合征。予上方巩固，加赤芍30g、盐知母30g、枯矾6g、五倍子9g、琥珀粉3g（冲服）、生蒲黄9g、丹参15g，去人工麝香，1剂，分2日服完，每日晨起及饭中服。

患者按方继服1年余，随访相关症状未再发作，血糖控制平稳。

【按语】

外伤跌扑，髓海受损，瘀血阻滞，舌窍失荣，故见舌麻木、言语不利、颈部活动受限；精气不能充溢周身，故见乏力、胸闷、气短；神髓同属顶焦，髓系损伤，神亦不能内守，故见失眠。治疗应从恢复髓系功能入手：以桃仁、红花活血祛瘀，通髓除痹；以蝉蜕、僵蚕升提阳气；全蝎搜风通络；黄芪大补元气，振奋脊髓之清阳；桂枝辛散通络；鸡血藤温经活血；麝香为上窍之引经药，全教授认为麝香为窍药之最，不但能开神窍，亦善开脑窍，故窍之大病，非此不能开也。诸药合用，通脊益髓，立收捷效。

参考文献

[1] 王丽慧.痿证源流析[D].上海：上海中医药大学,2003.

[2] 中国免疫学会神经免疫学分会,中华医学会神经病学分会神经免疫学组. 重症肌无力诊断和治疗中国专家共识[J].中国神经免疫学和神经病学杂志,2012,19(6)：401-408.

[3] 中华医学会神经病学分会帕金森病及运动障碍学组.中国帕金森病治疗指南：第二版[J].中华神经科杂志,2009,42(5)：352-355.

[4] 吴江,贾建平.神经病学[M].北京：人民卫生出版社,2015.

[5] 陈维,呼兴华.中西医结合治疗脊髓空洞症思路探讨[J].吉林中医药,2009,29(7)：575-576,580.

[6] 孙天胜.中国脊柱脊髓损伤研究的现状与展望[J].中国脊柱脊髓杂志，2014,24(12)：1057-1059.

[7] 周德生."脑为奇恒之府"理论的临床应用[J].中国中医药现代远程教育，2011,9(15)：8-9.

[8] 仝小林.论四焦八系理论体系及其临床价值[J].中国中医基础医学杂志，2012,18(4)：357-359.

[9] 何莉莎,王涵,顾成娟,等.仝小林"神系疾病"辨治要点及"态靶结合"选药思路[J].上海中医药杂志，2016,50(6)：4-6.

[10] 傅继英,张吉.中医治疗脑萎缩近况[J].天津中医药，1996,13(1)：45-47.

[11] 刘源香.髓的中医文献研究[D].济南：山东中医药大学，2013.

[12] 李瑞,朱文宏.髓海虚实探析及临床应用[J].中国针灸，2004,24(5)：341-342.

[13] 陈命新.痿证治验两则[J].湖南中医学院学报，1985,5(4)：39.

[14] 方有执.伤寒论条辨[M].太原：山西科学技术出版社，2009.

[15] 丹波元坚.素问绍识[M].北京：人民卫生出版社，1955.

[16] 姚止庵.素问经注节解[M].北京：人民卫生出版社，1963.

[17] 杨士瀛.仁斋直指方[M].上海：第二军医大学出版社，2006.

[18] 孙迎节."髓海有余"刍议[J].中医杂志，1987(5)：68.

[19] 于兰,李巧莹,张静术.益髓填精法在中医脑病治疗中的应用[J].长春中医药大学学报，2013,29(5)：922-923.

[20] 金香兰.中医脑髓学说源流考[J].中国医药学报，1997,12(5)：21-24.

[21] 潘婕,张玉莲,张连城.从肾精与脑髓之关系论治老年痴呆[J].辽宁中医杂志，2013,40(10)：2031-2032.

[22] 仝小林,刘文科.从人体四焦八系看王清任五活血汤[J].北京中医药，2017,36(6)：483-486.

[23] 仝小林.维新医集：仝小林中医新论[M].上海：上海科学技术出版社，2015.

（王涵）

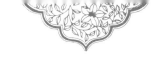

第八章

诸扑抽哑
查无实变
皆属于癔

　　我国对心理疾病和精神健康的重视相对较晚，但这类疾病在我国的发病情况却不容乐观。据WHO推算，到2020年，心理疾病对我国造成的负担将会是全体疾病的1/4[1]。癔症是心理疾病中的一种，有调查显示其患病率少于1%，在初级保健机构一般为1%～2%[2]。虽然其患病率不高，但由于其临床表现形式多样化，且常检查不到相应的器质性病变而经常被忽视。仝教授结合自身的临床经验，用"诸扑抽哑，查无实变，皆属于癔"概括癔症的诊断要点，即由情志、心理等因素所引发的运动及感觉异常表现（如晕倒、痉挛、抽搐、口不能言、语声不清等症状），如无相应的器质性病变，都属于"癔"的范畴。癔症现被称为分离（转换）性障碍，其核心病机为气机失调和痰浊蒙蔽，情志失调则是癔症的主要诱因。在治疗方面，仝教授认为，心理疗法是"治本"之法，药物治疗可以缓解病情但无法根治。仝教授在临床上常使用"白金丸"治疗癔症，收效明显，并在此基础上发明了"仝氏癔症晕厥丸"，该方适用于各种证型的癔症性晕厥。

一 释义

①扑：指扑跌、扑地等倒地表现。②抽：指痉挛、抽搐等机体的不自主抽动。③哑：指口不能言、语声不清等语音的变化。④实变：指器质性病变。⑤癔：《字汇·疒部》中言"癔，心意病也"，此处指癔症，即分离（转换）性障碍，是由精神情志因素或有形实邪所引起的功能性精神疾病。

另外，除"扑""抽""哑"这三种症状表现外，其他相关检查均无明显异常，且无器质性病变，而由情志、心理因素所诱发的运动和感觉异常症状，都属于"癔"的范畴。

二 疾病概述

（一）西医概述

癔症来源于早期的歇斯底里，是一种精神疾病。在国际疾病分类（ICD-10）中，"癔症"一词被废弃不用，该病现被称为分离（转换）性障碍。在本章中，仍以"癔症"来代指"分离（转换）性障碍"。

1. 发病原因

导致癔症发生的原因包括内在因素和外在因素。

内在因素首先体现在癔症的遗传性倾向，梁文香等人对200例癔症患者的遗传性进行了研究，结果显示癔症的发生具有明显的家族遗传倾向，且血缘关系越近，患病率越高，其加权平均遗传率为60.5%[3]。除此之外，癔症的发病可能还与患者幼时的创伤性经历有关，而具有暗示性、自我中心性、表演性、幻想性等性格特征的人更容易出现癔症。杨永信等人研究发现，在多种影响因素中，癔症家族史、家庭暴力、家庭环境道德观和父母的养育方式（过度干涉、过度保护）等因素与癔症的发病情况呈现明显的正相关[4]。

外在因素则主要为应激性事件等对个人的精神刺激，这是引发癔症的重要因素。癔症的发病是患者内在性格与外界环境共同作用的结果。

2. 发病人群

不论是成年人还是青少年，女性的患病率均高于男性，1958—1990年上海地区的癔症患者的男女比例为1∶2.62，而男、女青少年的患病率分别为13.3%和21.9%[5-6]。除了性别外，癔症的发病也与文化程度呈相关性，文化程度较低的群众更易发生癔症。欧阳泽华等人研究发现，癔症的患病人群以中小学文化程度者为主，高达87.23%[7]。癔症不仅可个人发病，也可出现集体发作，且集体发作的案例不在少数，多为青少年学生。程庆林等人对青少年癔症的集体发作进行了研究，发现群体性预防接种（22.55%）、疑似食物中毒（22.55%）和迷信谣传（13.73%）是引发青少年癔症流行的三大主要事件，发病地点多为小学、初中（87.13%）[8]，这与欧阳泽华等人的研究结果是一致的。

3. 临床表现及特点

临床上，分离（转换）性障碍常表现为对过去的认知及记忆的部分或全部丧失，或是具有发泄性的情感爆发[2]。除此之外，也可表现为运动和感觉障碍，如肢体瘫痪、震颤、抽搐、感觉丧失等。但当进行神经系统检查及其他各项辅助检查时，均不能发现相应的器质性病变，这也是鉴别癔症与其他器质性精神疾病或神经疾病的重要依据之一。本病的发作与心理因素关系密切，患者往往经历过应激性事件，或是在幼年时有过创伤经历，具有暗示性、以自我为中心、表演性的性格特点。精神心理因素是发病的重要诱因，并且症状的加重常伴随着负面情绪的增加。临床上不同患者所表现的症状往往是不一样的，诊断时有以下几个要点需要把握：①临床表现符合癔症的临床特征。②无症状相应的器质性病变。③有精神致病的依据[2]。

（二）中医概述

中医无病名与癔症直接对应，但结合临床表现，可从"厥证""痫病""郁病""脏躁"以及"百合病"等疾病的角度论治该病。以下分而论之。

1. 厥证

厥证的主要表现为突然晕倒，昏迷不醒，四肢厥冷[9]。而癔症性晕厥，同样也表现为突然昏倒，双眼紧闭，呼之不应。从表现来看，可将这类癔症划归于"厥证"范畴。从发病原因来看，厥证可由七情内伤引发，或肝气郁结，或怒而气上，导致气机逆乱，升降失常，阴阳气不相顺接，进而引发突然昏倒。故不论是临床表现还是发病原因，癔症性晕厥均与"厥证"有着一定的内在联系。现代医家也有人提出由情志因素而引发的"郁厥"相当于心理性晕厥，也就是癔症性晕厥[9]。

2. 痫病

痫病主要表现为猝然仆倒，口吐涎沫，四肢抽搐，背脊强直，或口中发出猪羊叫声，等等。癔症的痉挛障碍同样可以表现为倒地，全身僵直，肢体抽动，等等。针对痫病的病因病机，陈言在《三因极一病证方论》中云："夫癫痫病，皆由惊动，使脏气不平，郁而生涎，闭塞诸经，厥而乃成……"不难看出陈言认为痫病的发病是在一定的刺激下，脏腑气机不畅，痰浊壅塞所致。虽然痫病多与癫痫相对应，但从病因病机及症状表现来看，具有突然倒地、四肢抽动、全身僵直等痫病症状而无器质性病变的癔症患者，同样可划归到"痫病"范畴（与癔症性痉挛障碍相联系），具有器质性病变者，则考虑癫痫等疾病。

3. 郁病

中医对郁病（证）的描述首见于《黄帝内经》，书中并提出了情志致郁的理论。至明代，张景岳在《景岳全书》中提出了"郁证"这一病名并加以阐释扩充，这也是首次提出从虚论治郁病，并且形成了较完善的辨证论治体系[10]。郁病多指精神状态低落，常伴有认知和行为改变，常与西医中的抑郁症相联系类比。临床表现有动作、反应迟缓等，严重的抑郁可出现木僵或亚木僵状态，癔症中也有分离性木僵的表现。除此之外，与健康人相比，抑郁症患者的语音语速较慢，停顿次数多，停顿时间长，声音缺乏抑扬顿挫或呆板，语音的抑郁识别精度可以达到82.9%[11]，这说明抑郁对语音的影响很大。而"诸扑抽哑"中的"哑"，不仅仅指口不能言，语音的异常（如声音呆板、缺少起伏等）也包括在内。

4. 百合病

百合病首见于《金匮要略》，原文对百合病的症状描述为"意欲食复不能食，常默默，欲卧不能卧……如有神灵者，身形如和……"。由此可知百合病患者的自我意识控制能力减低，表现为思维、感知、动作不受个人意识控制。癔症中的出神和附体症状，即以离世多年的亲友的语气说话或自称是神仙化身等表现，与之有相似之处。

5. 脏躁

《金匮要略》中提出了"脏躁"这一概念，它是妇人的疾病，指妇人悲喜无常，常无缘由悲伤欲哭、精神抑郁、不能自控，这与癔症患者的表现有相似之处。从发病人群来看，脏躁是妇人疾病，而癔症的发病人群也主要是女性。汤丽娟从病因、躯体症状及心理行为这三方面对脏躁与癔症进行了比较，认为二者在症状、发病人群及发病形式上有相似之处，虽是从中西医的不同角度研究治疗，但却可相互借鉴[12]。

三　病机阐述

癔症的核心病机为气机失调、痰浊蒙蔽，情志失调是主要诱因。早在《黄帝内经》中就已有关于情志的论述，该书认为"人有五脏化五气，以生喜怒悲忧恐"，即认为情志由五脏的精气化生而来，因而五脏精气的异常能引起情志的变化，正如《灵枢·本神》所云"肝气虚则恐，实则怒……心气虚则悲，实则笑不休"。

反过来，情志的异常也能直接对脏腑造成影响，伤及本脏。《素问》中对各种情志之间的五行相克进行了论述："怒伤肝，悲胜怒……思胜恐。"关于情志致病，有人认为是多种情志交织，共同伤人，此时往往首先伤肝，在内虚的情况下，情志刺激容易伤肝，导致肝疏泄失常，造成肝气逆或者肝气郁[13-14]。一般认为，情志是通过扰乱气机，从而影响脏腑的生理活动，进而致病，这也是情志致病的关键所在。人由天地之气感交而成，人的生命活动表现为气机的升降出入，情志的变化会影响到气机，使之产生变化，如《素问·举痛论》所言"百病生于气也，怒则气上，喜则气缓……思则气结"。王响认为，情志致病并不是一蹴而就的，而是分为两个阶段：首先是气机的变化，在这个阶段，气机的变化是可逆的；如果气机变化非常剧烈，变化时间久则到了第二个阶段，脏腑功能失调，进一步发展则损伤气血阴阳[15]。此外，气血作为情志活动的物质基础，过度的情志变化也可以直接耗伤气血。

"百病生于气"，人的生命依赖于气的升降出入，气机失调是疾病发生的重要原因，如《景岳全书》所言"气之为用，无所不至，一有不调，则无所不病"。气能推动津血的运行，气机的调顺与否能直接影响气血津液在机体中的状态。《医学正传·郁证》中言"气血冲和，百病不生"，气机失调则气不行津，气不行血，水液停滞，血行不畅，进而产生痰饮及瘀血。痰饮、瘀血一方面是病理产物，另一方面也是导致疾病产生的病理基础，可影响气血津液的化生和输布。这样一来，则形成长时间的恶性循环。因此在治疗情志病时，调畅气机是关键。

痰作为一个重要的病因与病理产物，对于癔症的发生同样有着重要的影响。"百病多由痰作祟""百病兼痰"，在各种病的病因病机中，都能找到痰的踪影。痰可分为有形之痰与无形之痰：前者可通过各种检查方式感受到，如咳嗽时吐出的痰；后者是未见痰而有痰的表现，如痰蒙心窍时所表现出的癫狂等。当遇到精神刺激，情志变化剧烈时，则致肝气横逆，气血逆乱，携痰上逆，蒙蔽心窍而致癔症。气血逆乱，四末失于濡养，则可出现肢体的不规则抽动，肌肉痉挛，甚或瘫软不用。气失疏泄，气郁窍闭，声门开阖失司则表现为失语。痰随气动，痰在不同部位可有不同的表现，如：痰蒙脑窍则出现癔症性晕厥；痰蒙神窍则可出现抓头发、咬人、捶胸等表现；痰阻气机，感觉失司，则可表现为不同部位的感觉障碍。

四 癔症的治疗

全教授认为，人有四焦，即顶焦、上焦、中焦、下焦。顶焦者，神系、髓系藏焉，从"四焦八系"理论分析，癔症当属"顶焦神系病"范畴。对于神系病的治疗，全教授指出"心疗治本法独特，药疗治标缓病情"，即对于此类疾病，心理疗法是根本，药物治疗虽可以缓解病情，但并不能根治。

（一）心疗治本

俗话说"心病还需心药医"，大部分癔症患者的病情能够通过行为治疗、暗示、环境支持而缓解，或可自行缓解。如果对初期发病的患者解释本病的性质，说明心理因素与疾病的关系，同时配合适当的心理治疗和药物治疗，往往能取到良好的疗效[2]。临床研究显示，心理疗法的疗效更佳。徐福山将58例癔症患者随机分为两组，分别采用心理疗法和药物疗法治疗，结果显示前者疗效更好，二者具有统计学差异[16]。

临床上，当遇到癔症患者的时候，首要问题不是如何治疗，而是与患者的沟通。有些患者会隐瞒自己的病情，或是谎报病情，因此辨别患者所言的真假，并引导患者说出"难言之隐"，对疾病的诊断和治疗非常关键。而在这一过程中，建立信任感是非常关键的。作为医生，应当弄清患者对彼此关系的期待，在与患者的交流过程中，适当调整与患者交流的位置与角色：如患者希望与医生建立平等的关系，则应平等地对待患者，而不是采取居高临下的态度；如果患者更希望建立对医生的依赖关系，医生则需要在交流过程中更多地表现自己的权威性[2]。在交流过程中，如何把握时机介入，或是挑起话题，引导患者的思路，都是医生需要注意的。

治疗癔症常用的心理疗法主要有暗示治疗和催眠治疗，其中前者更为常用，且临床疗效良好。司晓茹和孙亚梅将120例在急诊就医的癔症患者分为观察组和对照组，观察组入院即进行心理暗示和护理，与患者和家属进行充分沟通，对照组按传统方法进行诊疗，结果显示观察组患者住院率降低，病情减轻所需的时间明显缩短，患者满意度明显提高[17]。王贯民与许景亮分别使用心理暗示疗法配合针灸等治疗手段治疗癔症性失语及癔症性瘫痪的患者，单纯依靠设计方案治疗的治愈率在90%以上，其余患者在功能锻炼后恢复正常[18-19]。需要注意的是，在进行暗示治疗之前，需要先与患者进行充分的沟通，让患者将其压抑在心里的负面情绪释放出来，集中注意力，逐渐接受医生所传达的信息。患者对信息的接受程度越高，越信任医生，则治疗的效果越好。

综上可知，心理疗法能改善患者的心理状态，提高疗效，有效地缩短缓解病情所需要的时间，并具有良好的预后。因此，在治疗过程中，积极正确地进行心理干预，可明显增强疗效，达到"心疗治本"的目的。

（二）药疗治标

1. 以白金丸为主的中药治疗

由于癔症的核心病机为气机失调与痰浊蒙蔽，因此仝教授多用白金丸加减来治疗该病。《医方考》中记载：白金丸由白矾3两和郁金7两组成。白矾性寒，味酸涩，具有祛痰、燥湿解毒、止血生肌等作用，外用可拔毒去腐生肌，内服可涌吐祛痰。郁金味苦、辛，性寒，《药性通考》中言郁金为"血家要药，又能开郁通滞气""能降下火气"，总之，郁金具有行气活血、清热解郁之效。白矾与郁金相合，能豁痰解郁、调畅气机、通畅情志，《本草纲目》中言白金丸主治疾病的病机为"惊忧痰血络聚心窍"，其中郁金能入心经而祛瘀，白矾能化顽痰。癔症的主要病机是情志过极，气血逆乱，痰蒙神窍，这与白金丸的功效相合，因此仝教授常用白金丸来治疗癔症，效果显著。临床上患者的情况不一，可根据病情在白金丸的基础上进行加减，如：痰热扰神，可合用黄连温胆汤或小陷胸汤清热燥湿化痰；痰饮内停，可合用苓桂术甘汤温阳化饮、健脾利湿；痰瘀互结，则可合用血府逐瘀汤行气活血、化瘀止痛；痰阻气逆，可合用旋覆代赭汤；等等。

2. 仝氏癔症晕厥丸

仝教授根据多年来治疗癔症性晕厥的临床经验，在白金丸的基础上，发明了"仝氏癔症晕厥丸"，其组成为枯矾12g、广郁金48g、天竺黄24g[20]。枯矾是白矾的煅制品，相较于白矾，其燥湿化痰之力更强；广郁金行气活血解郁；天竺黄有清热豁痰、凉心定惊的功效。三药相合，共奏豁痰开窍之效。此为辨病方，任何证型的癔症性晕厥均可在本方的基础上加减使用。

（三）针刺疗法

除心理疗法和药物治疗外，针刺治疗癔症的疗效也得到了证实。张振英、王岩、付万仓等人均对纯针刺治疗癔症的病例进行了总结，总治愈率超过90%。其中，王岩及付万仓等人的研究结果显示，其有效率为100%，而张振英等人总结的1 316例病例中，仅13例无效，占1%[21-23]。并且，张振英等人16年后对其中的125例患者进行回访发现，有78.4%的患者再无复发[21]。这证明在远期疗效方面，针刺治疗具有不错的效果。除此之外，针刺也可以结合心理暗示疗法使用，周光涛用针刺配合暗示疗法治疗癔症性瘫痪，治愈率高达83.9%[24]。

针刺取穴方面，以内关、合谷、人中、百会、涌泉等穴为多，也有以丰隆和神门、少商和隐白等为主穴的治疗思路，它们在临床上也有一定的疗效。由此不难看出，针刺治疗癔症主要以醒脑开窍、调和气血、清心安神、清热化痰等为核心，再根据不同的表现随症加减。这与中药治疗癔症的思路有异曲同工之妙，也从侧面说明二者对癔症病机的认识具有一致性，即癔症的病机为气血逆乱、痰蒙清窍。

五 验案举隅

（一）二陈汤加减合清心滚痰丸治疗癔症性痉挛障碍

王某，女，26岁，2015年10月初诊。6岁高热惊厥以后开始出现口、面、头颈部不自主抽动，频率在数分钟一次到数小时一次，9岁开始休学在家。刻下症：面色萎黄，少神，口臭，便秘。舌苔白厚腻，舌体胖大、有齿痕，脉滑数。查体：神清语利，高级皮层功能正常，计算力、定向力均正常，颅神经未见异常，四肢肌力及肌张力正常，深浅感觉未见异常，共济运动检查未见异常，病理征未引出。偶见头颈部不自主扭转痉挛样发作，幅度较大。辅助检查：脑电图与蝶骨电极检查未见异常，排除癫痫、抽动秽语综合征。

【诊断】

西医诊断：癔症性痉挛障碍。

中医诊断：癔症。

中医辨证：痰蒙神窍。

【治疗】

治法：豁痰开窍。

处方：二陈汤加减送服清心滚痰丸。

陈皮10g，半夏10g，生姜10g，旋覆花10g。

予二陈汤加减送服清心滚痰丸治疗后，患者排出腥臭黏冻状大便，抽动发作频率明显降低。与其谈心，交流过程中诉幼时父母对其过于严苛、童年各种不幸等。患者情绪进一步释放和稳定后，医生及护士轮流进行心理暗示，告诉她需用一种特殊药物治疗，而后缓慢静脉推注葡萄糖酸钙1支，并观察身体反应。患者反应良好，静脉推注药物并被心理暗示后即入睡，次日抽动未再发作。

【按语】

患者6岁高热惊厥后出现不自主抽动，有应激性事件。且患者幼时父母对其严苛，9岁起即休学在家，与外界接触交流较少，心理发育相对不成熟，而后发病时父母对其过度溺爱，有癔症的心理基础，符合心理致病的特征。患者查体及神经系统检查均无器质性病变，因此可以排除癫痫及抽动秽语综合征，诊断为癔症性痉挛障碍。患者惊厥动风，气血不通，津液内停，聚而成痰，痰阻气机，蒙蔽神窍，而发癔症。患者自发病以来20年，病程日久，顽痰结聚，仅以二陈汤治疗不足以涤荡顽痰，故以二陈汤加减送服清心滚痰丸。方中礞石为"利痰圣药"，长于下气消痰，尤善治顽痰老痰之痼疾；半夏等药燥湿化痰；陈皮、沉香等药升降滞气。诸药共奏开窍涤痰、清心止痉之效。患者服药后，痰邪已祛，故抽动发作频率明显减少。而后与其交流，进一步获得患者信任，并引导其释放心中压抑的情绪，待情绪稳定后又反复对患者进行心理暗示，以逐渐加强暗示性，进而"药到病除"。本案例首先以二陈汤加减合清心滚痰丸涤痰，祛邪治标以缓病情，而后以心理暗示疗法治本，标本兼顾，颇有疗效。

（二）白金丸合小陷胸汤加减治疗癔症性心绞痛[25]

李某，男，48岁。患者无明显诱因而出现眩晕数月，心前区疼痛憋闷，有压榨感。急诊查心电图及心肌酶等检查均无异常，诊断为癔症性心绞痛。给予吸氧、含服硝酸甘油片治疗，诸症缓解不明显。曾服枳实薤白桂枝汤之类中药汤剂无效。现心绞痛症状持续，无其他不适。体重85kg，身高170cm，BMI 29.41。

【诊断】

西医诊断：癔症性心绞痛。

中医诊断：癔症。

中医辨证：痰热结胸。

【治疗】

治法：清热化痰，宽胸散结。

处方：初予枳实薤白桂枝汤等治疗未缓解，后予白金丸合小陷胸汤加减。

白矾30g，郁金30g，黄连30g，瓜蒌子30g，清半夏30g。

每日1剂，水煎服。

患者服药1周后心痛缓解，继服1周告愈。后随访未再复发。

【按语】

患者虽然以心绞痛为主症就诊，但由于其症状发作无明显诱因，吸氧及含服硝酸甘油片后无明显缓解，辅助检查均无异常，因此可以初步排除器质性病变的可能性。此患者曾经服用枳实薤白桂枝汤之类的胸痹方无效，枳实薤白桂枝汤的主要功效为通阳散结、祛痰下气，但是痰尚有热者，并不适用此方。考虑到患者形体肥胖（BMI>28），且"百病多由痰作祟"，属痰证，于是予白金丸合小陷胸汤加减治疗。方中瓜蒌子、清半夏及白矾化痰宽胸，配以黄连及郁金清热，除此之外，郁金还有行气活血之效。方虽小，仅五味药，但效专力宏，诸药共奏清热涤痰、活血止痛、行气解郁之效。

（三）针刺加心理暗示治疗癔症性运动障碍[26]

李某，男，16岁，2002年5月9日初诊。主诉：头昏、不能行走2个月余，阵发性抽搐、角弓反张1个月余。患者在受责骂、拍打头部数下并罚跪后突然晕倒，送至宿舍后醒来。次日下午出现头昏，双下肢活动不利，立即送至乡卫生院，以"感冒"收治，予静脉滴注药物（具体不详）。住院第3日因症状不缓解而转院至县医院，以"头昏原因待查"收治。行血常规、心电图、脑电图、头颅CT检查，均无明显异常，予"刺五加注射液"治疗。住院第5日症状进一步加重，出现阵发性抽搐、角弓反张，每次发作持续10～20min。遂转至云南某医院，以"精神分裂症"收入院，予脑力宝丸、启维、地西泮等药物治疗，症状有所改善，偶尔能行走，每日下午7时即出现抽搐、角弓反张，持续15min。住院56日后，医生建议出院休养治疗。回家后症状加重，不能站立，每日阵发性抽搐、角弓反张发作5～6次。来诊时，患者不能行走，被人背入病房，精神萎靡，神情呆滞，面色苍白，形体消瘦，不愿言语，反应迟钝，四肢肌张力正常，腱反射低下，四肢肌力正常，纳差，二便正常。舌淡，苔薄白，脉弦。

【诊断】

西医诊断：癔症性运动障碍。

中医诊断：癔症。

中医辨证：肝风内动。

【治疗】

治法：镇肝息风。

处方：针灸取肝区（眼针）、三焦区（眼针）、百会、足三里、三阴交、内关、太冲，手法为平补平泻。

针灸后，医生用言语暗示患者已经好了，鼓励患者站起来。患者犹豫后摇摇晃晃地站起，医生牵其手，患者很配合，开始行走。起初步伐不协调，双下肢无力，慢慢走了10min后，步伐逐渐协调起来，嘱其父牵患者的手继续行走约1h。让患者平躺于床，针刺足三里、三阴交、内关、太冲，平补平泻，留针30min。起针后，嘱患者自己行走，回住处。第2日，患者在其父的陪同下走进诊室，诉症状基本消失，能够自主行走，无头昏，无阵发性抽搐、角弓反张。治法同前，共针刺6次，诸症皆除。随访半年，无复发。

【按语】

患者在遭受责骂后急性起病，到多处医院就诊，行脑电图、头颅CT等各项检查均无明显异常，四肢肌张力均正常，故可初步排除器质性病变，诊断为癔症。患者经历应激性事件，七情内伤，而致气机逆乱，肝风内动，故见阵发性抽搐、角弓反张。患者发病主要由精神受到刺激引起，与情志息息相关，"心病还需心药医"，加之患者年龄尚小，医生更易获得患者的信任，因而心理疗法是极有必要的，也更容易取得显著疗效。在本病例中，医生针刺以调理患者全身气机，平肝息风，加以心理暗示，故疗效立竿见影。而后复诊针刺以巩固疗效，进一步加强暗示，诸症皆除，且无复发。

（四）针刺、按摩加心理暗示治疗癔症性眼病[27]

张某，女，65岁。因突发性不能睁眼1日就诊。1日前患者与儿媳妇争吵后，突发不能睁眼，眼科检查无异常，既往无眼部疾病史，无类似发作史。查体：神志清楚、精神差，抬睑不能。舌质红，苔薄白，脉弦细。

【诊断】

西医诊断：癔症性眼病。

中医诊断：癔症。

【治疗】

中医辨证：肝郁气滞。

治法：疏肝理气。

处方：放松眼部肌肉加心理暗示疗法。①予点按睛明、攒竹、四白等眼周穴位，加以按摩放松眼部肌肉5min。②针刺双侧合谷、太冲，捻转平补平泻，留针20min。③告诉患者，已进行治疗，安心睡一晚后，眼睛可治愈。

第2日晨起，患者眼睑运动恢复正常，至今未复发。

【按语】

患者生气后发病，眼科检查无明显异常，既往无眼部疾病史，因此可以排除器质性病变的可能，诊断为癔症性眼病。患者生气后，肝气郁结，气血失调，眼睑失司，故见不能睁眼。由于此患者对医生有较强的信赖感，因此在针刺按摩放松眼部周围肌肉的基础上，加以心理暗示干预，能帮助患者树立治愈疾病的信心，治疗可取得显著疗效。

参考文献

[1] 李珺,李大光.中国公众心理健康素养的探索研究[J].科普研究,2012,7（2）:34-41,50.

[2] 江开达.精神病学[M].2版.北京:人民卫生出版社,2013.

[3] 梁文香,贺敬义,胡永山,等.200例癔症遗传学研究[J].临床精神医学杂志,2001,11（5）:299-300.

[4] 杨永信,吴绍兰,唐振坤,等.癔症遗传与环境因素的探讨[J].临沂医学专科学校学报,2005,27（1）:27-30.

[5] 王义方.上海地区癔症发作形式及住院率历年比较[J].上海精神医学,1993,新5（1）:45,48-49.

[6] 程庆林,谢立,徐勇.中国青少年罹患流行性癔症人群分布的Meta分析[J].中国学校卫生,2014,35（11）:1610-1615.

[7] 欧阳泽华,刘卫萍.癔症临床特征分析[J].中国民康医学,2007,19（9）:384.

[8] 程庆林,谢立,徐勇.中国儿童青少年流行性癔症特征循证分析[J].中国学校卫生,2015,36（10）:1507-1513.

[9] 蒋健.郁证发微（十五）:郁证厥证论[J].上海中医药杂志,2016,50（10）:5-11.

[10] 梁喆盈,雷英菊,金玲.张景岳论治郁证浅析[J].时珍国医国药,2008,19（2）:493-494.

[11] 潘玮,汪静莹,刘天俐,等.基于语音的抑郁症识别[J].科学通报,2018,63（20）:2081-2092.

[12] 汤丽娟.脏躁与癔症类比探析[J].长春中医药大学学报,2013,29（1）:7-9.

[13] 杨巧芳.《内经》情志致病理论研究[D].北京:北京中医药大学,2009.

[14] 于艳红.情志致病方式与伤脏规律研究[J].山东中医药大学学报,2011,35(1):8-10.

[15] 王响.《内经》情志理论探讨[D].北京:北京中医药大学,2006.

[16] 徐福山.心理疗法对癔症的疗效分析[J].齐齐哈尔医学院学报,2015,36(18):2707-2708.

[17] 司晓茹,孙亚梅.心理暗示治疗在急诊癔症患者中的应用[J].当代护士,2012(2):140-141.

[18] 王贯民.针刺结合心理暗示治疗癔症性失音13例[J].天津中医药,2007,24(2):149.

[19] 许景亮.中西医结合"疗程暗示法"治疗癔症性肢体瘫痪13例[J].吉林中医药,2000(5):48.

[20] 仝小林.维新医集:仝小林中医新论[M].上海:上海科学技术出版社,2015.

[21] 张振英,袁玉民,阎炳文,等.针刺治疗癔症性瘫痪1 316例经验总结[J].中医杂志,1986(8):43-44.

[22] 王岩,王琴,张琛.针刺治疗癔症62例疗效分析[J].青岛医药卫生,2010,42(5):368-369.

[23] 付万仓.针刺治疗癔症性失语46例[J].中医外治杂志,2003,12(2):33.

[24] 周光涛.针刺配合暗示疗法治疗癔症性瘫痪56例[J].湖北中医杂志,2014,36(8):66.

[25] 周强,夏乐,吴笛.仝小林运用白金丸治疗癔病3则[J].中国中医药信息杂志,2011,18(6):91-92.

[26] 赵荣.针刺治愈癔症性运动障碍1例[J].北京中医药大学学报(中医临床版),2003,10(3):15.

[27] 李俊彦.针刺四关穴结合按摩暗示疗法治愈癔症性眼病一例[J].上海医药,2017,38(6):37-38.

（刘晟）

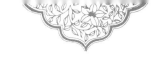

第九章

诸颏抑郁
易感易疲
皆属于霾

　　随着社会经济的快速发展，人们的生活、工作节奏不断加快，很难做到《黄帝内经》中提倡的"食饮有节，起居有常，不妄作劳"，离"恬淡虚无""精神内守"更是相差甚远。在这样高压力的社会背景下，人们的饮食、起居、情志均处于极度失衡状态，以致各类疾病纷至沓来。其中有一类疾病以"阳气匮乏"为发病基础，以情绪低落、虚弱、老化、怕冷、乏力、精神萎靡、气短、恶风、便溏、脱发、记忆力减退、行动迟缓等为临床表现，正在影响越来越多的患者。全教授结合自身的临床经验，将这类疾病（比如抑郁症、易感综合征、疲劳综合征等）称为"霾病"，并用"诸颏抑郁，易感易疲，皆属于霾"概括这类疾病的临床辨识要点和病机。全教授认为这类疾病多由阳气不足、脏腑功能减退所引起，表现出一派晦暗、阴沉、衰落的阴霾之象，好似乌云遮蔽日光，阴气沉沉，生机惨淡。

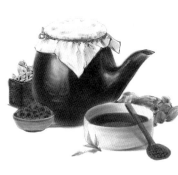

一　释义

①颓：指颓废，或对任何事物均无兴趣的一种状态。②抑郁：指压抑、沉默、焦虑等偏于阴性的异常情志。③易感：易感综合征，此处指机体易被外邪侵袭而罹患疾病。④易疲：疲劳综合征，此处指机体长期处于神疲乏力的状态。

二　中医的"霾病"

人与自然是有机整体，互相影响投射[1]。自然界有天地水火、日月星辰，人体则应五脏六腑、经络气血。自然界有霾，人体中也会有霾。自然界中的霾是指原因不明的大量烟、尘等微粒悬浮而形成的浑浊现象[2]。它们在人们毫无防范的时候侵入人体的呼吸道和肺叶中，从而引起呼吸系统疾病、心血管系统疾病、血液系统疾病、生殖系统疾病等，诸如咽喉炎、肺气肿、哮喘、鼻炎、支气管炎等，长期处于这种环境还会诱发肺癌、心肌缺血及损伤[3-5]。霾对人体危害巨大。

自然界之霾遮天蔽日，影响动植物的生命活动，人体之霾同样会危害正常生机。痰饮、水湿、血瘀、气滞、寒凝等病邪往往影响正常的气血流通，阻碍气机的升降出入，使人体阳气不能宣达而为病。这一类容易造成人体阳气不宣、生机黯淡的邪气统称为"霾"。霾多为实邪，而患者正气的强弱是决定发病与否的关键。全教授在临床中观察易受霾邪侵扰而作病的患者，绝大多数都伴有基础病或原发性疾病，尤其是慢性疾病后期，人体正气已虚，邪气留恋，阴邪当道，阳气失宣，则好发"霾病"。

"霾病"是指受"霾"邪所困导致的以精神萎靡为基本特点、以生理功能下降为基本表现的疾病，常见于抑郁症、易感综合征、疲劳综合征等情绪抑郁类相关疾病。这些患者往往饱受慢性疾病困扰，伴有情绪低落、焦虑不安、记忆力下降、乏力、怕冷、气短、便溏、脱发、痴呆、行动迟缓等一系列以阳虚阴盛、生机黯淡为特点的症状。其基本病机为阳气亏虚，其病位主要在心、肾，与脾、胃、肝密切相关[6]。

临床中与"霾病"相关的常见西医疾病以抑郁症为代表，同时还常见于糖尿病、冠状动脉粥样硬化性心脏病（简称冠心病）、亚健康、慢性疲劳综合征、易感综合征、更年期综合征、神经衰弱、内分泌失调、神经症等疾病[7-10]。抑郁症的典型临床表现包括心境低落与其处境不相称，情绪的消沉可以从闷闷不乐到悲痛欲绝，自卑抑郁，甚至悲观厌世，可有自杀企图或行为，甚至发生木僵，部分病例有明显的焦虑和运动性激越，严重者可出现幻觉、妄想等精神病性症状。慢性疲劳综合征患者多数表现为心情抑郁，焦虑不安或急躁、易怒，情绪不稳，脾气暴躁，思绪混乱，反应迟钝，记忆力下降，注意力不集中，做事缺乏信心，犹豫不决，伴有消瘦、食欲不振、面色无华、全身疲惫、四肢乏力、周身不适、活动迟缓等症状。易感综合征患者免疫力低下，经常出现外感风寒的情况，平素怕冷怕风，情绪低落。另外，新近研究发现，过敏性鼻炎患者也存在伴发抑郁症的倾向[11]，且过敏性鼻炎肾阳不足的病机也符合"霾病"的特点。以抑郁症为代表，这些疾病都具有情绪低落、记忆力下降、认知障碍等症状特点。在临床中，凡遇到上述症状的患者，都可以考虑从中医"霾病"论治。

三 病机阐述

"诸颓抑郁，易感易疲，皆属于霾"是仝教授对中医"霾病"的病机概括。"颓"指崩坏、消沉、萎靡，形容患者精神差的临床表现；"抑郁"指心境低落、情绪消沉、自卑抑郁甚至悲观厌世的心理状态，多见于抑郁患者，但在不同疾病的部分阶段也会表现出"抑郁"的临床表现；"易感"指包括儿童易感综合征在内的一类疾病，表现为容易患外感疾病、容易发生过敏反应等，往往提示人体正气不足，卫阳不能抵御外邪；"易疲"指人体容易主观感受到疲劳、乏力、困倦的状态，如典型的疲劳综合征，但在多数常见疾病中都有可能出现神疲乏力的症状。

中医的"霾病"多由阳气不足、脏腑功能减退而复受霾邪所困而引起，使患者呈现一派晦暗、阴沉、衰落的阴霾之象。其发病机制可概括为"阳虚阴盛、生机黯淡"八字要诀。《素问·生气通天论》云："阳气者，若天与日，失其所则折寿而不彰，故天运当以日光明。"[12]人身立命，全靠一团火气，火弱则百病蜂起，火灭则命丧如灯尽。疾病千变万化，总归阴阳的制衡平权，阳虚则阴盛，阳盛则阴虚，此一定之理也。阳光者，阳气也，对机体各脏腑组织起着推动、温煦作用。《素问·六元正纪大论》曰："水郁之发，阳气乃辟，阴气暴举……阳光不治，空积沉阴，白埃昏暝，而乃发也，其气二火前后。太虚深玄，气犹麻散，微见而隐，色黑微黄，怫之先兆也。"阳气犹如自然界的阳光，温煦机体。人体"阳光"不足，则阴霾笼罩，颓废自然而至，进而出现抑郁状态。明代张景岳提出："天之大宝，只此一丸红日；人之大宝，只此一息真阳。"故阳气不足，则生机黯淡，颓萎而来。《吴医汇讲》指出，命门内寓真火，为人身阳气之根本，曰："命门者，先天之火也……"这种观点把命门的功能称为命门真火或命火，也就是肾阳，它是各脏腑功能活动的根本。故肾阳充实，阳光普照，脏腑功能正常运行，无阴霾而无抑郁颓废之态。

人体阳气主要有三大作用：一是生化作用，人体靠阳气生化气血、精血津液；二是宣化作用，人体的气血、津液、精微要靠阳气输送、散布；三是卫外作用，阳气有防御和卫外作用，即抵御疾病。仝教授认为，因种种病因而阳气不足时，阴邪自然就会起而乘之，阴邪当道，壅塞留滞，阳光痹阻，生机黯淡，人体的生化、宣通、卫外作用便会大大减弱，导致"精气神"无不受害，精气害则身体迟钝乏力、易感易疲，神害则颓废抑郁、健忘痴呆，终成"霾病"。"霾病"之人常常伴有情绪低落、虚弱、老化等表现，出现怕冷、精神萎靡、乏力气短、恶风、便溏、脱发、记忆力减退、行动迟缓等以"颓""抑""郁""易感""易疲"等为特点的症状表现，这些都是阳气不足、阴邪当道的结果[13]。

四 "霾病"之治

"诸颓抑郁，易感易疲，皆属于霾"既是"霾病"之定义，亦是"霾病"的诊断依据，同时也指出了"霾病"的治疗原则，即扶阳散霾法。正所谓"日光晦而阴霾密布，日当空则阴霾顿消"，扶阳是治疗"霾病"的总体方向，具体情况则应三因而制宜，根据虚实、标本、正邪、盛衰来确定理法方药。

（一）扶阳散霾为基本治则

全教授认为，无论是抑郁症，还是易感综合征、慢性疲劳综合征、更年期综合征等疾病，都伴随着心身功能的紊乱，且都具有相类似的心理症状和躯体症状，如情绪低落、萎靡不振、缺乏生气、疲劳乏力、容易外感、容易过敏、怕冷恶风等。其病机关键在于机体阳气不足，则精神不振。肾为先天之本，内含元阴元阳，为人身诸阴诸阳之本，若肾阳不足，引发一身阳气不振，则形神俱颓。有研究证实抑郁症的发病与下丘脑-垂体-肾上腺轴（HPA轴）功能紊乱、单胺类神经递质5-羟色胺和去甲肾上腺素合成不足、海马区的脑源性神经营养因子有关，而温补肾阳药物能不同程度地纠正脑内单胺类神经递质的紊乱状态，调节HPA轴的功能，对海马区系统有保护作用，能有效改善模型动物的抑郁状态[14]。离照当空，阴霾自散，临床治疗应当取类比象。因此，全教授提出"温（扶）阳则阴霾自散，壮火则忧郁自除"，此乃治疗"霾病"之大法。或疏肝益气，或补血填精，或祛邪通利，但扶阳是基本法则。与此同时，临床实际运用不可一味扶阳，应根据证候或兼补肾阴、填精益髓，或兼以扶正培元、调畅气机，或顾护心、肝、脾等其他脏腑。同时结合患者体质辨证论治：若兼有脾虚，加炒白术、党参；兼有肾阴亏虚，加枸杞子、制何首乌，以阴阳互补；兼有肝郁气滞，配四逆散加减，以调畅气机；兼有痰瘀，加丹参、三七等。

（二）治霾三药

全教授在多年临床经验的基础上，根据"霾病"的病机特点及临床症状，提出了治霾三药，它们分别为淫羊藿、人参和附子。

淫羊藿，味辛、甘，性温，归肾、肝经。《神农本草经》载："主阴痿绝伤，茎中痛，利小便，益气力，强志。"《玉楸药解》解其功效：

"荣筋强骨，起痿壮阳……滋益精血，温补肝肾，治阳痿不举，阴绝不生。消瘰疬，起瘫痪，清风明目，益志宁神。"《本经逢原》载："淫羊藿手足阳明三焦命门药也。辛以润肾，温以助阳。"《中华人民共和国药典（2010版）》论述淫羊藿，味辛、甘，性温，归肝肾经，功能补肾阳、强筋骨、祛风湿，用于肾阳虚衰、阳痿遗精、筋骨痿软、风湿痹痛、麻木拘挛、绝经期眩晕等症。仝教授认为淫羊藿之功如同太阳，善补命门之火。现代药理研究表明，淫羊藿具有激素样作用，能补生殖之肾，对于老年期抑郁症具有良好效果，因为老年人素有肾阳虚衰的病机特点，而淫羊藿专壮肾阳，肾阳一足，阴翳自消。仝教授运用淫羊藿的常用剂量为9～15g，依据病情病势的不同随证施量。在以肾阳虚衰、肾气不固为病机的疾病中，如糖尿病阳虚证以尿频、畏寒、腰膝酸软为主要表现时，仝教授在应用中药降糖的基础上配伍淫羊藿12g或15g，充肾气以固津液，补肾阳以暖腰膝。在治疗抑郁症阳郁神颓、男子阳痿"五劳七伤，真阳衰惫……阳事不举"等疾病时，根据其有命门火衰之势，多以淫羊藿为君药，补阳开郁，温肾壮阳。在治疗重度抑郁症时，用量常常在30g以上[15]。

人参，味甘、微苦，性平，归脾、肺、心经，具有大补元气、复脉固脱、补脾益肺、生津、安神的作用。《神农本草经》将其列为上品药，并谓其"补五脏，安精神，定魂魄，止惊悸，除邪气，明目，开心益智"。临床用于治疗体虚欲脱，肢冷脉微，脾虚食少，肺虚喘咳，津伤口渴，内热消渴，久病虚赢，惊悸失眠，阳痿宫冷，心力衰竭，心源性休克。人参的主要成分是人参皂苷，动物实验表明，人参总皂苷、人参皂苷Rg1、人参皂苷Re、人参皂苷Rb1，以及它们的代谢物原人参二醇、原人参三醇都具有一定的抗抑郁作用[16]。仝教授认为，人参（西洋参、红参）之功，如同能量，乃补气药之纲维，可大补元气，直接补益人体的元阴元阳。尤其是红参，它是人参的熟用品，性味温和，有大补元气、复脉固脱、益气摄血的功效，善补心阳，心阳振则上焦阴翳退，可用于治疗症见怕冷、手脚冰凉、眩晕倦怠、四肢乏力、易感疲劳、气短喘促、时感胃中寒冷等的"霾病"患者。

附子，味辛、甘，性大热，有毒，归心、肾、脾经，具有回阳救逆、补火助阳、逐风寒湿邪的作用，用于治疗亡阳虚脱、肢冷脉微、阳痿、宫冷、心腹冷痛、虚寒吐泻、阴寒水肿、阳虚外感、寒湿痹痛等病证。全教授认为，附子之功，如同阳光，可补火助阳，驱阴霾，散寒湿。虞抟概括道："附子禀雄壮之质，有斩关夺将之气，能引补气药行十二经，以追复散失之元阳；引补血药入血分，以滋养不足之真阴；引发散药开腠理，以驱逐在表之风寒；引温暖药达下焦，以祛除在里之冷湿。"乌头类药物有剧毒，为峻烈之品，其毒性令许多医家望而却步，或不敢用，或用不足剂，杯水车薪。附子在临床上是最好用也是最难用的药物。全教授在临证中，用附子以切中病机为要，患者属于虚寒体质，心、脾、肾失于温煦，寒湿内盛，脉偏沉，为附子最基本的应用指征[17]。临床上，全教授常将附子与干姜、大黄、人参、细辛等药物配伍，用于治疗糖尿病肾病、胃肠疾病、心力衰竭、过敏性鼻炎等疾病，临床用量常为15～60g。

治霾三药相伍，以人参补元气而固本培元，淫羊藿专补肾而扶阳，附子壮命火以消阴翳。三者合用，令一身阳气得充，振奋神机，则阴霾散，忧郁除。当然，在中药治疗的基础上，也应当重视对"霾病"患者心理的疏导、生活方式的干预。作息紊乱、过度劳累、过食生冷都容易损害人体阳气，从而为"霾病"埋下伏笔。治疗中小心呵护阳气，有益于阴霾的退散。嘱咐患者时刻牢记"法于阴阳，和于术数，食饮有节，起居有常，不妄作劳"，如此才能"恬淡虚无，真气从之，精神内守，病安从来"。

五　验案举隅

（一）黄芪桂枝五物汤加减治疗抑郁症合并神经症

郑某，女，51岁，2014年9月2日初诊。主诉：怕冷25年，伴抑郁14年。患者于1989年由于压力过大，出现怕冷，轻度体力劳动后觉气短、心慌，出汗，休息后可缓解。2000年至2003年期间，因压力较大，服抗抑郁药物治疗。2007年至诊时，怕冷逐渐加重，春夏较严重，贴膏药后可稍缓解。现为进一步诊治，遂来求诊。刻下症：怕冷，春夏较严重，夏天需盖两床棉被，常心慌、气短、四肢乏力、胸部憋闷，伴头痛，情绪抑郁，喜哭喜悲，急躁易怒。平素血糖、血压较低。无食欲，眠差，需服氯硝西泮等药物帮助睡眠，有效睡眠时间为2～4h，梦多。小便黄，大便可。经期3～4日，量少色淡，周期为29日。舌红，苔薄黄腻，舌下静脉瘀滞，脉沉弱稍滑。

【诊断】

西医诊断：抑郁症，神经症。

中医诊断：霾病。

中医辨证：阳气不足，肝肾亏虚。

【治疗】

治法：扶阳散霾，补益肝肾。

处方：黄芪桂枝五物汤加减。

川桂枝30g，白芍30g，炙甘草15g，炙黄芪30g，巴戟天15g，淫羊藿15g，炒酸枣仁30g，鸡血藤15g，枸杞子15g，葛根30g，大枣5枚，生姜30g。

2014年10月11日二诊，服药30剂后，怕冷、怕风症状减轻70%，心情改善明显，睡眠好转，有效睡眠时间为6h左右，饮食仍差，纳呆不思饮食，胃脘及胁肋胀闷，伴隐痛，呃逆，大便稍干，每日1～2次。前方炙黄芪加至60g，加炒白术30g、枳实15g。

继服2个月后复诊，心慌未再发作，失眠、心情抑郁、心神不宁、脾气差缓解70%，自觉委屈、悲伤欲哭、绝望感消失，无自杀倾向，已能正常工作，记忆力恢复明显，有效睡眠时间为5～7h。后以扶阳散霾、补益肝肾、安心宁神为治疗原则，随症加减用药，治疗3个月后诸症大减，已恢复正常生活。

【按语】

该患者怕冷、怕风严重，情绪低落悲观，心慌气短乏力长达20余年，症状符合"霾病"的特点，即"颓""抑郁""易感易疲"。患者当前以阳虚为主要病机，病位主要在心、脾，而其根在肾。患者因压力过大，肝气郁结，郁而化火，则急躁易怒。肝气横逆克土，则脾胃受伤，纳少食减。脾胃为后天之本，运化水谷精微，脾胃逐渐受损，则五脏六腑皆不能得到良好滋养。肝气化火横逆日久，正气日耗，久病及肾，则病情由实转虚。患者当前几乎一派虚象，可知患病日久，正气亏损，元阴元阳消耗严重。故治疗以扶阳为大法，同时补益肝肾，以求标本兼治。黄芪桂枝五物汤，为温里剂，具有益气温经，和血通痹的作用。川桂枝善温补心阳，巴戟天、淫羊藿专补命门之火，枸杞子补益肝肾之精，炒酸枣仁、鸡血藤辅助睡眠。全方合用，共奏扶阳散霾之功效。后期因纳差、大便不畅而加炒白术、枳实，即取枳术汤之意，一来与炙甘草、大枣之属合用顾护脾胃、健脾益气，二来通腑降浊而升清阳。随症加减都紧紧围绕"霾病"的核心病机——阳气不足，故能经过半年的诊治，将该患者20余年的抑郁症和怕冷症状基本治愈。

（二）二仙汤加减治疗老年期抑郁症[18]

邢某，女，58岁，2014年1月14日就诊。患者发现血糖升高伴精神抑郁、自杀倾向2年余。患者2年前体检发现空腹血糖6.3mmol/L，一直通过饮食、运动控制。刻下症：情绪低落，无故欲哭，甚则欲自杀，后背凉如冰块，汗出多，乏力，口干，口渴，夜间多饮，小便频，大便黏，眠可。舌红，苔腻，脉沉略弦滑。辅助检查：HbAlc 6.9%。

【诊断】

西医诊断：2型糖尿病，老年期抑郁症。

中医诊断：霾病。

中医辨证：阳虚湿滞。

【治疗】

治法：壮命门之火以消阴霾。

处方：二仙汤加减。

仙茅15g，淫羊藿30g，枸杞子15g，山茱萸15g，煅龙骨30g（先煎），煅牡蛎30g（先煎），黄连9g，知母15g，黄柏15g，红曲6g。

患者服用上方14剂后二诊，自觉精神改善不明显。刻下症：精神差，情绪低落，易哭，自觉强迫逃避，汗多，胃脘痞塞不适，易饥，口干、口渴，乏力，入睡困难，小便频、色黄，大便先干后黏，眠差。上方仙茅加至30g，煅龙骨、煅牡蛎各加至60g，加清半夏15g、生姜15g、炒白术15g、枳实15g。

患者服用上方28剂后三诊，情绪明显改善，精神状态好转，无自杀倾向，有心情游玩，偶有汗出，血糖控制良好，纳眠可，二便调。

【按语】

该患者虽以2型糖尿病为主诉就诊，但患者血糖控制尚可，现在患者的主要症状是情绪低落，甚至有自杀念头，这也可能是影响血糖的难控因素之一。考虑患者年过半百，阴阳失调，遂以仙茅、淫羊藿为主组方壮命门之火以消阴翳。二诊时，患者以汗证、痞证、郁病为特点，故加大温补肾阳之力以消郁，半夏泻心辛开苦降以消痞，煅龙骨、煅牡蛎加量以敛汗，综合疏通全身气机，故三诊时患者病情明显改善。

（三）二仙汤加减治疗2型糖尿病合并抑郁症[13]

赵某，男，21岁，2015年8月11日初诊。主诉：情绪低落半年，加重1个月。患者3年前患抑郁症。空腹血糖15mmol/L，诊断为2型糖尿病，予以胰岛素治疗，空腹血糖控制在8～10mmol/L。刻下症：处事态度消极，记忆力下降，注意力不集中，嗜睡，不愿与人交流，情绪控制尚可；纳可，二便调。舌细颤，苔黄白相间，脉沉滑数，尺肤潮。

【诊断】

西医诊断：2型糖尿病，抑郁症。

中医诊断：郁病（霾病）。

中医辨证：阳气不足。

【治疗】

治法：扶阳散郁。

处方：二仙汤加减。

仙茅15g，淫羊藿15g，巴戟天15g，茯苓30g，白术30g，生大黄6g，茵陈30g，赤芍30g，五味子9g，党参15g，生姜15g，大枣3枚。

28剂，水煎服，每日1剂。

2015年9月22日二诊，服上方1个月后，处事态度消极、注意力不集中、嗜睡、不愿与人交流均较前明显缓解，情绪控制尚可，纳可，大便黏，每日1～3次。舌淡，苔黄腻，脉沉滑数。

处方：仙茅30g，淫羊藿15g，巴戟天15g，茯苓30g，白术30g，生大黄6g，茵陈30g，赤芍30g，五味子30g，党参15g，红曲3g，生姜15g，大枣3枚。

继服上方1个月，患者情绪平稳，随访半年未复发。

【按语】

此例为年轻患者，抑郁症诊断明确，抑郁状态明显。患者因病致郁，阳气不足、脏腑功能减退引起处事态度消极、注意力不集中、嗜睡、不愿与人沟通的表现。处方以二仙汤为主方扶阳散郁。方中仙茅、淫羊藿、巴戟天补充肾阳，以壮命门，补肝肾之精，温养肾阳，淫羊藿为治疗功能衰退病之要药，抑郁状态患者多可用之；党参与淫羊藿可壮命门之火，补充元气，针对其各种颓废之症；生大黄引药入肾；茯苓、白术健脾，以固后天之本。治疗1个月后抑郁状态即减轻大半。二仙汤主要补肝肾之精，温养肾阳，仙茅、淫羊藿入肾经，具有雄激素样作用，能够延缓性腺衰老，已广泛应用于因性激素低下而致的诸种疾病，并有良好的疗效。补阳升郁是抑郁症的证治关键，阳气充实，心肾相交则精神旺盛，气机畅达。

参考文献

[1] 邢玉瑞.中医象思维的概念[J].中医杂志,2014,55(10):811-814.

[2] 王跃思,张军科,王莉莉,等.京津冀区域大气霾污染研究意义、现状及展望[J].地球科学进展,2014,29(3):388-396.

[3] 邢麟,王巍,余洋,等.雾霾天气对老年呼吸系统及心血管疾病的影响[J].职业与健康,2014,30(16):2277-2279.

[4] 邱爽.论雾霾与北京地区急性心、脑血管疾病和呼吸系统疾病的关联性[N].医学参考报,2016-02-18(G04).

[5] 刘晓雪.灰霾和吸烟致肺癌的因果性分析[D].杭州:杭州电子科技大学,2017.

[6] 仝小林.维新医集:仝小林中医新论[M].上海:上海科学技术出版社,2015.

[7] 应优优,李浙成,胡智星,等.焦虑抑郁与冠心病发生的关系研究[J].中华老年心脑血管病杂志,2015,17(7):762-763.

[8] 赵晶,娄培安,张盼,等.2型糖尿病患者焦虑和抑郁现状及危险因素的研究[J].中国糖尿病杂志,2014,22(7):615-619.

[9] 佟刚,郭鹏,刘日辉,等.高脂血症、焦虑抑郁与心脏神经官能症相关性研究分析[J].中国当代医药,2011,18(25):9-10,17.

[10] 郭锡永,吴飞,王悦,等.影响更年期妇女抑郁症状发生的生物、心理及社会因素调查分析[J].吉林大学学报(医学版),2003,29(6):847-851.

[11] 许成玉,汪秀竹.成人常年性过敏性鼻炎患者心理状态及生活质量的评估[J].当代护士,2015(7):79-81.

[12] 刘永旭,闫也.《黄帝内经》重视阳气思想的源流与应用[J].辽宁中医药大学学报,2011,13(4):130-131.

[13] 顾成娟,赵林华,沈仕伟,等.温阳散郁法治疗郁证经验[J].中医杂志,2017,58(8):702-703.

[14] 王小雪,岳广欣,巫鑫辉,等.抑郁症海马神经可塑性改变及中药调控作用研究现状[J].辽宁中医药大学学报,2017,19(4):80-84.

[15] 郭敬,陈弘东,周强,等.仝小林运用淫羊藿经验[J].山东中医杂志,2016,35(4):336-338.

[16] 黄世敬.人参抗抑郁研究进展[J].时珍国医国药,2014,25(1):175-177.

[17] 逄冰,周强,闫韶花,等.仝小林运用"药之四维"经验[J].上海中医药杂志,2013,47(8):1-4.

[18] 赵锡艳,郭敬,赵天宇,等.仝小林运用扶阳法论治老年抑郁症的经验[J].江苏中医药,2014,46(10):18-20.

（李青伟）

第十章

诸屑肤燥 窍干肢凉 皆属于燥

　　在中医临床上，一般认为燥证的发生是由外感燥邪或内伤津液所致，即外感燥证与内伤燥证。然而在临床实际中尚有一类内伤燥证并非津液亏虚所致，而是因阳气亏损，不能温化水液所成。因此，仝教授结合自身的临床经验，将内伤燥证分为"温燥"与"凉燥"两类。温燥者热多水少，由于阴液亏虚而生燥热，养阴清热即为效法，女性围绝经期综合征多属此类。凉燥则难以辨识，患者虽有燥象，但阴液并不亏虚，也难寻伤津耗液之因。仝教授指出，凉燥的发生是因阳气亏虚、冰伏热少、温化不及等病理过程使水液凝而不化，进而导致皮肤和官窍失于润泽，老年干燥症及糖尿病周围神经病变多属此类。温阳化气、活血通络则为凉燥的主要治法（可用黄芪桂枝五物汤、乌头桂枝汤、当归四逆汤等）。仝教授还用"诸屑肤燥，窍干肢凉，皆属于燥"概括"内伤凉燥证"的临床辨识要点。

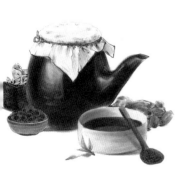

一 释义

①屑：指皮肤泛起皮屑。②肤燥：指皮肤缺乏津液滋养，表现为干燥、皲裂等，此为"燥证"的主要临床表现。③窍干：指口、鼻、眼、耳、前后阴等官窍处的干燥性感觉或表现。④肢凉：指肢体自觉或他觉发凉。此为"内伤凉燥证"的特殊临床表现，是与"温燥证"的鉴别要点。

二 燥证概述

（一）"燥"概念的源流

"燥"最初只是人类对环境气候的认识，后来随着认识的深入，逐渐被中医学引用，从而被赋予了医学内涵。

关于"燥"的记载，可追溯至先秦时期的《周易》，如《周易·乾卦·文言》言"水流湿，火就燥"[1]，《周易·说卦》言"燥万物者莫熯乎火"。先秦时期对燥的认识只是对一种物理现象的描述。《说文解字》中将"燥"字解释为"燥，干也。从火喿声"，由此可见燥最明显的特点为干涸。西汉时期的《淮南子》中载"是故形伤于寒暑燥湿之虐者，形苑而神壮；神伤乎喜怒思虑之患者，神尽而形有余"，这为"燥"进入医学体系奠定了基础。

"燥"在中医学中的最早记载是《素问·阴阳应象大论》中的"燥胜则干"。但《黄帝内经》只论及燥之表象，未论及燥之缘由[2]。张仲景在《伤寒论》中从实践角度对由于津液不足所致燥病的病机及治法治则进行了阐述，并奠定了后世内燥理论的基础。叶天士首先提出燥证当分内外以论治，但是叶氏仍只将"燥"归属于阳邪的范畴[3-4]。其实，早在叶天士之前，张景岳就论述了一类以"秋令太过，金气胜而风从之，则肺先受病"为因，以"或为身热无汗，或为咳嗽喘满，或鼻塞声哑，或咽喉干燥"为表现的燥证，即"此燥以阴生，卫气受邪，而伤乎表者也"，治疗"当以轻扬温散之剂，暖肺去寒为主"，成为后世"凉燥"理论的先导。

正是受张景岳的影响，俞根初正式提出了凉燥之论，但俞氏所提出的三焦辨治之法，未对中下二焦之燥病与寒湿所致的类似疾病相鉴别[5]。后世石寿棠创新性地将阴阳之气的对立统一关系应用到燥、湿的消长转化上来[6]，他指出：治湿当不碍燥，如防己汤加龟板、决明子、牡蛎、金钗石斛之类；治燥应不动湿，如熟地黄炭、肉苁蓉、枸杞子、玉竹、沙参、制何首乌、胡麻之类。他对燥湿转化的认识为后世进一步认识燥病的病因病机奠定了基础。

（二）"凉燥"的概念

燥证可累及多脏腑、多系统，在外则表现为皮肤皲裂，在上焦则表现为咽鼻等孔窍焦干，在中焦则表现为水液衰少而烦渴，在下焦则表现为肠胃枯涸而便难，在脉则表现为细涩而微。辨证时当首先区分外燥和内燥[7]。外燥为外感六淫之燥邪所致，根据寒热辨证又可分为温燥和凉燥，温燥发病时间多见于初秋，其主要特点为津伤有热，据其感受燥邪与热邪的轻重，证又有轻重。其轻者邪犯卫表，肺失宣肃；其重者燥热甚而气阴俱损。凉燥多发于秋末冬初之时，具有燥邪兼寒凉的特点。内燥的基本病机为津伤化燥，传统中医学认为，内伤燥病属虚，多发于热病后期，基本病机为阴血津液亏耗，机体失于濡润[8]。古代医家只知道外燥可分温、凉，然临床中亦可见内伤温燥和内伤凉燥。

内伤温燥者，即传统中医学所认为的内燥，正如自然界中若地表水分不足，气温虽高，但气化却相对不足，空气中形成的水蒸气相对不足，则形成燥热的气候。人体亦如此，故温燥的特点为热多水少，基本病机为阴液亏虚而生燥热，多见于女性围绝经期综合征患者，治疗当以养阴清热为法[9]。内伤凉燥者较难辨识，好比自然界中若气温低，即使地表有充足的水分，也无法蒸腾足够的水汽，于是形成了多水型的凉燥气候。故凉燥患者虽有燥象，但阴液并不亏虚，也并无伤津耗液之因。故凉燥的特点为热少水多，即阳气亏虚，冰伏热少，多见于老年干燥症患者及糖尿病周围神经病变患者[10-11]。

三 病因病机

（一）取类比象

全教授形象地以自然气象变化引申解释燥证理论：在正常情况下，影响空气燥湿度的两大因素为大气温度和地表水分，气温的高与低、地表水分的多与少互相影响，于是形成了自然界四种不同的气象状态。若气温高，地表水分亦多，空气中会形成大量水蒸气，如阳加于阴，阴阳均盛，则阴液气化充足，于是形成湿热的气候；若地表水分少，阴液不足，气温亦高，如阳加于不足的阴，则气化相对不足，空气中形成的水蒸气相对较少，于是形成燥热的气候；若温度低，地表水分又少，如阴阳俱衰，气化无力亦无源，则气化绝对不足，空气中形成的水蒸气就绝对少，于是形成缺水型的凉燥气候；若气温低，即使地表水分较多，如阳气不足，气化无力，则气化相对不足，空气中蒸腾的水汽也少，于是形成多水型的凉燥气候。四种气候对应于人体则分别形成湿热、温燥、津亏凉燥、津充凉燥四种疾病状态。其中尤以津充凉燥最难辨识，该证的患者并不缺水，而是体内阳气不足，水已结冰，导致身冷肤燥。

（二）凉燥的病因病机

全教授在多年的临床诊疗中发现，有一部分老年糖尿病燥证患者，常伴有四肢冰凉，甚至疼痛、皮肤干燥等症，如不问"燥"由何来，俱以传统的滋阴生津之法治疗，患者的症状不但不会减轻，反而会加重。全教授遵循辨证求因的原则，明确致病因素，进一步参考现代医学的研究成果后发现：患者肢体冰凉、疼痛，皮肤干燥等症状的出现是由于肢体微血管的病变，而微血管并发症是糖尿病的特异性慢性并发症，糖尿病患者发生下肢血管病变的概率是健康人的2倍[12]。长期的高糖使氧化应激增强，促使线粒体生成活性氧，增加超氧自由基的生成，从而激活蛋白激酶C信号通路、多元醇通路、己糖胺通路，以及糖基化终末产物及其受体形成等[13]，导致血液黏稠度增加、微血管壁内皮细胞损伤，血流瘀滞、管腔狭窄甚至闭塞，微循环障碍，血流对组织细胞灌注量减少，肢体末端缺血、温度降低[14-15]，因此表现出四肢冰凉，皮肤干燥、皲裂。从中医的角度而言，此类患者属津充凉燥型，因阳气亏虚，冰伏于内，阳不化阴，阳气温化不及，故水凝而不化，以致皮肤和诸孔窍失于濡润。临床表现为皮肤干燥脱屑、皲裂、四肢冰凉、诸窍（口、鼻、眼、耳）干燥等症，其基本病机为寒湿内盛、阳气不足以化气，治疗当以活血化瘀、温阳通脉为法。

四 凉燥的治则治法

本章所述内生凉燥，无津液耗伤之因，其基本病机为寒湿内盛、阳气不足以化气，治疗当以活血化瘀、温阳通脉为法，切不可不问燥由何来，一概养阴。早在《黄帝内经》时代即有以辛温之法治燥之记载，如《素问·至真要大论》曰："燥淫于内，治以苦温，佐以甘辛，以苦下之。"《素问·脏气法时论》曰："肾苦燥，急食辛以润之，开腠理，致津液，通气也。"因此，对于内伤凉燥证，治疗中药宜选用通阳化气、辛行温通、活血化瘀之品，方剂当选黄芪桂枝五物汤[16]、乌头汤、乌头桂枝汤、当归四逆汤[17-18]之类。

（一）黄芪桂枝五物汤

瘀重寒轻时可以用黄芪桂枝五物汤为主方加减调治。此方出自《金匮要略·血痹虚劳病脉证并治》，主治血痹。其组成为黄芪、桂枝、白芍、生姜、大枣。此处之黄芪桂枝五物汤主要用于治疗营卫亏虚，不能煦濡肌肉，久而枯槁无知（感觉减退）之症。方中黄芪性微温，味甘平，可益元气，温分肉，补益在表之卫气。《长沙药解》中言：黄芪可"走经络而益营……善达皮腠，专通肌表"；桂枝调和营卫，可"通经络而开痹涩，甚去湿寒"，桂枝配伍黄芪可振奋卫阳；白芍则养血和营，除血痹（血痹者，血涩不行而麻木也），配伍桂枝调和表里；大枣味甘，生姜味辛，"辛甘发散为阳"，生姜亦可"通经而开痹也"。诸药合用，可蒸发阳气，化冰润燥。现代研究表明黄芪、桂枝均具有改善微循环的作用[19]，黄芪、白芍均有抗应激的作用，生姜具有抗氧化的作用。全方药物相配伍既可改善微循环，又可抑制氧化应激引起的代谢物质障碍[15]。

（二）乌头桂枝汤

寒重瘀轻时可以乌头桂枝汤为主方加减调治。此方出自《金匮要略·腹满寒疝宿食病脉证治》："寒疝腹中痛，逆冷，手足不仁，若身疼痛，灸刺诸药不能治，抵当乌头桂枝汤主之。"此方原本用于治疗"寒疝腹中痛"，两解表里寒邪，但从病机和症状分析，又与寒湿邪气侵入人体而致的肌肉、筋脉、肢体疼麻重着之痹病极其相似，因此可应用于糖尿病周围神经病变（内伤凉燥证）患者的治疗。本方组成为乌头、桂枝、白芍、甘草、生姜、大枣。其中乌头辛热，有毒，《长沙药解》中记载乌头可"开关节而去湿寒，通经络而逐冷痹"，方中乌头为行经药，有破寒气之凝的效果。余药组成桂枝汤，为辛温解表剂，能解外证，可缓解身痛。两者合用可改善寒湿侵袭所引起的皮肤干燥脱屑、皲裂及四肢冰凉之症。

（三）当归四逆汤

当归四逆汤出自《伤寒论·辨厥阴病脉证并治》："手足厥寒，脉细欲绝者，当归四逆汤主之。"此方以桂枝汤去生姜加当归、细辛、通草组成。方中当归甘温，养血和血，桂枝辛温，温经散寒，温通血脉，两者共为君药。细辛温经散寒，助桂枝温通血脉，白芍养血和营，助当归补益营血，两者共为臣药。通草通经脉，以畅血行，大枣、甘草益气健脾养血，三者共为佐药。重用大枣，既合当归、白芍以补营血，又防桂枝、细辛燥烈太过，伤及阴血。甘草兼调药性而为使药。全方共奏温经散寒，养血通脉之效。

另外，治疗时亦可配合真武汤、二仙汤。附子有通行十二经脉之效，真武汤中的附子用于温肾助阳；二仙汤如人体之"阳光"，淫羊藿可滋益精血，温补肝肾，阴绝不生，仙茅性温，可强阳道，补精血，二者结合可治真阳不足。

五　验案举隅

（一）黄芪桂枝五物汤加减治疗2型糖尿病（口干渴）

王某，女，75岁，2016年4月25日初诊。患有2型糖尿病7年、慢性萎缩性胃炎10余年。现注射诺和灵30R治疗（早18U，晚16U）。刻下症：口干口渴，多饮，双脚掌疼痛，双膝关节疼痛，双手时有疼痛伴震颤，右眼失明，纳差，食流食，胃怕凉；眠差，服用地西泮后每晚可睡4h，大便调，小便混浊、有泡沫，夜尿1次。舌淡稍胖，有齿痕，苔薄腻，舌底络脉瘀滞，脉弦硬偏数。辅助检查：HbAlc 7.6%，FBG 9.79mmol/L，TG 2.5mmol/L，CHO 5.74mmol/L，LDL-C 3.45mmol/L，SCr 67μmol/L，ALT 16U/L，AST 17U/L；眼底检查示双眼白内障，右眼底待查，左眼底视网膜动脉硬化。

【诊断】

西医诊断：2型糖尿病，糖尿病视网膜病变，慢性萎缩性胃炎。

中医诊断：消渴，凉燥。

中医辨证：气虚血瘀。

【治疗】

治法：益气温阳，活血化瘀。

处方：黄芪桂枝五物汤加减。

生黄芪24g，桂枝9g，鸡血藤15g，淫羊藿9g，枸杞子9g，党参9g，枳壳9g，炒白术9g，黄连6g，生姜15g，大枣9g。

水煎服，每日1剂，早晚各1次，服用2个月。

2016年6月27日二诊，患者双脚掌疼痛稍减轻，双膝关节疼痛稍减轻，双手震颤频率减少，仍有口干口渴。舌苔淡黄腐腻，舌底络脉瘀，脉弦硬略涩。辅助检查：HbAlc 7.5%，FBG 7.36mmol/L，TG 2.7mmol/L，CHO 4.81mmol/L，LDL-C 2.82mmol/L，HDL-C 0.97mmol/L，SCr 48μmol/L，ALT 10U/L，AST 14U/L，肌电图未见明显异常。上方加减：淫羊藿加至15g，加知母15g、赤芍15g。水煎服，继服用2个月。

2016年8月29日三诊，双脚掌疼痛减轻50%，双膝关节疼痛减轻

50%，双手震颤消失，口干减轻，睡眠改善，停用地西泮后每晚可睡4~5h，二便调。舌暗，苔厚，舌底络脉瘀。辅助检查：HbAlc 7.5%，FBG 7.08mmol/L，TG 3.06mmol/L，CHO 4.24mmol/L，LDL-C 1.35mmol/L，HDL-C 0.8mmol/L。上方加减：加女贞子15g、蔓荆子15g、菟丝子15g、生地黄15g。水煎服，继服用2个月。

2016年11月1日四诊，双足疼痛消失，双膝关节疼痛消失，口干好转，不多饮。舌暗胖，舌底络脉瘀。辅助检查：HbAlc 7.4%，FBG 5.77mmol/L。其后患者继续就诊，未见上述症状反复。

该病例治疗前后的指标对比如表2所示。

表2　患者治疗前后的指标对比

项目	治疗前	治疗2个月后	治疗4个月后
HbAlc /%	7.6	7.5	7.5
FBG /（mmol·L^{-1}）	9.79	7.36	7.08
TG /（mmol·L^{-1}）	2.5	2.7	3.06
CHO /（mmol·L^{-1}）	5.74	4.81	4.24
LDL-C /（mmol·L^{-1}）	3.45	2.82	1.35
HDL-C /（mmol·L^{-1}）	—	0.97	0.8

【按语】

寒性凝滞，主收引。一方面阻碍血行，凝滞成瘀，血脉失养，故见肢体疼痛，肌肉拘急而震颤；另一方面耗伤阳气，水液不得阳气温化，津液不能上输，故见口干口渴。患者冰伏热少、阳气不足，干燥之象明显，证属津充凉燥，当以补肾温阳、活血化瘀为法。方中用生黄芪通阳宣痹；以鸡血藤活血通络；以淫羊藿、枸杞子滋益精血，温补肝肾；以党参、白术健脾益气；以枳壳理气宽中，配党参健脾行气；大枣味甘，生姜味辛，"辛甘发散为阳"，生姜亦可"通经而开痹也"；其中黄连为降糖靶药。二诊时，患者症状虽有好转，但效果不明显，故加大淫羊藿用量以增温阳化水之效，加用赤芍以增活血通络止痛之效；患者血糖控制不佳，加用降糖靶药知母以配伍黄连降糖。三诊时，患者诸症均有明显缓解，患者为老年女性，故加用女贞子、菟丝子以补益肝肾，加用蔓荆子以缓解肢体震颤拘急。其后患者诸症消失，未有反复。以上诸药合用，可蒸发阳气，活血通络，化冰润燥，最终燥证可除。

（二）乌头汤加减治疗糖尿病周围神经病变

刘某，女，56岁，2010年1月18日初诊。2型糖尿病18年，糖尿病周围神经病变4年，现口服甲钴胺片以营养神经。刻下症：口干渴，多饮，周身皮肤干燥，四肢端及足跟皮肤干裂，右下肢冰凉，双大腿外侧肌肉针刺样疼痛，腹部冷痛，时有头痛，纳眠可，二便调。舌淡红，苔薄白，脉细。

【诊断】

西医诊断：2型糖尿病，糖尿病周围神经病变。

中医诊断：消渴，凉燥。

中医辨证：气虚血瘀。

【治疗】

治法：益气温阳，活血化瘀。

处方：乌头汤加减。

生黄芪60g，炙川乌30g（先煎2h），白芍60g，炙甘草15g，鸡血藤30g，首乌藤30g，制没药6g。

水煎服，每日1剂，早晚各1次。

上方加减服用半年，患者皮肤干燥消失，右下肢冰凉消失，双大腿外侧针刺样疼痛减轻，腹部冷痛减轻。后坚持服用中药汤剂3年，上述症状未再发作。

【按语】

寒气凝滞于经脉，阻碍血行而成瘀，血不养脉，故见肢体疼痛冰凉；寒气耗伤阳气，水液不得阳气温化，皮肤不得阴液滋养，故见周身皮肤干燥。患者无津亏之症，却有干燥之象，证属津充凉燥，当以益气温阳、活血化瘀为法。方中重用生黄芪，以通阳宣痹；以鸡血藤、首乌藤两种藤类药入方，以活血通络；炙甘草性温，味甘，以益气、调和诸药；患者腹部冷痛，故用炙川乌与白芍配伍，以温阳散寒，缓急止痛；又因患者痛甚，故佐以制没药，以温通活血止痛。全方温阳以化水，从而使津液输布，以濡养腠理，进而燥证可除。

（三）黄芪桂枝五物汤加减治疗2型糖尿病周围神经病变合并雷诺病

李某，男，40岁，2008年5月12日初诊。2型糖尿病13年。现用药：胰岛素泵，口服糖微康胶囊。刻下症：乏力，口干，两目干涩，畏寒肢冷，四肢肌肉偶有轻微跳动，双手手指出现雷诺现象，双手麻木，周身皮肤瘙痒，偶有头晕、头痛，心烦易怒，易受惊吓，纳眠可，二便调。舌暗，苔薄黄，脉沉细。辅助检查：FBG 10.56mmol/L，HbAlc 8.4%。

【诊断】

西医诊断：2型糖尿病，糖尿病周围神经病变，雷诺病。

中医诊断：消渴，凉燥。

中医辨证：寒凝血瘀。

【治疗】

治法：温阳散寒，活血化瘀。

处方：黄芪桂枝五物汤加减。

炙黄芪45g，桂枝30g，鸡血藤30g，白芍30g，当归15g，蜈蚣2条，首乌藤30g，黄连30g，干姜9g。

水煎服，每日1剂，早晚各1次。

服用上方1个多月后于2008年6月25日二诊，患者雷诺现象好转50%，四肢肌肉跳动感消失，皮肤瘙痒好转90%，乏力好转30%，心烦易怒好转30%，畏寒肢冷减轻。舌暗，苔白，脉沉弱。辅助检查：FBG 6.4mmol/L，2hPG 7.9mmol/L。以上方加炙川乌15g（先煎2h）、炙甘草15g、淫羊藿30g。后以二诊方加减服用半年，患者手指的雷诺现象消失，畏寒肢冷消失。后继续以中药汤剂治疗6年，雷诺现象、畏寒肢冷等症状未再发作。

【按语】

雷诺病多由于血管神经功能紊乱而出现手指（足趾）苍白、发紫，然后变为潮红的一组症状，现代医学认为其发病可能与寒冷刺激、情志、内分泌紊乱等因素相关[20]。西医临床上使用扩血管药物治疗有一定的疗效[17]。患者患2型糖尿病日久，有害代谢产物堆积，损伤络脉，使血液运行不畅，而成血瘀；血脉瘀阻则见肢端发绀；四肢为诸阳之末，失阳则寒。一方面瘀血阻碍气机，气机不畅，阳气无法到达四末；另一方面寒气耗伤阳气，更加减少到达四末的阳气，四末失于阳气温煦，阳虚寒凝则四末逆冷。阳虚化气不利，无力蒸腾津液上达，故见口干、眼干、头痛；阳虚寒凝经脉，皮肤失于濡养，故见皮肤瘙痒、手麻、肌肉跳动。综合中医辨证分析，并参考西医的治则治法，仝教授以黄芪桂枝五物汤加减治疗，以活血化瘀、温阳通脉，疗效显著。

（四）乌头桂枝汤合黄芪桂枝五物汤加减治疗干燥综合征[11]

丁某，女，61岁，2012年9月初诊。确诊干燥综合征1年。刻下症：眼鼻口唇干燥难忍，自觉舌头干涩疼痛，阴道干燥瘙痒，情绪急躁，心烦易怒，全身关节疼痛，背部发凉，如躺在冰石板上，平素怕冷，胃部寒凉，腿凉怕风，纳少眠差，大便干结，每周排便2～3次。苔黄厚干，脉沉弱。辅助检查：抗SSA抗体（＋），抗SSB抗体（＋），C反应蛋白27.2mg/L，血沉83.5mm/h，白细胞计数 3.05×10^9/L。既往有强直性脊柱炎病史30余年。

【诊断】

西医诊断：干燥综合征。

中医诊断：凉燥。

中医辨证：阳虚寒凝。

【治疗】

治法：温阳散寒，益气活血。

处方：乌头桂枝汤合黄芪桂枝五物汤加减。

制川乌30g（先煎2h），桂枝30g，白芍30g，鸡血藤30g，首乌藤30g，生黄芪45g，生姜3大片，黄连6g，火麻仁45g。

水煎服，每日1剂，早晚各1次。

上方加减治疗半年，干燥诸症缓解60%，阴道干痒减轻70%，畏寒改善，全身疼痛减轻，现仅肩、髋、膝部稍痛，稍烦躁，眠差，大便干结减轻，1～2日1行。辅助检查：C反应蛋白13.8mg/L，血沉45mm/h。

【按语】

干燥综合征为内生燥病，必须区分凉燥、温燥。患者平素怕冷，胃寒腿凉，尤其自述背凉如卧石板。此为寒凝冰伏，机体失于温煦，气血凝滞。故以乌头桂枝汤温阳散寒，加生黄芪以合黄芪桂枝五物汤之意，以益气活血。两方加减，未遵"燥者润之"之法，然患者凉燥症状得以缓解，关节疼痛明显减轻，C反应蛋白、血沉亦有所下降。

（五）黄芪桂枝五物汤加减治疗亚健康[10]

吴某，女，38岁，2016年6月6日初诊。患者周身不适6年。刻下症：周身骨节酸痛，周身乏力，后颈部发木，后背及腰部时有疼痛；口干口渴，皮肤、咽喉、双目干燥；气短、胸闷；眠差多梦；时有胃胀，食凉尤甚。舌苔薄黄而干，舌底瘀滞，脉沉细。辅助检查：肝肾功能、血尿常规、心肌酶未见异常。风湿、免疫检验未见异常。血管超声示双侧颈总动脉内中膜弥漫性增厚，右侧颈总动脉弥漫性狭窄，右侧椎动脉走形变异；右侧锁骨下动脉近心端管壁增厚，远心段频谱形态呈低流速低搏动，考虑中段存在重度狭窄；左侧锁骨下动脉考虑近心端存在重度狭窄。

【诊断】

西医诊断：亚健康。

中医诊断：凉燥。

中医辨证：阳郁津亏。

【治疗】

治法：升阳散津，活血益气。

处方：黄芪桂枝五物汤加减。

生黄芪24g，桂枝15g，白芍15g，炙甘草9g，鸡血藤15g，当归9g，干姜15g，穿山龙30g，雷公藤9g，甘草9g，土鳖虫粉3g（冲服），地龙粉3g（冲服），水蛭粉3g（冲服），淫羊藿15g，枸杞子15g，大枣15g。

水煎服，每日1剂，早晚各1次。

以上方加减调治半年余，该患者的周身疼痛不适及干燥症状均有明显减轻，继续以上方加减巩固治疗。

【按语】

患者周身不适，疼痛日久，干燥症状尤为痛苦，实验室检查已排除风湿免疫类疾病，超声检查显示多处大血管出现狭窄，这反映出全身的血瘀状态较为严重。结合患者的舌脉及临床症状，可知其中焦寒湿阻滞，外周血脉瘀滞，一者阳气不能温化水液而濡养周身，二者由于脉道瘀痹，脉中血液亦不能顺畅外渗而滋养筋肉。故表现出周身的疼痛及干燥症状，是典型的内伤凉燥证。因此在治疗时以桂枝汤内调阴阳、外和营卫，更配生黄芪健脾益气，配穿山龙、鸡血藤、雷公藤、土鳖虫粉、地龙粉、水蛭粉活血通络，配枸杞子、淫羊藿温肾化气、益精养血。另外，水蛭、土鳖虫均被证明具有治疗血栓前状态的功效[21]。该患者大动脉斑块之多已造成动脉狭窄，水蛭粉与土鳖虫粉的应用有据可循。

初诊时，全教授以干燥症状为靶点，辨证为凉燥证，病机为阳郁而导致津液亏虚，不能濡养皮肤及黏膜，故当升阳益气；同时，患者久病入血分，则血瘀气虚，故当活血益气；周身疼痛不适的主要病机在于"不通则痛"，日久难愈皆有"瘀痰"，故在辨证论治的基础上加用虫类药，如处方中的土鳖虫粉、地龙粉、水蛭粉，打粉冲服，可期良效。雷公藤具有抑制免疫疾病的作用，少量短期使用，疗效颇佳。

（六）葛根汤合玉屏风散加减治疗久咳合并干燥综合征[10]

薛某，女，49岁，2016年1月25日初诊。患者25年前因感冒后出现咳嗽，持续2~3个月，于当地医院按气管炎诊治后病情得到控制。11年前于北京某医院查肺功能基本正常，过敏原为冷空气，诊断为哮喘，自备气雾剂（具体不详）进行治疗，使用2年后停止。6年前于当地中医院诊断为过敏性鼻炎，治疗2年后效果不明显。近年来该患者反复咳嗽，多于春天、换季及冬天室外发作，每次持续2个月，痰白难咯。刻下症：咳嗽，发作时胸闷、干咳、偶咯白痰；易外感，怕冷，怕风；持续流涕，呈清水样；自觉皮肤干燥瘙痒、五官干燥，手指末端干裂。舌质暗，舌体细颤，舌苔淡黄腻，脉偏沉略弦滑数。

【诊断】

西医诊断：干燥综合征，慢性支气管炎，过敏性鼻炎。

中医诊断：凉燥，久咳。

中医辨证：卫阳表虚。

【治疗】

治法：温阳散寒，固表止咳。

处方：葛根汤合玉屏风散加减。

葛根30g，桂枝15g，生麻黄3g，炙麻黄3g，生黄芪30g，防风9g，炒白术9g，炙紫菀15g，款冬花15g，五味子6g，淫羊藿15g，枸杞子15g，生姜15g。

水煎服，每日1剂，早晚各1次。

以上方加减治疗4个月，后据鼻炎症状加鹅不食草15g、辛夷6g、苍耳子9g。现换季时未出现外感，手指末端干裂较前减轻95%，皮肤干燥瘙痒减轻30%。

【按语】

患者久咳、易感，已显卫阳表虚之证候；皮肤干燥，乃阳虚寒胜、津液不布之表征。此案病机乃内生凉燥，因寒而燥，因虚而咳。然其每遇外感则易致外邪入侵，故该患者辨证为表里同病。全教授在此用葛根汤以散寒温阳，外散表寒，内和营卫，顾护膀胱经脉，散风寒，升阳气；同时用玉屏风散益气固表，腠理密则外邪难入。

患者本质为阳虚于内，复感于外，从而因寒生燥，因此投以淫羊藿、枸杞子以温阳治本，"益火之源"以加强津液布散，阳气足则气能化水，津液得以运达肌表。而炙紫菀、款冬花辛温而润，能润肺止咳，五味子亦可敛肺止咳。另考虑到患者鼻炎症状长期不愈，故加用过敏性鼻炎靶药鹅不食草、辛夷和苍耳子，收效颇丰。

参考文献

[1] 马恒君.周易正宗[M].北京:华夏出版社,2007.

[2] 傅延龄,冯青,王振宇.论秦汉文献对燥气致病论述甚少的原因[J].环球中医药,2012,5(7):525-527.

[3] 陈秀芳.金元明清医家辨治燥证思想探析[J].浙江中医药大学学报,2014,38(7):839-841.

[4] 燕少恒,郭建博.燥邪属性浅析[J].河北中医,2012,34(11):1709-1710.

[5] 沈元良.俞根初学术思想与《通俗伤寒论》[J].中华中医药学刊,2013,31(10):2289-2291.

[6] 茅晓.石寿棠"燥湿"论及其临床应用探讨[J].中医杂志,2006,47(8):623-625.

[7] 宋景龄.燥病证治浅谈[J].国医论坛,2012,27(5):43.

[8] 刘燕池,雷顺群.中医基础理论[M].2版.北京:学苑出版社,2005.

[9] 仝小林.维新医集:仝小林中医新论[M].上海:上海科学技术出版社,2015.

[10] 郑玉娇,武梦依."凉燥非燥":仝小林辨治凉燥证经验发微[J].上海中医药杂志,2017,51(1):26-28.

[11] 于晓彤,郭允.仝小林教授凉燥治验初探[J].环球中医药,2015,8(4):478-480.

[12] 中华医学会糖尿病学分会.中国2型糖尿病防治指南:2013年版[J].中国糖尿病杂志,2014,22(8):2-42.

[13] 修丽梅,王振平,严雪梅,等.糖尿病足微血管病变及其药物治疗的研究进展[J].世界中西医结合杂志,2012,7(6):532-534.

[14] 王慧,娄晋宁.糖尿病微血管病变机制的研究进展[J].医学研究杂志,2010,39(8):101-104.

[15] 迟家敏.实用糖尿病学[M].3版.北京:人民卫生出版社,2009.

[16] 任秋月,张硕,闫田田,等.黄芪桂枝五物汤干预糖尿病周围神经病变疗效观察[J].天津中医药,2017,34(3):155-158.

[17] 陈威妮,刘志龙,段素静,等.当归四逆汤对糖尿病周围神经病变患者神经传导速度和踝肱指数的影响[J].湖南中医药大学学报,2016,36

（7）：62-64.

[18] 周仲磊.当归四逆汤加减治疗雷诺氏病[J].长春中医药大学学报，2006,22（4）：30.

[19] 朱瑄.黄芪的现代药理研究及其临床新用[J].中国中医药现代远程教育,2010,8（15）：72.

[20] 王文琴.针灸治疗雷诺氏病[J].吉林中医药,2006,26（2）：47.

[21] 何佳,胡业彬,张叶祥,等.血栓前状态中医药治疗进展[J].中医学报,2014,29（12）：1825-1828.

（刘彦汶）

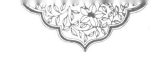

诸火郁阻 肤灼窍热 皆属于脾

"郁火"是指阳气郁于体内不得发散，进而化火成热的一种病理状态。其热势郁遏缠绵，见证独特，非一般之火热病邪，盖因脾胃气机升降失调，阳气壅滞或无力散发所致[1]。所谓气有余便是火，故有"百病皆兼郁，久郁必化火"之说。同时，《丹溪心法·六郁》中也提出："气血冲和，万病不生，一有怫郁，诸病生焉。故人身诸病，多生于郁。"这说明"郁火"极为多见。郁火主要乘袭人体之肌表皮肤及眼、耳、口、鼻、咽喉等官窍，而出现肤灼窍热之症。郁火证可见于多种现代疾病，西医多为对症治疗，相对局限，而中医药具有辨证治疗、异病同治等优势。全教授秉承李东垣的"脾胃内伤学说"，认为郁火证与中焦有密切的联系，主张从脾论治该病，以升阳散火、甘温除热、益气升阳、清热化湿为治疗法则，宣发阳气而散郁火，以保证中焦气机升降正常为要。他用"诸火郁阻，肤灼窍热，皆属于脾"概括"郁火证"的辨识要点及病机，这为临床治疗郁火证提供了思路。

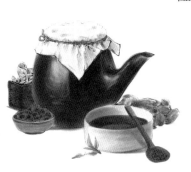

一 释义

①火：指蕴结于体内的火热邪气，因气滞、血瘀、痰凝、湿阻、食积等多种病理因素久聚而成，即"五气过极皆能化火"。②郁：积聚也，即因情绪不畅或病邪（气、血、痰、火、食、湿等）堆积而导致机体气机不畅[2]。《丹溪心法·六郁》云："气血冲和，万病不生，一有怫郁，诸病生焉。"因此，"郁"乃内生致病的主要病机，气血不和，诸邪积郁体内不得散发而为疾病。③肤灼：指皮肤灼热的感觉。④窍热：指耳、眼、咽喉等官窍干燥发热。《正字通·穴部》云"凡物气相通者曰窍"，诸窍宜通不宜塞。

二 疾病概述

（一）西医概述

西医没有"郁火"的名称，但根据郁火证之症状和病理病机，可以把慢性鼻炎、咽炎、口腔溃疡等兼见目干、咽干、病变部位灼热感等火热症状者归属于郁火证[3-5]。同时一些皮肤病，如痤疮、带状疱疹、皮肤瘙痒症等，也常具有郁火证的病机特点[6-9]。另外，郁火证还可以与糖尿病周围神经病变的一种特殊表现等同，即患糖尿病周围神经病变者不出现常见的疼、麻、木、凉症状，反而出现四肢灼热甚或灼痛，又称为"反雷诺现象"，西医认为此为高血糖引起的神经损伤[10-12]。

（二）中医概述

郁火证可溯源至《素问·六元正纪大论》的"火郁发之"，它提出了火郁于内而应发散之的治则，为人们认识"郁火"做了铺垫。《证治汇补》中明确提出了郁火的三种病因病机，包括素体内热者外感风寒所致郁火者，情志不遂而肝郁化火者，以及脾胃虚弱而阳气被遏导致郁火者，这说明郁火证非一般之火证，外感及内生邪气均可致病。而张景岳则在《景岳全书》中提出应根据郁火的不同病因给予不同的治疗方药：若因外邪为犯，则宜柴胡剂或升阳散火汤；若郁火在经，发为疮疡痈疽，则当用连翘归尾煎之类轻宣散之。李东垣称郁火证为"阴火"，他有"脾胃气虚，则下流于肾，阴火得以乘其土位"之论，明确指出该病的核心病位在于中焦脾胃。对于"阴火"的症状，李东垣描述为"遍身壮热，头痛目眩，肢体沉重，四肢不收，怠惰嗜卧""气短、精神少而生大热，有时显火上行，独燎其面"等火热症状。总体来说，郁火证病位在脾，其病变主要乘袭人体之眼、耳、口、鼻、咽喉等官窍及肌表皮肤，表现为火热之症。

三 病机阐述

全教授认为郁火证之病机有三[13]。一是阳气偏盛，郁于中焦，脾胃壅滞而使其不得发散。所谓"气有余便是火"，出现各种火热之症，此为脾胃气机壅滞，阳气遏于中焦脾胃而不得散发，导致阳气相对不足，进一步郁而化火，即阳气遏型郁火证。二是脾胃气虚，无力散发阳气，致使阳气郁积于官窍、肌表等留止之处，化火化热，故出现虚性功能亢进，表现出体表的火热症状，此为阳气的绝对不足，即阳气虚型郁火证。三是脾胃虚而湿热遏于中焦，阳被湿困，难以升发而郁积于肤窍，此即阳气虚而湿热郁遏型郁火证。应当注意的是，无论是阳气的相对不足还是绝对不足，脾胃气机升降失调乃为其病机核心。

全教授根据多年的临床经验，发现郁火证之核心脏腑为中焦脾胃，但在官窍、皮肤及四肢均可表现为病。他提出郁火证的病理特点乃"诸火郁阻，肤灼窍热"。《素问·阴阳应象大论》云"清阳出上窍"，窍为阳气升散游行之出路，也是病理性阳气留止之处。若阳郁于内不得发散，则容易郁积在各窍而化火。此处的窍泛指官窍，包括眼、耳、口、鼻、咽喉等。郁火在眼则为结膜炎，在耳则为耳鸣如蝉、中耳炎，在口则为唇炎、口腔溃疡，在鼻则为鼻炎，在咽喉则为咽喉炎等。同时，郁火证发于皮肤、四肢则表现为皮肤灼热，以四肢灼热或手足心热为主，通常不伴皮温升高，临床常见的典型疾病是灼热型糖尿病周围神经病变。不同于典型的火热证，郁火证是由于热郁于里而不张扬于外，其表里不一，仅观其症状很难一目了然[14]。但探究郁火证之根本病机，乃病在脾。中焦脾胃为气机升降之枢纽，若脾胃有病，气机升降失调，首先引起的是气机紊乱，可致气滞、气郁。因此，郁火证实因气机升降紊乱，阳气发越受阻，不得外达而化为火。可以说脾是解郁升阳散热之根本，故郁火者首当治脾。

四 郁火证的治疗

（一）阳气遏型郁火证的治疗：升阳散火汤

阳气遏型郁火证的病机是脾胃气机壅滞，使阳气无法发散，为阳气的相对不足。其火热症状较明显，而虚象不明显或较轻。所谓"火郁发之"，阳热郁于体内，当以因势利导之法发之散之，给邪气以出路。仝教授又称此治法为"升阳散火"。阳气在上而走清窍，在用药上当以清轻上浮之品升发阳气。常用的药有升麻、柴胡、葛根、羌活、独活、防风等，这些药均味辛、质轻，药性升浮，又统称为"风药"，其功能疏散宣透，能引邪上行而发表，以散郁火。风药又包括温性风药和凉性风药，在临床运用时又须根据不同的症状而具体对待[15]。治疗阳气遏型郁火证的代表方剂为李东垣的经典名方——升阳散火汤。此方乃运用风药升发阳气，宣散郁火的典型方剂。此方的证治要点在于郁火证中脾虚症状较轻，热象明显者[16]。仝教授在临床上常用该方治疗阳气遏型郁火证，疗效甚佳。

升阳散火汤，原载于李东垣《内外伤辨惑论》，为治疗内伤发热的名方。李东垣《脾胃论》云："（升阳散火汤）治男子妇人四肢发热、肌热、筋痹热、骨髓中热，发困，热如燎，扪之烙手。"素体脾胃气虚，形衰气弱，谷气不盛，上焦不行，下脘不通，胃气郁而熏蒸胸中，阴火内生，故而发热；或寒凉郁遏脾胃，阳气被遏于脾土之中，升发受阻，郁于中焦，而成内热。而无论是脾虚生热，或是阳郁生热，本病均以脾胃气虚为病理基础。由于气虚程度不甚，脾阳被遏程度较轻，故升阳散火汤证之脾虚症状并不严重，临床仅可见四肢发热，热郁肌表，自觉热甚，触之皮肤温度升高，或咽部异物感，似咳非咳，似痰非痰，咯声不断，及肝阴不足，木郁土壅之象，或稍见神疲乏力、少气懒言、面色无华、纳呆便溏、舌淡苔白、脉弱无力等脾胃气虚表现。脾主四肢肌肉，阳气抑遏脾土，不能外达，故四肢肌肉发热，扪之烙手。全教授认为，此证当以四肢发烫为辨证要点：若郁热外发，则停于四肢肌表；若郁热上壅，则结于咽喉。李东垣论治脾胃，常常以生发阳气为本，认为内伤病当"从阴引阳""非风药行经不可"。故治以升举阳气，发越郁火。方中重用柴胡为君，苦平而微寒，能除热散结而解表，发越少阳郁火；升麻、葛根发越阳明之火，羌活、防风发越太阳之火，独活发越少阴之火，诸药共用为臣；人参、甘草益脾土而泻热，芍药泻脾火而敛阴，且酸敛甘缓，散中有收，不至有损阴气。升阳散火汤所治郁热之病机以脾胃气机壅滞，脾阳被遏为主，病机相对单纯。由于本证脾虚不著，仅有四肢发热，故组方以升举清阳之风药为主，佐以补益脾胃之品，并未见内伤发热而大肆补脾益气是本方组方精妙之所在。全教授认为，升阳散火汤证为过食寒凉，或木郁土壅，卫阳被遏，阳气不能发散所致，内生之热或向外郁于体表，或向上郁于咽喉。故此方为治疗糖尿病以四肢、胸背发热为表现的末梢感觉神经障碍，或郁火所致慢性咽炎之效方。在临床应用中，注意辨识患者的发热是否由脾虚气弱所致，以及脾虚之程度如何，是选用本方的重要参考。选用大量风药升阳的同时，应注意其适当配伍，以防其升散太过，反耗气伤阴。

（二）阳气虚型郁火证的治疗：补中益气汤

阳气虚型郁火证主因脾虚严重，中气不足，无力托举，清阳不升，热壅于内，为阳气的绝对不足。该证的临床表现为低热缠绵难愈，气短乏力，纳差，困倦，可见久泻、小腹坠胀、脏器脱垂等中气下陷症状。因此治疗该证型时，应当着重于本，以顾护脾土为要。临床上采用的治法主要是"甘温除热"。"甘温除热"法由李东垣首先系统地提出，在《脾胃论》《内外伤辨惑论》中多有提及，其含义是用味甘性温的中药治疗虚证发热。甘温除热法源于《素问·至真要大论》："劳者温之……损者温之……"所谓内伤劳倦当以补脾土为要，而补益之药多味甘性温。常用人参、白术、黄芪、炙甘草等益气补中，中土健而气机调，郁火得以散。运用甘温除热法治疗此阳气虚型郁火证的代表方剂为补中益气汤，益气升提、强健中焦而除虚热。气血相互为依，气虚通常影响血的正常生理功能，故临床治疗该证时，常可根据实际病情配伍一些补血行血之药，使气血皆能得以扶持，阴阳和谐而郁火消[17]。

补中益气汤出自《脾胃论》，具有益气健脾、升阳举陷之功，主治饮食劳倦、脾胃虚弱、气虚发热、清阳下陷诸症。全教授认为，补中益气汤证之发热，往往出现在患者劳倦过度，耗气伤形之时，这是由于患者脾胃气虚太甚，劳累后伤气更甚，气不内敛，中气下陷。元气不足，运化无力，清气不升反降，无力托举，热壅于内，乃典型的气虚发热。临床上，此类患者一般都具有四肢无力、困倦少食、饮食乏味、不耐劳累、动则气短、气虚下陷、久泻脱肛、脏器脱垂等表现。故本方所治之证，脾虚较前方更甚，辨证以中气下陷，脾失升清，浊气散布全身，周身发热，同时伴有小腹坠胀为要。方中黄芪补中益气，升阳固表，为君；人参、白术、甘草甘温益气，补益脾胃，为臣；陈皮调理气机，当归补血和营，为佐；升麻、柴胡协同人参、黄芪升举清阳，为使。综合全方，一则补气健脾，使后天生化有源，脾胃气虚诸症自可痊愈；一则升提中气，恢复中焦升降之功能，使下脱、下垂之证自复其位。又因黄芪与人参、甘草诸药为除燥热、肌热之圣药，其中黄芪温分肉、益皮毛、实腠理，不令汗出，益元气而补三焦，故本方所治之证，脾虚较升阳散火汤证更甚，以致中气下陷，脾失升清，浊气散布全身，周身发热，同时伴有小腹坠胀。临床应用中，应根据元气与郁火的盛衰，适当调整方药用量，如虚寒之象盛，尚可加入附子等补火以助阳。有中气下陷诸症的患者，往往脾虚病程已久，胃纳不佳，胃口难开，因此身体虚弱，不耐药物，可能会出现虚不受补的情况，故治疗时应首先注意患者对于药物的耐受程度，先开胃，再逐渐调整剂量，不可急于求成。

（三）阳气虚而湿热郁遏型郁火证的治疗：升阳益胃汤

郁火证的重要病机之一为湿热[18]。脾为阴土，喜燥恶湿，脾胃气虚则无法运化水湿，日久化热而导致湿热内生。因此，阳气虚而湿热郁遏型郁火证亦为临床常见的证型之一。患者临床常见热势缠绵，以午后热甚，身热不扬，或有口苦，或有大便黏臭等湿热之象。针对此证，当以"益气升阳，清热化湿"为主要治法。仝教授常以升阳益胃汤治疗此证，其中：陈皮、茯苓、泽泻等药运脾化湿，助中焦运化而调气机；黄连、半夏清热燥湿；羌活、独活、防风、柴胡等风药升发阳气。诸药配伍，升阳除湿健脾并举而除郁火。故治疗此证的代表方剂为升阳益胃汤，临床运用该方的核心指征为脾胃虚兼有中焦湿热的症状，如纳呆、神疲、大便溏泄或黏臭，舌象通常为胖大、齿痕，脉常濡或细弱[19]。该方升中寓补，能较好地恢复胃肠道的生理功能，能补脾胃、除湿热而散阴火，虚实皆调[20]。

升阳益胃汤，亦出自《内外伤辨惑论》，原方主治"肺之脾胃虚"。《脾胃论·肺之脾胃虚论》载"怠惰嗜卧，四肢不收……体重节痛，口苦舌干，食无味，大便不调，小便频数，不嗜食，食不消，兼见肺病，洒淅恶寒，惨惨不乐，面色恶而不和，乃阳气不伸故也"。升阳益胃汤证的病机在于脾胃虚弱，湿热滞留中焦，阻遏一身阳气，清阳不升，浊阴不降，故郁热内生。仝教授认为，本证的脾虚程度较补中益气汤证重，在脾虚清阳无力升举导致郁热内生、四肢发热的基础上，更添胃热胃滞，邪热壅滞，故有食不消化、大便溏结不调、苔黄厚等胃热脾虚之象是本证的又一辨证要点。升阳益胃汤由黄芪、半夏、人参、炙甘草、独活、防风、白芍、羌活、陈皮、茯苓、柴胡、泽泻、白术、黄连组成。治以健脾益胃，升清降浊，补气固表，祛湿止痛。由于气虚较重，故以补气建中为要务，人参、黄芪、白术、炙甘草大补元气，同时以补为升，健运脾胃，从而使阳气生发；羌活、独活、防风、柴胡等风药同用，升举清阳之气，而搜百节之湿，如此则温补而无呆滞之虞，升散而无耗气之弊；半夏、陈皮、泽泻降浊阴，浊阴降而清阳自升；茯苓淡渗利湿而健脾；白芍酸收敛阴，以防风辛散伤阴；黄连燥湿泻热。升阳益胃汤，组方以甘温益气之品，佐以祛风升阳之药物，一补一升，寓补于升，使脾运得健，清阳得升，奏升阳益胃之功。

五　验案举隅

（一）升阳散火汤加减治疗更年期综合征

张某，女，60岁，2015年8月初诊。症见耳鸣、耳痒，咽部干痒、咽部异物感，晨起口苦，自汗、烘热汗出，急躁易怒，喜太息，头晕，记忆力减退，食凉或硬的食物则胃胀，二便调。舌红，苔黄，脉沉弦弱。

【诊断】

西医诊断：更年期综合征。

中医诊断：郁火证。

中医辨证：脾胃虚弱，阳气郁遏。

【治疗】

治法：益气和中，升阳解郁。

处方：升阳散火汤加减。

葛根30g，升麻9g，柴胡9g，羌活9g，独活15g，防风9g，黄连15g，知母30g，赤芍30g，黄芪30g，党参15g，淫羊藿15g，枸杞子15g，鸡血藤15g，生姜15g。

水煎服，每日1剂，早晚分服。

服上方12剂后，患者咽痒、咽部异物感较前明显减轻，急躁易怒改善80%，自汗、烘热汗出减轻50%，余症皆见不同程度的缓解。

【按语】

本案为升阳散火汤治疗郁火证的典型案例。患者见明显的耳部、咽部、口部热证，为阳气不升，滞于官窍，郁而化热，故当因势利导而散其热。而饮食不适则胃胀，此因脾胃虚弱，运化失司。故观该患者诸热之象，盖因脾胃气虚，阳气无力散发，从而表现出虚性亢进，因此当补脾土而除其虚热。同时考虑到患者年已六十，肝脾肾功能皆见减退，虽在外表现为急躁易怒、烘热汗出等更年期诸症，在治疗上当着眼于肝脾肾而调其本。综合辨证，施以升阳散火汤加减。以葛根、升麻、柴胡、羌活、独活升发阳气，散其郁热；以黄芪、党参益气健脾；在此基础上，加淫羊藿、枸杞子，以补肝肾、固根本。诸药并用，标本兼治。

（二）升阳益胃汤合黄芪桂枝五物汤加减治疗灼热型糖尿病周围神经病变

李某，女，44岁。2014年因口干渴、下肢烧灼感就诊于当地医院，查FBG 17.58mmol/L，诊断为2型糖尿病。现为求中医诊疗，遂来全教授处求治。刻下症：四肢发麻、干燥，双下肢沉重、烧灼感，双足触电感，口干、口渴，大便每日1行、质干，小便黄，尿频、夜尿4～5次。舌红，苔黄厚腻，脉沉弱。

【诊断】

西医诊断：2型糖尿病，糖尿病周围神经病变。

中医诊断：消渴，郁火证，血痹。

中医辨证：阳气郁遏，气虚络滞。

【治疗】

治法：升阳解郁，益气通络。

处方：升阳益胃汤合黄芪桂枝五物汤加减。

黄芪30g，桂枝9g，鸡血藤30g，葛根30g，羌活9g，独活15g，黄连6g，知母15g，生姜9g。

水煎服，每日1剂，早晚分服。

服上方28剂后，患者双下肢沉重、烧灼感减轻40%，口干渴明显缓解，自觉四肢皮肤较前湿润，双手掌尤甚，大便每日1次、质稍干，小便调、夜尿3～4次。继服该方加减后，诸症大有改善。

【按语】

本案患者见四肢干燥、下肢烧灼感及口干、口渴等"热态"，脾虚症状虽不明显，但从舌脉上看为湿热中阻，运化无力。脾气无力运化，则阳气被遏于脾土之中，郁而化热。此热尤以四肢、官窍发热为主要症状，其热缠绵难愈。故治疗应因势利导，使阳气升而郁火散，以升阳益胃汤宣发郁热而治其"热态"。而糖尿病周围神经病变在中医中属于"血痹"范畴，盖因营卫不和，血脉痹而不通，出现四肢的感觉神经异常，黄芪桂枝五物汤为治疗该病的"靶方"。因此，本案在治疗上施以升阳益胃汤合黄芪桂枝五物汤，态靶结合而治其标本。

（三）升阳益胃汤加减治疗神经症

薛某，女，62岁。患者素有急躁易怒，2010年因大怒而全身气窜，影响睡眠，中西医治疗均不见缓解，于2015年在仝教授处就诊。刻下症：急躁易怒，周身气窜，右胁下胀痛，嗳气或矢气后舒，胃脘及腹部胀满不适，自觉胸腹、后背烧灼感，口苦，身热不扬，纳可，眠差，大便每日行1次，质黏臭。舌红，苔黄腻，脉弦滑数。

【诊断】

西医诊断：神经症。

中医诊断：郁火证。

中医辨证：湿热困脾，阳气不升。

【治疗】

治法：益气升阳，清热化湿。

处方：升阳益胃汤加减。

黄芪30g，党参15g，炒白术9g，川黄连6g，清半夏9g，陈皮9g，茯苓15g，泽泻9g，羌活15g，独活30g，白芍30g，生姜9g，大枣9g。

水煎服，每日1剂，早晚分服。

服上方28剂后，患者周身气窜及右胁下胀痛减轻50%，胸腹、后背灼热感明显缓解。现症见周身气窜、脘腹及肝周明显，右胁下胀痛，矢气较多，身热不扬，心烦易怒。改上方的泽泻为15g，加制香附9g、广郁金9g、延胡索9g、川楝子9g。继服28剂后，患者气窜、胁肋胀痛较前明显好转，身热减退，其余诸症皆有改善。

【按语】

该患者具有明显的胸腹、后背灼热及脘腹胀满，伴身热不扬、口苦、便黏臭等症状，此为湿热困脾，气机紊乱，阳气不升，可以明确辨为阳气虚而湿热郁遏型郁火证。而周身气窜、胁肋胀痛、急躁易怒等均为肝郁化火之症状。因此选用升阳益胃汤以运脾化湿，升发阳气。方中党参、炒白术、黄芪甘温补中，健脾益气；陈皮、茯苓、泽泻、川黄连则运脾化湿清热，以除中焦湿热；同时配以性升散之羌活、独活而助阳气之升发。二诊考虑到患者胁下胀痛未除，肝郁气滞明显，故针对该证加以制香附、广郁全、延胡索、川楝子等"靶药"，理肝气之郁滞而缓解疼痛。此案患者症状特殊，仝教授从"郁火"考虑，疗效颇佳。

（四）升阳益胃汤合黄芪桂枝五物汤加减治疗糖尿病周围神经病变合并干燥综合征[21]

赵某，女，63岁，2014年6月初诊。主诉：血糖升高8年，伴有四肢疼痛3年。3年前确诊为糖尿病周围神经病变，予甲钴胺治疗，效果不佳。刻下症：双足趾及双手指麻木、疼痛，伴随烧灼感，以致无法行走，盖被子、穿袜子皮肤即痛；眼干、口干、耳干、咽干、皮肤干，自觉发热，汗多；易饥，胃痛，偶有头晕头痛；大便每日1次、成形、质可，小便可、夜尿2～3次。舌暗红，苔黄腐腻，舌底瘀滞，脉沉缓弦数。辅助检查（2014年6月24日）：肌电图示右胫运动神经传导速度减慢；双下肢动脉超声未见异常；HbA1c 6%，FBG 5.1mmol/L。既往史：高脂血症10年余，脂肪肝（轻度），子宫肌瘤术后，乳腺增生。现用药：阿卡波糖。

【诊断】

西医诊断：2型糖尿病，糖尿病周围神经病变，干燥综合征，高脂血症。

中医诊断：郁火证。

中医辨证：阳虚络瘀脾虚。

【治疗】

治法：升阳益气，活血通络。

处方：升阳益胃汤合黄芪桂枝五物汤加减。

黄芪30g，党参15g，炒白术15g，黄连6g，清半夏9g，陈皮9g，茯苓15g，泽泻15g，防风9g，羌活15g，独活15g，柴胡9g，白芍15g，鸡血藤15g，首乌藤15g。

28剂，水煎服，每日1剂，早晚分服。

二诊时，咽干、眼干、皮肤干已完全消失，双下肢疼痛较前明显改善，脚趾疼痛减轻，现走路多时脚趾仍有麻感和热感。辅助检查：HbA1c 5.68%，FBG 6.07mmol/L，血脂、肝功能、肾功能均正常。上方加桂枝6g、茵陈15g、赤芍15g、三七粉3g（冲服）、肉桂3g。2日服用1剂，继续巩固治疗。

【按语】

此案中医辨证为郁火证，其病机为阳虚、络瘀、脾气虚。辨证要点为患者干燥症状明显，四肢（尤其下肢）疼痛剧烈，伴有胃部疼痛，主方选用升阳益胃汤和黄芪桂枝五物汤。周围神经病变的基本病机为络脉瘀阻。气血津液互相化生，血瘀必将导致津液布散不利，此案中病机之间互为关联。

升阳益胃汤调理患者之"态"，升发阳气，通阳化气，给机体以阳光，阳光蒸腾津液以布散全身、滋养机体，故而凉燥得治；同时升阳益胃汤健脾补虚，以补足中气，治疗患者的胃痛、易饥等症状。黄芪桂枝五物汤属于糖尿病周围神经病变的"靶方"，黄芪补气助血运，桂枝温经通阳，白芍敛阴，鸡血藤、首乌藤、三七粉引经入络，活血温经通络，经络温通，疼痛麻木症状得治。该处方态靶结合，升阳益胃汤升阳补中以调态，黄芪桂枝五物汤补气活血通络以治靶，态靶十字互交，故而疗效显著。

（五）升阳益胃汤合酸枣仁汤加减治疗失眠[22]

孙某，女，43岁，2016年1月5日就诊。主诉：失眠20余年。刻下症：失眠，入睡困难，眠浅易醒，时有多梦；乏力，心慌，腰痛；双手心发热，出汗多；右下肢时有发沉发胀；耳鸣；二便调。舌质红，脉弦略涩。

【诊断】

西医诊断：失眠。

中医诊断：不寐。

中医辨证：脾气虚弱，郁火内扰。

【治疗】

治法：益气健脾，清热解郁。

处方：升阳益胃汤合酸枣仁汤加减。

生黄芪30g，党参9g，炒白术9g，黄连6g，陈皮9g，清半夏9g，羌活9g，独活9g，防风9g，酸枣仁30g，知母15g，川芎9g，生姜15g，大枣9g。

7剂，每日1剂，晚饭后、睡前2次分服。

经电话随访，患者自述用药后当月失眠已缓解30%，因事务未及时复诊。

【按语】

患者长期失眠，仝教授的既往处方以酸枣仁汤合交泰丸、知柏地黄丸加减，配以淫羊藿"益火之源以消阴翳"，以及煅龙骨、煅牡蛎、珍珠母、磁石等重镇安神药物进行治疗，已取得一定疗效。此患者失眠再次复发，来势凶猛，并伴有双手心发热且多汗、乏力，辨证为脾气虚弱，郁火内扰，治法当散郁热而补中气，选用升阳类方。因患者有多汗、乏力、失眠、心慌等症状，偏于阳虚，故而选用升阳益胃汤而非升阳散火汤治疗。此诊处方，升阳益胃汤调态，酸枣仁汤治靶，态靶结合，十字交互，以求取效。

（六）补中益气汤加减治疗顽固性发热[23]

周某，女，24岁。因间断发热6个月入院。患者入院前无明显诱因而出现低热，最高37.5℃，先后就诊于多家医院，口服中药及西药治疗（具体不详），均无明显疗效。入院前外院电子胃镜示浅表性胃炎Ⅰ级，碳14呼气试验（＋）；抗EB病毒核抗原IgG（＋）1∶10，抗EB病毒衣壳抗原IgA（＋）1∶100。入院时患者低热，乏力，反酸，胸闷及憋气间作，食欲可，纳可，夜寐欠安，二便调。舌淡红，苔薄黄，脉弦数。入院诊断为慢性胃炎，发热原因待查，不排除病毒性心肌炎、伤寒、传染性单核细胞增多症。继续完善相关检查：血常规示大致正常；生化全项示肌酐33.90μmol/L，球蛋白32.8g/L，白蛋白/球蛋白比值1.28，凝血四项示血浆凝血酶时间13.7s；D-二聚体定量1 774.35μg/mL；心脏彩超示三尖瓣Ⅰ度反流；血片分类、嗜异性凝集试验未见异常；甲状腺功能正常；二便常规正常；PPD试验、柯萨奇病毒B组IgM抗体、乙肝五项、丙肝抗体、风湿四项、风湿病抗体、艾滋病抗体均阴性；EB病毒检测IgG（＋）；上腹彩超、下腹彩超、胸部正侧位、立位腹平片未见异常；全消化道造影示慢性胃炎伴食管裂孔功能不全，小肠未见器质性及功能性病变。询问病史得知患者因学习压力大，情绪起伏较大，结合患者的临床表现及化验指标，治以疏肝解郁、宽胸理气。处方：白芍10g，枳壳10g，陈皮10g，丹参30g，茯苓20g，甘草10g，葛根20g，瓜蒌20g，桂枝6g，厚朴20g，降香10g，清半夏10g，石菖蒲20g，薤白6g，苦杏仁10g，郁金20g，竹茹10g。3剂，水煎服，每日1剂，每次150mL。3剂后，患者仍低热，调整治法为清热解毒、疏利少阳。处方：板蓝根30g，柴胡24g，炒白术20g，炒薏苡仁30g，大青叶20g，地骨皮10g，茯苓30g，黄芩10g，鸡内金10g，连翘20g，青蒿30g，生麦芽30g，太子参10g，鱼腥草20g，清半夏10g。3剂，水煎服，每日1剂，每次150mL。3剂后依旧低热。结合患者乏力等气虚症状，改为甘温除热法。

【诊断】

西医诊断：顽固性低热，慢性胃炎。

中医诊断：郁火证。

中医辨证：气虚发热。

【治疗】

治法：补益中气，甘温除热。

处方：补中益气汤加减。

黄芪20g，白术30g，陈皮6g，升麻10g，柴胡15g，太子参10g，炙甘草6g，当归15g，半夏10g，黄芩6g。

3剂，水煎服，每日1剂，每次150mL。服药后，患者热退，又予3剂巩固治疗。出院后随访，未再发热。

【按语】

本案患者为年轻女性，情志不遂，导致肝气不畅，气机郁滞，气郁日久化火，肝气横逆犯脾，日久致脾气虚衰，影响脾主升清，脾不能发挥濡养的功能，致周身无法得到滋养，故出现发热、乏力；中焦脾胃气机升降失常，当降不降，胃气挟胃液上逆，故反酸；苔薄黄、脉弦数为气郁化火之象。患者缠绵低热不除，前两诊施以疏肝解郁、疏利少阳、清热解毒之法，肝胆之气得疏，但未考虑到患者脾气虚衰乃低热的根本原因，故效果不佳。后综合四诊，辨证为阳虚型郁火证，并施以李东垣的补中益气汤大补脾气，甘温除热。补中益气汤由黄芪、太子参、白术、炙甘草、升麻、柴胡、陈皮、当归组成。方中黄芪入脾、肺经，补中益气，升阳固表；太子参、白术、炙甘草益气健脾，与黄芪合用，奏补中益气之功；升麻、柴胡引胃中清阳上行，助胃气升腾；陈皮、半夏理气健脾；当归养血补血，与黄芪、太子参合用，气血双补；本方加黄芩苦寒坚阴，可泻火除燥热。诸药合用，补益脾胃，升发元气，潜降阴火。

参考文献

[1] 刘鸿达.郁火证初探[J].河北中医，1985(2)：15-16.

[2] 杨琳，张丽萍.浅论"火郁发之"[J].浙江中医药大学学报，2015，39(10)：727-729.

[3] 许荣正.补脾胃泻阴火升阳汤在耳鼻眼口腔科中的临床应用[J].中医杂志，1990(4)：27-28.

[4] 王素琴.升阳散火汤加减治疗慢性咽炎60例[J].中国民间疗法，2000，8(6)：31-32.

[5] 丁阳，王长松.浅谈补脾胃泻阴火升阳汤治疗复发性口腔溃疡[J].东南大学学报(医学版)，2016，35(4)：592-594.

[6] 张等锋，裴海霞.运用"火郁发之"理论治疗痤疮理论探析[J].中国社区医师(医学专业)，2012，14(34)：248.

[7] 嘉士健，廖剑坤，嘉雁苓，等."火郁发之"立论治疗带状疱疹疗效观察[J].河北中医，2015，37(7)：977-979，1072.

[8] 唐伟，李里.从"火郁发之"论治带状疱疹后遗神经痛[J].针灸临床杂志，2010，26(12)：19-21.

[9] 汪静，谢志军，李海昌.基于火郁理论探讨皮肤瘙痒症辨治[J].陕西中医学院学报，2015，38(6)：64-66.

[10] 韦姗姗.仝小林教授运用升阳散火汤治疗糖尿病周围神经病变经验总结及其他运用[D].北京：北京中医药大学，2012.

[11] 牛玉红.升阳散火汤治疗糖尿病周围神经病变66例[J].陕西中医，2008，29(10)：1321-1322.

[12] 刘文科,王佳.仝小林辨治糖尿病皮肤温度异常验案举隅[J].辽宁中医杂志,2012,39(4):625-626.

[13] 仝小林.维新医集:仝小林中医新论[M].上海:上海科学技术出版社,2015.

[14] 赵绍琴.谈火郁证的治疗及体会[J].中医杂志,1980(10):24-26.

[15] 王中琳.风药治疗火郁证配伍浅探[J].吉林中医药,2003,23(8):42.

[16] 王涵,周强,顾成娟.仝小林教授运用三升阳方的经验[J].中国中医急症,2013,22(5):743-744,753.

[17] 胡一莉.《内经》"火郁发之"内涵和实践价值[J].中华中医药学刊,2008,26(6):1150-1152.

[18] 黄为钧,赵进喜,丘立富.李东垣"阴火学说"初探[J].中医杂志,2015,56(15):1265-1268.

[19] 冯玉华,杨育同,闫润红.升阳益胃汤方证相关性的文本挖掘[J].中国实验方剂学杂志,2013,19(13):359-362.

[20] 袁媛,曾庆明.升阳益胃汤临床应用[J].吉林中医药,2014,34(7):664-667.

[21] 郑玉娇,武梦依."凉燥非燥":仝小林辨治凉燥证经验发微[J].上海中医药杂志,2017,51(1):26-28.

[22] 武梦依,贾淑明.仝小林应用升阳益胃汤异病同治经验发微[J].山东中医杂志,2017,36(3):228-230.

[23] 金玉珠,岳妍.补中益气汤治疗顽固性发热验案1则[J].湖南中医杂志,2015,31(11):110-111.

（郑玉娇）

第十二章

诸脏纤化
久病久痛
皆属于络

　　脏器纤维化是由其他疾病导致的一种可发生于多种脏器或组织的慢性进展性疾病，其病理基础与微循环障碍密切相关，现代医学对其无良好的治疗方案。脏器纤维化可归属于中医"络病"范畴，瘀血阻络是导致脏器纤维化的重要病机。仝教授以"络病"理论为指导辨治脏器纤维化，并提出了一系列预防及延缓脏器纤维化的有效方药。通过以早期治络、全程通络为主要治则的中药干预治疗，可有效延缓纤维化的进程，提高患者的生活质量。"诸脏纤化，久病久痛，皆属于络"则是仝教授对脏器纤维化的病机及临床辨识要点的概括性阐述。

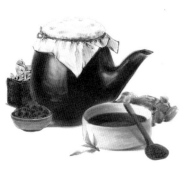

▓ 一　释义

①脏纤化：脏器纤维化是由多种急慢性疾病引起的器官组织内纤维结缔组织增多和实质细胞减少的病理变化，可见于心、肝、肺、肾、神经系统、骨髓等器官的组织。其本质是组织损伤后的"瘢痕化"修复[1]。②久病：指慢病，即迁延难愈并进展性加重的疾病。③久痛：指长期、慢性的疼痛。④络："络脉"概念首见于《黄帝内经》，络脉把在经脉中线性运行的气血津液弥散到全身，成为布散气血津液、提供营养交换、络属脏腑百骸的网络结构，类似于西医解剖学的微血管[2]。

▓ 二　疾病概述

纤维化是由于炎症等因素导致器官实质细胞发生坏死，组织内细胞外基质异常增多和过度沉积的病理过程。轻者纤维化，重者引起组织结构破坏而发生器官硬化，最终因脏器功能衰竭而产生腹水、肿瘤等并发症。病理改变早期以间质细胞浸润为特点，晚期则伴有大量胶原纤维沉积。心、肝、肺和肾等实质脏器纤维化是导致脏器功能衰竭及患者致残、致死的主要原因[3]。目前对脏器纤维化的发病机制仍未十分清楚，用于早期诊断的生物标志物仍未找到，穿刺活检作为临床诊断的金标准，发现时患者多已至疾病中、晚期。针对纤维化的治疗主要还是去除病因及支持治疗，同时预防并发症的发生，专门针对纤维化的治疗药物几乎没有。现代医学诊治纤维化存在难以早期诊断、缺乏针对纤维化的治疗药物及预后不良等问题。中医治疗纤维化有独特的优势，在疾病早期、中期加用中药干预可以起到延缓疾病进程甚至逆转纤维化的效果，清燥救肺汤、鳖甲软肝片等复方或中成药经临床研究证实对脏器纤维化有效[4-5]。国家自然科学基金委员会医学科学部在2015年首次以重点项目集群的方式资助脏器纤维化的研究，设有7个重点项目立项领域，其中就包括中医药防治脏器纤维化[6]。

三　病机阐述

中医文献中并无脏器纤维化这一疾病的相关记载，根据各脏器纤维化在原发病及并发症期的症状和体征，可将其归属为"喘证"、"肺痹"、"肺痿"（肺纤维化）、"肝积"、"臌胀"（肝纤维化）等范畴。这些病证虽与纤维化相关，但突出的是单一脏器在纤维化某一时期的典型表现，以此类病名立法，仅抓住了某一横断面的主要矛盾，而忽视了疾病全程的病理改变与发展，对疾病治疗缺乏针对性。另外，处于纤维化进展的早中期患者的临床表现多不明显，但已经出现局部组织细胞的损伤与修复状态，此期是抑制、阻断甚至逆转纤维化进一步发展的重要时期，若以症状为要素进行辨证，常常出现无证可辨的情况。

（一）脏器纤维化病位在络脉

中医之络多层次、广泛地分布于五脏六腑、四肢百骸，《灵枢·经脉》云"诸脉之浮而常见者，皆络脉也"，《灵枢·脉度》云"当数者为经，其不当数者为络也"，这种遍布全身的网络式分布与人体的微血管极为相似；并且，络脉具有布散气血津液、提供营养交换、内灌脏腑、外濡腠理的生理功能，叶天士云"凡人脏腑之外，必有脉络拘拌，络中乃聚血之地"，与微血管物质交换的功能相吻合。因此，络的概念可与现代医学中的微血管相对应。

脏器纤维化最主要的病理改变之一是微血管的病变，包括窗孔的减少及基底膜增厚，"瘢痕性"增生使得血液与组织细胞间的物质交换被阻断，虽因受累脏器不同而表现各异，但疾病之诱因及初期病机大致相同，可异病同治，治法总以行气活血通络为要，根据不同脏器损伤再辅以补益药。其病理基础与中医的"络损"相合，因络脉损伤，气血不利，致使营养不能灌注脏器，血不利而成瘀，滞于脏腑，脏气失养，脏真废而浊气汇，久则形成纤维化。故病位在络，病性初期以实为主，渐至虚实夹杂，晚期以虚为主。

（二）核心病机为久病入络

《灵枢·百病始生》言："是故虚邪之中人也，始于皮肤……留而不去，则传舍于络脉。"叶天士云"风邪由经入络""初病气结在经，久则雪伤入络"，其"久病入络"的医案中，多见肺络、肝络、脾络、肾络、心包络等脏腑伴属的络脉。这表明邪气若日久不去，则易随经入络，影响脏腑功能。

纤维化是组织器官反复遭到破坏，慢性进展而成的病理改变。仝教授认为脏器纤维化的进程符合中医"久病入络"之病机，起病多伴有炎症、感染等病邪侵袭的诱因。若邪势嚣张，迅速入里，火热燔灼脏腑，致络脉损伤，当邪退正虚时，可见脏腑纤化，如肺炎所致的纤维化；若正虚邪恋，内舍脏腑，成为痼疾，阻碍络脉气血流通，久而形成纤维化，如慢性肝炎。因此，祛邪通络为其基本治法，早期注重祛除病邪，晚期兼顾补益气血，全程应重视活血化瘀通络。

四 脏器纤维化的分期辨证

（一）原发病期

纤维化的起因为组织细胞的损伤，包括炎症刺激损伤及痰浊、水饮等病理产物堆积所致损伤。两者病因虽异，但起病之后常交互为患，如：过食肥甘者体内痰浊堆积，阻滞中焦，致使郁而生热；外感湿热者困遏脾胃，壅塞肝胆，或阻碍肺之宣降，致使体内水液运化失常，生湿生痰。此期有组织细胞的损伤，但纤维化尚未形成。

1. 热毒伤络

因炎症所致的纤维化多属此类，如病毒性肝炎、病毒性肺炎所致的肝纤维化、肺纤维化等，在纤维化的进程中常伴有反复的炎症。病机总属湿热疫毒伤络，起病时多有外感症状，后因湿热偏盛或正气不足，由表入里，湿郁热蒸，缠绵不去，留于脏腑，灼伤血络，致血行滞涩而成纤维化。病位在肝，常见胁肋胀满疼痛、黄疸、疲倦乏力，可伴有肝功能的异常，肝病犯脾则见腹胀、纳差等，病位在肺则见咳嗽、气喘，可有黄黏痰等临床表现。

2. 病邪阻络

因饮食偏嗜，或情志不舒，或职业因素所致纤维化多归为此类，如酒精性肝硬化、脂肪肝性肝硬化、肺尘埃沉着病（又称尘肺）等。病邪为痰浊、食滞、湿热等，其间又交错夹杂、相互并见。因长期的生活因素使病邪内伏，病理产物堆积于脏腑而难以清除，久而久之，则脏器内络脉不通，气血不行，渐至气滞血瘀之候，最终形成纤维化。患者主诉中常有明显诱因，如多食肥甘厚味、嗜好烟酒、长期情志不舒等。因痰浊、食滞致病者多见形体肥胖，B超示脂肪肝形成（脂肪肝性纤维化）；因粉尘吸入过多或吸烟过多致病者多见口唇青紫，舌下络脉瘀滞，常咳嗽咳痰，易患易感，肺功能下降（肺纤维化）。

（二）代偿期

此期患者受累器官影像学检查或穿刺活检已有纤维化的产生，但功能未严重减退，仍可部分代偿。患者多无明显的症状，常缺乏特异性，部分患者可有不适、乏力、体重减轻等表现，肝纤维化早期患者肝功能指标正常或轻度异常，脾脏有轻度肿大，间歇性出现食欲减退、消化不良和腹泻等症状。常因劳累或精神紧张而出现，为肝失调达，横犯脾胃之故，劳累或紧张进一步耗损肝气，致脾胃运化失司，水谷难化，出现腹泻。肺纤维化早期患者可有逐渐加重的活动性呼吸困难，常伴干咳，是肺气受损，呼吸及宣降功能下降所致。此期邪气较盛，正气未衰，病机为虚实夹杂，是治疗纤维化的关键阶段。及早诊断，积极进行药物干预，定期随访是防止其进一步发展的重要措施。

（三）失代偿期

此期患者受累器官内大面积纤维化，导致机体功能紊乱，脏腑衰败，并发症丛生。患者出现肝、肺、心等脏器的衰竭，并发症可见肺源性心脏病、肿瘤、腹水等，病势凶险。此期患者在疾病凶险阶段应以积极抢救、对症处理为主，在稳定阶段主要病机为痰浊瘀血化生癥积，体内邪气侵凌，正气亏耗，病机以正虚为主。

五 干预策略

纤维化总因血络损伤或邪阻血络，致气血不能濡养局部脏腑所致，因此调达气血为治疗之根本，通络药的应用当贯穿全程，尤其在患者纤维化早期或邪热燔灼，存在"热极伤络"的危险时，即应加用活血通络药。

在病程初期，血瘀不甚时采用辛香宣透，引经通络，常用药有桂枝、薤白、降香、郁金、川芎等，它们既可开结气，宣郁滞，又可引药入络，通脉络之壅塞。此外，《本草便读》云："凡藤类之属，皆可通经入络。"对于气滞血瘀证之重者，加用藤类药可增理气活血，散结通络之功，常用药有鸡血藤、络石藤、海风藤等。络病初起，气血失调，可用草木类药加以调理。当病程日久，血伤入络，邪气内舍脏腑时，草木类药物力有不逮，则需借虫类药走窜之力，搜剔络中之痰瘀，常用药有水蛭、地龙、土鳖虫、僵蚕等。若癥积已成，则需加用活血消癥药，如三棱、莪术、大黄、鳖甲、桃仁等。

针对病程的不同时期、邪正盛衰及伴随症状的不同，用药侧重亦有所不同。在原发病期应重视病因，以祛邪为主。针对不同的病因，热毒伤络者的治疗重点在祛湿，湿去则热孤，可采取清热燥湿通络，肺络热盛常用夏枯草、黄芩、半边莲，肝胆湿热常用龙胆草、栀子、茵陈、大黄、虎杖、鬼箭羽等。若患者为中老年人，气虚卫外不固，应加用补气固表药预防感染，《活法机要》中已明确指出："壮人无积，虚人则有之。"病邪阻络者首当辨明病因：若为痰浊阻络，则采用化痰散瘀通络之法，常用药包括半夏、茯苓、浙贝母、益母草、茺蔚子等；若伴有脂肪肝，则加用清热保肝药，如茵陈、五味子、白芍，以及降脂药红曲；若为气郁阻络，则采用理气解郁通络法，常用药包括香附、郁金、柴胡等。

代偿期是邪正机转的关键时期，也是可以逆转病势的最重要时期。此期纤维化已成，而机体尚能代偿，治疗以活血化瘀、软坚散结、抗纤维化为主，常选用抵当汤、抵当丸、下瘀血汤、大黄䗪虫丸等破血消癥药。对于中老年患者，应注意攻补兼施，不可攻伐太过而耗伤正气，肺纤维化者以黄芪、党参等益气固表，肝纤维化者以鳖甲、怀牛膝、五味子活血消癥兼补肝肾之阴。

纤维化失代偿期患者会出现腹水、肿瘤、呼吸衰竭等严重并发症，治疗当针对并发症，解决主要矛盾，以提升患者的生存质量为主。稳定阶段以补益为主，根据不同病机加用利水、清热、通络的药物。补益当辨明气血阴阳，益气有黄芪、红参、灵芝，养阴有天花粉、生地黄、五味子，温阳有附子、肉桂、淫羊藿、仙茅等。

六 常用方药

（一）化纤散

三七粉3g、水蛭粉3g、生蒲黄2 5g、牛大黄0.5g、炙黄芪9g，此为1日量，1次6g，温水调服，每日3次。以3个月为1个周期，一般服用2~4个周期。此方为辨病方，因各种原因引起的肝、肺、肾等的慢性纤维化均可应用，根据患者的病情，酌情配以汤药[7]。

（二）莪术

味辛、苦，性温，为治癥瘕要药，有活血破瘀散结之功，尤益于气滞血瘀型患者，张锡纯言其"治女子瘀血，虽坚如铁石，亦能徐徐消除"。该药可缓消癥块，适用于脏器纤维化中晚期，以补药相佐则久服无弊。全教授用其治疗肝纤维化的用量常在30~120g，破瘀配三棱，化瘀配三七，长期服用需配黄芪、党参等补气药。现代药理研究显示，莪术可通过抑制细胞凋亡、降低转化生长因子表达等途径延缓纤维化的进展[8-9]。

（三）虫类药

络之为病，发于毫末，且药味难以到达。脏器纤维化为沉痼之疾，塞阻经络，一般草木之品难达病所，必以"飞者升，走者降，灵动迅速，追拔沉混气血之邪"的虫类药"搜剔络中混处之邪"[10]。故在疾病晚期以水蛭粉、虻虫粉冲入，该类药尤益肾络，常配大黄组成抵当汤，用以治疗肾络损伤而致肾功能不全患者。

（四）大黄䗪虫丸

大黄䗪虫丸是《金匮要略》中的著名方剂，主治以"五劳虚极羸瘦，腹满不能饮食，食伤、忧伤、饮伤、房室伤、饥伤、劳伤、经络营卫气伤，内有干血，肌肤甲错，两目黯黑"为临床表现的"干血痨"，取其活血化瘀之功，经方新用，在肝纤维化、肝硬化的治疗中运用甚广。该方具有补虚、活血、逐瘀之功，地黄、芍药、甘草为补虚而设，大黄、桃仁为活血之用，水蛭、蛴螬、虻虫为破血逐瘀而立。因而，本方为活血破瘀、软坚散结、攻补兼施、缓中补虚、祛瘀生新的典型方剂。慢性肝炎持续进展可能出现肝纤维化，而持续的肝纤维化最终将导致肝硬化并引起严重后果。因此，有效的抗肝纤维化治疗成为阻止肝硬化发生的必要手段。药理研究显示[11-12]，大黄䗪虫丸具有抗肝细胞损害，减轻肝细胞变性坏死，改善其功能代谢，增强内皮细胞对透明质酸酶的摄取与降解，抑制肝脏结缔组织增生，抑制血栓形成，同时可改善肝内胶原代谢异常，从而达到抗肝纤维化的作用。

七 验案举隅

（一）多脏器纤维化验案

王某，男，77岁，主因"肝硬化2年，腹水1个月"于2012年4月23日就诊。患者1年前因上消化道出血被诊断为肝硬化代偿期，Ⅱ型呼吸衰竭，肺间质纤维化伴感染，冠心病，心脏瓣膜病，高血压病3级，糖尿病、门静脉栓子形成。给予抗炎、加大吸氧浓度、止血、抑酸、降门脉压、对症治疗。刻下症：腹水，双下肢轻度水肿，腹泻每日10余次已10余年，恶心，憋气，头晕心慌，精神尚可，纳差，眠差，憋醒，小便可。体重65kg，身高190cm，BMI 18。舌苔腻、水滑，舌紫暗，舌下络脉瘀滞，脉弦大。既往有高血压病10年，糖尿病10余年，间断用药，控制不佳。现用药：甘精胰岛素。

【诊断】

西医诊断：肝硬化腹水，肝源性糖尿病，肺间质纤维化，Ⅱ型呼吸衰竭。

中医诊断：水肿。

中医辨证：水湿内停，气化不利。

【治疗】

治法：清肝利水。

处方：自拟方。

清半夏15g，三七15g，桃仁15g，虎杖15g，茯苓120g，陈皮15g，生黄芪45g，莪术30g，马鞭草30g，党参15g，炒白术15g，泽泻60g。

2012年6月19日复诊，服上方35剂。腹水明显缓解，几乎全部消除，双下肢水肿稍减轻，腹泻加重，憋气好转，仍心慌，睡眠好转，大便稀溏，日8次，腰痛，双下肢乏力明显，蹲下后不能站起，鼻衄，咳嗽多痰，痰中带有血丝，纳眠可，小便可。舌苔腻减轻、水滑，舌紫暗，舌下络脉瘀滞，脉大。血压（BP）160/85mmHg（1mmHg≈0.133kPa），空腹血糖（FBG）7.6mmol/L。患者水肿好转，故减轻利水力度；针对其长期水样便，加大补脾胃之阳的力度。

处方：焦三仙各30g，党参15g，泽泻30g，三七15g，生黄芪45g，桃仁15g，马鞭草30g，清半夏15g，灶心黄土60g，莪术30g，虎杖15g，茯苓60g，陈皮15g。

2012年9月4日三诊，服上方35剂。腹水减轻，基本消除，乏力，近期鼻衄减轻，腰痛，不能坐，气喘明显，大便稀，平均日5次，最多日20次，纳少。舌苔薄润，舌紫暗，舌下络脉瘀滞，脉虚。血常规：RBC $3.58×10^{12}$/L，HGB 112g/L，PLT $39×10^9$/L。尿常规：PRO（++）。血生化：ALT 28U/L，AST 36U/L，GLO 35g/L，DBIL 16.1μmol/L，TBIL 39.9μmol/L，BUN 7.04mmol/L，SCr 72μmol/L，UA 588μmol/L，LDH 300U/L，LDL-C 1.37mmol/L，HDL-C 1.03mmol/L，TG 1.13mmol/L，

GLU 5.1mmol/L。患者邪气渐退，正虚显露，当以补脾肾为主。

处方：熟地黄30g，当归15g，炒杜仲45g，清半夏15g，茯苓30g，炒白术15g，虎杖15g，生黄芪45g，桃仁15g，莪术30g，三七15g，马鞭草30g，泽泻30g，党参15g，陈皮15g。

2012年11月6日四诊，服上方28剂。腹水消失，气喘，腰痛减轻，水样便，每日3~5次，纳可，生活基本可以自理，眠尚可，多梦，喜饮。舌苔薄润，舌紫，脉稍有力。血生化：GGT 542U/L，AST 31U/L，ALT 21U/L，GLO 31g/L，ALB 35g/L，BUN 5.95mmol/L，HDL-C 1.01mmol/L，LDL-C 1.46mmol/L，UA 482μmol/L，GLU 5.8mmol/L，CHO 2.89mmol/L，LDH 295U/L，TG 1.14mmol/L，SCr 77μmmol/L。患者生活质量改善，方以四君子加减，徐徐补之。

处方：党参20g，茯苓45g，炒白术15g，炙甘草15g，灶心黄土120g，诃子30g，茵陈30g，泽泻15g，生大黄0.5g，炒杜仲30g。

【按语】

此患者已至纤维化失代偿期，肝、肺损伤严重，肝、肾功能衰竭，并发腹水、心脏病等。初诊时，水湿泛滥，舌水滑，脉弦大，腹水严重。急则治标，以行气利水为主，茯苓用至120g，泽泻用至60g，兼清肝活络。复诊后身体大好，水湿已除八成。患者长期腹泻，示肝肾不足，脾胃阳虚。渐渐调整补药的比重，加强补益之力，后期邪气进一步消退，病机渐成以正虚为主，改以补肝肾、益脾胃为主，缓缓图之。

（二）原发性胆汁性肝硬化验案

【案1】

周某，女，65岁，2008年11月19日初诊。主诉：胸闷、胁肋胀满，伴腹胀、口干、口苦4年余。现病史：患者于2006年无明显诱因出现胸闷、胁肋胀满，伴腹胀、口干、口苦，于外院系统检查，行肝穿刺活检，确诊为"原发性胆汁性肝硬化"。刻下症：胸闷，胁肋胀满不适，腹胀，食后腹胀明显加重。口干、不喜饮，晨起口苦，口淡。患者平素畏寒，情绪易激动。纳少，眠尚可。大便干结，2~3日1次，小便自遗。查体：右侧肝区按压痛、叩击痛明显，肋下未触及。右侧甲状腺肿大，触及结节，质硬，边界清楚，无按压痛。舌边齿痕，舌底滞瘀。血压130/90mmHg。既往史：1994年行左甲状腺腺瘤切除术，1999年因子宫内膜异位及卵巢巧克力囊肿行子宫及附件全切术，乳腺增生。辅助检查：①肝纤维化四项（2008年11月14日）示透明质酸酶（HA）46.8ng/mL，层粘连蛋白（LN）596.4ng/mL，Ⅳ型胶原（Ⅳ–C）349.0ng/mL，Ⅲ型前胶原（PCⅢ）697.9ng/mL。②血生化（2008年8月）示天冬氨酸氨基转换酶（AST）43U/L，丙氨酸氨基转移酶（ALT）27U/L，γ-谷氨酰转肽酶（γ-GTP）65U/L。③B超（2008年11月14日）示右甲状腺低回声，考虑结节性甲状腺肿大；左颈部多发低回声结节，考虑淋巴结肿大。慢性肝损害合并脂肪肝（轻度），脾厚。肝脏大小正常，形态正常，回声密集，轮廓欠清晰，肝边缘角稍钝，肝内管系欠清晰，门脉内径11mm；胆总管内径2mm，胆囊大小正常，壁厚2mm；脾脏肋间厚41mm。

【诊断】

西医诊断：原发性胆汁性肝硬化。

中医诊断：肝积。

中医辨证：气郁血瘀。

【治疗】

治法：理气活血，软坚散结。

处方一（基本方）：下瘀血汤合消瘰丸加减。

桃仁9g，酒大黄6g，夏枯草30g，玄参30g，黄芩30g，龙胆草15g，浙贝母30g，香附9g，莪术15g，三七12g，生姜15g。

水煎服，每日1剂。

处方二：

大黄䗪虫丸3g。

每日3次。

2009年8月12日二诊，患者以上方为基本方于门诊调方，服药9个多月，口干明显减轻，大便调畅，腹胀减轻，仍饭后腹胀。近日因劳累出现双下肢凹陷性水肿，腰膝湿冷。处以上方改莪术30g、三七30g，继续服用大黄䗪虫丸，嘱一年后查肝纤维化四项指标。因水肿较重，嘱2周后复诊。

2009年8月26日三诊，患者服二诊方14剂，水肿消失，腰膝湿冷明显减轻。现眠差易醒，头晕，饭后腹胀，小便频，夜尿每晚2次，大便正常。血生化：γ-GTP 90U/L，直接胆红素（DB）2.48μmol/L，总胆红素（TB）7.7μmol/L；甘油三酯（TG）2.09mmol/L。

处方：柴胡9g，枳实15g，白芍15g，炙甘草9g，桃仁9g，酒大黄3g，水蛭粉3g（分冲），五味子15g，三七15g，莪术30g，赤芍30g，红曲6g。

水煎服，每日1剂。继服大黄䗪虫丸。

患者以三诊方为基本方在门诊调方，服用至2010年6月。2010年6月23日四诊，患者服药1年半，胁肋胀满明显减轻，情志改善，生活质量明显提高。辅助检查：①2010年6月1日，肝纤维化四项示HA 98.9ng/mL，LN 80.4ng/mL，Ⅳ-C 34.3ng/mL，PCⅢ 1.7ng/mL。②凝血四项正常。③B超示肝实质弥漫性损害。肝脏大小正常，形态正常，回声密集，轮廓欠清晰，肝边缘角稍钝，肝内管系欠清晰，门脉内径10mm；胆总管内径4mm，胆囊大小正常，壁厚3mm；脾脏肋间厚25mm。④甲胎蛋白（AFP）8ng/mL。

【按语】

患者以胸闷、胁肋胀满、腹胀为主诉，平素情志易激动，有气郁之诱因，长期气机阻滞而致痰结、血瘀之象。而胸闷、胁肋胀满、腹胀均为气滞血瘀所致。患者因气郁而致肝失疏泄调达，形成肝硬化的病变，初诊给予下瘀血汤合消瘰丸加减，桃仁、酒大黄为活血祛瘀的常用药对，用此药对以去久积之恶血。桃仁，《神农本草经》言"味苦，平，主瘀血血闭、癥瘕邪气，杀小虫"，为治疗癥瘕积聚的常用药。取消瘰丸中夏枯草、玄参、黄芩、浙贝母清热祛痰、软坚散结。龙胆草"大苦大寒，性禀纯阴，大泻肝胆火邪"（《本草求真》）。香附为血中之气药，能行气以活血，盖血不自行，随气而行，气逆而郁则血亦涩，气顺则血亦从之而和畅。莪术为血闭、癥瘕积聚之证的靶药。患者2009年8月12日二诊出现水肿，当辨别水肿症之因，非为水液不运，而乃瘀滞内停，阻滞气机，气郁则水停所致。故当从去郁陈莝来辨治，选用大剂量的三七和莪术，祛瘀以行气，气行则水行。患者病情稳定后以四逆散合抵当汤巩固治疗。柴胡、枳实、白芍、炙甘草行气解郁。桃仁、酒大黄、水蛭粉祛瘀。三七、莪术祛瘀消积，抗纤维化。赤芍凉血祛瘀，清肝泻火，对肝功能有良好的保护作用，临床常用于急慢性肝损伤。诸药合用，共奏其功。

【案2】

原田某，女，35岁，日本籍，1992年5月16日初诊。患者从1992年3月中旬开始出现全身瘙痒感，食欲不振，肝区不适。在日本某医院检查：抗线粒体抗体（AMA）1：640，血清碱性磷酸酶（ALP）48 U/L，血清亮氨酸氨基肽酶（LAP）207 U/L，TC 238mg/dL，IgM 770mg/dL，总蛋白（TP）8.6g/dL，白蛋白/球蛋白比值（A/G）1.21，ALB 54.7mg/min，$\alpha 1$-微球蛋白8.1mg/L，AST 92 U/L，ALT 147 U/L，γ-GTP 273 U/L，C-RP 0.9mg/dL，被确诊为原发性胆汁性肝硬化。刻下症：眼眶及面色黧黑，口唇发紫，体胖，皮肤瘙痒，食欲不振，极易疲劳，肝区微胀，大小便正常。舌质隐紫，舌苔白、略厚腻，脉沉细。

【诊断】

西医诊断：原发性胆汁性肝硬化。

中医诊断：肝积。

中医辨证：大黄䗪虫丸证。

【治疗】

治法：破血消癥。

处方：大黄䗪虫丸。

每次1丸，每日3次，并停服所有西药。

服药后定期复查，各项指标均逐渐好转。1994年5月18日复查，除TTT 8.2U/L、LAP 79U/L略高于正常值外，余均转为正常。

【按语】

原发性胆汁性肝硬化是一种预后不良的疾病。大黄䗪虫丸本为"干血痨"而设，仝教授用大黄䗪虫丸治疗肝炎后肝硬化、酒精性肝硬化、慢性肝炎等40余例，对肝功能指标改善明显。本例患者两目黑暗，肌肤瘙痒，唇舌紫暗，内有癥血明矣，故用大黄䗪虫丸治之。

（三）肾纤维化验案

【案1】

王某，女，39岁，2008年1月21日初诊。发现血糖升高10年。患者10年前产后发现血糖升高，空腹血糖（FBG）10mmol/L左右，因症状表现不明显，未予系统治疗，先后不规律服用二甲双胍、磺脲类降糖药。2007年初，至当地医院检查FBG 20mmol/L左右，即住院治疗。2007年10月于北京某医院确诊为糖尿病肾病终末期。既往有高血压病史6年，现服硝苯地平控释片、特拉唑嗪片等，血压控制在150/80mmHg左右。糖尿病视网膜病变已进行3次激光手术。当日血压150/80mmHg。刻下症：恶心，咽部不适，有异物感，四肢沉重，现服用利尿剂（不详），无明显浮肿。头晕，腹胀，胃脘部振水声，气短，心下空虚感，视物模糊，怕冷明显，大便难，临厕努责。舌淡，苔中后部微腐，舌底瘀滞，脉弦细、略滑。辅助检查（2007年12月20日）：血生化示血肌酐（SCr）460μmol/L，尿酸（UA）520μmol/L。血常规示红细胞（RBC）3.39×10^{12}/L，血红蛋白（Hb）108g/L。

【诊断】

西医诊断：糖尿病肾病（终末期），肾性贫血，肾性高血压。

中医诊断：呃逆。

中医辨证：浊毒犯胃，脾肾阳衰。

【治疗】

治法：和胃降逆，排毒通腑，温健脾肾。

处方：大黄附子汤合小半夏加茯苓汤、四君子汤。

附子30g（先煎2h），酒大黄15g（后下），清半夏15g，干姜30g，茯苓60g，生白术30g，炒白术30g，白芍30g，炙甘草9g。

患者服药7剂，自觉恶心基本消失，大便通畅。但觉胸部憋闷，四肢沉重乏力，不欲食，腹胀，头晕，夜寐不安。2008年1月25日复查血生化示FBG 7.39mmol/L，SCr 434μmol/L，UA 520μmol/L，BUN 19.59mmol/L。患者恶心消失，大便通畅，可见胃之逆气已平降，故可去清半夏。虚象愈显，胸中大气不足，运转无力，故觉胸部憋闷。加红参15g益元气；加生黄芪补经络之气以利水；加水蛭9g活血通络，合酒大黄为抵当汤。

2008年3月3日复诊，自诉胸部憋闷、气短明显好转，现仅偶发。四肢沉重明显好转，现仅略感发沉。面颊麻木，走路不稳。怕冷，易烦躁，二便调。舌根部腐腻苔，舌底络瘀，脉沉弦缓。辅助检查（2008年2月23日）：血生化示SCr 329μmol/L，UA 477μmol/L，BUN 15.67mmol/L，FBG 6.82μmmol/L。血常规示RBC 3.84×10^{12}/L，Hb 128g/L。当日血压155/95mmHg。上方加怀牛膝、茺蔚子，茺蔚子既可活血，又可利水，血水同治。舌根部苔腐腻，故加苍术、佩兰化湿浊；胸部憋闷，故加丹参；加蝉蜕、紫苏叶，一可预防外感，防肾病加剧，二可疏风化浊，减轻蛋白渗漏。

2008年3月31日复诊，自诉服药后颜面麻木好转，行走较前已稳，偶有胸闷气短。视物不清好转。2008年3月25日复查血生化示：SCr 302μmol/L，UA 433μmol/L，BUN 14.85mmol/L，FBG 6.74mmol/L。血常规：红细胞比容（HCT）35.1，Hb 123g/L。此后患者病情逐渐趋于稳定，SCr、BUN等生化指标虽偶有反复，但总体趋势为平稳下降，患者本人亦觉自身较前轻快。

【案2】

荀某，男，60岁，2007年11月19日初诊。血糖升高20年。患者1987年因出现多食、多饮、多尿至医院查FBG 11mmol/L，诊断为2型糖尿病。曾口服格列苯脲半年余，血糖控制较好，后疏于治疗，自行停药。5年后血糖再次升高，始服中药，FBG控制在11~12mmol/L，坚持服药3年后再次中断治疗。现注射诺和灵R早15U、中8U、晚8U，诺和灵N睡前18U，血糖控制尚可，FBG 5~6mmol/L，餐后2h血糖（2hPG）8~9mmol/L。现症见大便干，排便困难，2~3日1行，每次需服通便药方能排便。下肢水肿，小便泡沫多，夜尿2次，纳眠可。舌淡红，苔薄黄腻，舌底脉络瘀滞，脉弦硬略数。既往有糖尿病视网膜病变3年，糖尿病肾病4年，高血压病2年，血压最高可达180/90mmHg，现服硝苯地平缓释片。当日血压160/80mmHg。辅助检查（2007年11月12日）：BUN 11.42mmol/L，

SCr 218.6μmol/L，Na 133.2mmol/L。尿常规示蛋白500mg/dL，GLU 100mg/dL，RBC 25/μL。2007年11月15日复查：2hPG 10.6mmol/L。

【诊断】

西医诊断：2型糖尿病，糖尿病肾病，氮质血症，高血压病。

中医诊断：水肿。

中医辨证：肾损络瘀，精微泄漏，血水不利。

【治疗】

治法：补肾通络，活血利水。

处方：自拟肾浊汤加减。

大黄30g，益母草30g，蝉蜕9g，僵蚕9g，金樱子30g，山茱萸30g，生黄芪30g，当归30g。

30剂，每日1剂，水煎温服。

2007年12月24日复诊，自诉服药后大便通畅，每日2次。下肢水肿减轻40%。近期因出现低血糖，胰岛素减量。现注射诺和灵R早10U、中5～6U、晚5～6U，诺和灵N睡前10U。辅助检查（2007年12月19日）：BUN 10.33mmol/L，SCr 168.9μmol/L，FBG 9.2mmol/L，HbAlc 5.8%。2007年12月23日复查：FBG 4mmol/L，2hPG 10mmol/L。

服药1个月，SCr、BUN等生化指标已有明显改善，可守方继服。后患者每个月复诊1次，每次检查生化指标均有不同程度的改善，多次就诊后双下肢仅轻微水肿，小便中有少量泡沫。故换以参芪丹鸡地黄汤合抵当汤加减，长期服用，益肾活血通络。处方：生黄芪30g，党参15g，鸡血藤30g，当归15g，生大黄20g（单包），水蛭粉6g（冲服），金樱子30g，山茱萸30g，茺蔚子30g，泽兰15g，泽泻15g。

【按语】

以上两个病例或以大黄附子汤为主方，或以抵当汤为主方，每诊必用大黄，或生用或酒制，不仅取其通腑之力，更求其排毒泻浊之功，清除积蓄于肾络中的毒素。肾脏纤维化最主要的病理改变是诸毒积蓄，损伤肾脏。因此，必以排毒泻浊为首务。毒素损伤，肾脏受损，累及于脾，脾肾亏损，不能运化水湿，则发为水肿；运化失健，不能生化气血，则致贫血。因此，肾功能衰竭出现的水肿、贫血诸症，均是以脾肾亏虚为本；精微泄露亦是因为肾虚失于固摄，往往需固涩精微。因此，对于慢性肾病肾脏纤维化，尤其应重视健脾益肾，这不仅可以对症治疗，而且能提高机体的免疫力，防止出现其他并发症。

参考文献

[1] 熊维宁，聂静，孙瑞娟，等.脏器纤维化：一个重要的病理生理过程[J].中国科学基金，2015，29（3）：172-177.

[2] 吴以岭.络病学[M].北京：中国科学技术出版社，2004.

[3] WYNN T A, R AMALINGAM T R.Mechanisms of fibrosis:therapeutic translation for fibrotic disease[J].Nat Med, 2012, 18(7):1028-1040.

[4] 寇焰.清燥救肺汤加减治疗特发性肺纤维化疗效观察[J].北京中医，2005，24（2）：95 96.

[5] 林佃相，刘颖翰，石栓柱，等.恩替卡韦联合复方鳖甲软肝片对代偿期乙肝肝硬化患者肝纤维化程度的影响[J].河北医药，2016，38（11）：1639-1641.

[6] 国家自然科学基金委员会.2015年度国家自然科学基金项目指南[M].北京：科学出版社，2015.

[7] 仝小林.维新医集：仝小林中医新论[M].上海：上海科学技术出版社，2015.

[8] 王文文，程锦国.温莪术对大鼠肾间质纤维化的保护作用及其机制研究[J].中华中医药学刊，2014，32（1）：144-146，230.

[9] 李娟，单长民，赵永德.三棱、莪术抗大鼠肝纤维化的作用机理探讨[J].山东医药，2010，50（37）：25-27.

[10] 韦姗姗.仝小林教授治疗肺间质纤维化验案举隅[J].福建中医药，2011，42（4）：20-21.

[11] 李文琍，吴诗品.大黄䗪虫丸治疗慢性肝炎肝纤维化的临床疗效观察[J].中国药房，2008，19（21）：1658-1660.

[12] 江玉娟, 司秋菊, 张艳慧, 等. 大黄蛰虫丸对动脉粥样硬化大鼠核因子-κB蛋白表达的影响[J]. 中国老年学杂志, 2011, 31(1): 113-115.

（王翼天）

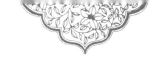

第十三章

诸寒湿郁
久治不愈
皆属于瘀

血瘀理论是中医学的重要组成部分，气滞、寒凝、湿阻、痰浊、气虚、血热等因素皆可导致瘀血的产生[1]。其中寒邪和湿邪常相兼致病，极易阻碍血行，导致瘀血内生。另外，气郁、血郁、痰郁、火郁、湿郁、食郁等久郁也可化热阻络，郁热伏于脉络，与血相搏或灼津耗血，亦可导致瘀热内生。瘀血经久不去，客于经络，则经络痹阻；客于脏腑，则成痼化毒，甚则成瘤成癌。全教授根据寒湿邪气及六郁易致血瘀的病理特点，在临床上治疗此类疾病时常在"温阳""开郁清热"等治疗大法的基础上，配合通络化瘀之法，并且重视全程通络。因此，他以"诸寒湿郁，久治不愈，皆属于瘀"概括此类疾病的病证特点。

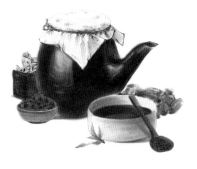

一 释义

①寒：指寒邪，既包括外感之寒，又包括因阳气匮乏而内生之寒。②湿：指湿邪，既包括外感之湿，又包括因水液代谢失常（脾失健运、肺失通调、肾失温煦等）而内生之湿。③郁：指气机或邪气郁滞而使机体处于一种郁滞不通的病理状态，可因饮食积滞或情志不调等引起。④久治不愈：指病程长久、缠绵难愈，或经过长期治疗但效果不理想。⑤瘀：指血液循行迟缓，或流行不畅，甚则血液瘀结停滞成积的一种病理状态。

二 疾病概述

（一）西医概述

现代医学没有与血瘀相对应的病名，但随着科技的不断发展，有关血瘀理论的研究逐步深入，重点体现在对相关理化指标特点的探索上。最新研究表明，瘀血这一病理产物的发生多是在一定因素作用下，引起心脏、血管、血液等发生生物物理学、组织学及生理生化方面的变化，使血流运行迟缓甚则停滞，或血溢脉外，留于组织间隙，由动态变为静态；在病理生理上则表现为血液循环障碍、组织受累损伤，以及细胞炎症、水肿、变性、糜烂、坏死、硬化、增生等继发性改变。故血瘀证应包括血液流行不畅或淤积，血液循环障碍的发生、发展及其继发性变化等全部病理改变过程[2]。治疗上以改善微循环为主[3-4]。需要注意的是，中医学中的血瘀证不仅是血液本身理化性质的改变，还包括机体整体的证候特征。因此，我们不能简单地将血液高黏状态等同于血瘀证，或仅用某些单一的理化指标代替整体辨证，以防对血瘀证的认识局限化、片面化。

科研人员通过将大鼠长期置于寒冷环境中，诱导其形成寒凝血瘀证的动物模型，模型大鼠可出现血液流变学异常、微循环障碍等血瘀证特有的病理改变，由此可见寒凝血瘀证存在其客观的物质基础[5-6]。另有研究显示，痰湿型与瘀血型冠心病患者存在相似的病理生理学基础，这集中体现在血液流变学、微循环、血管活性因子等方面，且随着病程的延长，湿瘀转化越加显著，说明痰湿存在向瘀血转变的病理过程[7]；同样有动物实验表明，高湿环境可导致大鼠血液流变学等出现与血瘀证相似的理化改变[8]。另外，长时间刺激、激惹大鼠，也可使其出现与血瘀证相似的病理改变[9]，这说明气郁也可导致血瘀证的发生。

（二）中医概述

血瘀理论历史悠久，最早记载于《楚辞》，许慎在《说文解字》中言"瘀，积血也"，《五十二病方》中也提到了活血化瘀法，但奠定血瘀证理论基础的文献当属《黄帝内经》。《黄帝内经》中虽未言血瘀之名，但可见"脉不通、留血、血凝涩、血脉凝泣、血着"等记载，书中不仅对血瘀证的成因和症状表现进行了描述，还提出了血瘀证的基本治疗原则。《金匮要略·惊悸吐衄下血胸满瘀血病脉证治》中第一次提出了"瘀血"的病名，首创血瘀证的辨证论治体系；唐宋时期，各医家对血瘀证和活血化瘀法的理论、方剂、药物等均有了更加深入的认识，这使得血瘀理论有了进一步的发展；明清时期，血瘀理论更加完善，尤以王清任的《医林改错》为代表，它将活血化瘀法提升到了一个新的高度。

通常情况下，血瘀证指因气滞、痰浊、寒凝、湿阻、气虚、血热及外伤等多种因素，导致血运受阻、流行不畅或离经之血未散而引起的病证[10]。体征上，常表现为面目黧黑或晦暗少华，口唇发紫，爪甲发黑，舌质出现紫纹、紫点、瘀斑，舌下静脉曲张，等等。脉象常表现为沉、弦、涩、结代或无脉。症状上，疼痛、出血是其典型表现，其他如神经精神症状、腹满、口渴、心悸、怔忡、月经色暗或有血块、肢体麻木或偏瘫、皮肤瘙痒等也可在血瘀证中见到。

三 病机阐述

《素问·调经论》曰："血气者，喜温而恶寒，寒则泣不能流，温则消而去之。"《医林改错》亦云："血受寒则凝结成块。"《灵枢·百病始生》曰："温气不行，凝血蕴里而不散，津液涩渗，着而不去，而积皆成矣。"《灵枢·五变》曰:"怒则气上逆,胸中蓄积,血气逆留,髋皮充肌,血脉不行。"《血证论》云:"气结则血凝。"以上均为中医对寒湿郁致瘀病机理论较早的相关论述。

(一)寒湿不去,两相叠加,久则成瘀

寒湿常常相兼致病,寒为阴邪,主收引凝滞,易伤阳气。人体气血津液的正常运行,全赖阳气的温煦与推动作用,若外感寒邪或寒邪直中于里,入于血脉,经脉气血失于温煦,凝结固涩,阻滞不通,则成瘀血;或素体阳虚,无力鼓动血行,寒邪内生,凝涩血脉,如王清任《医林改错》中言:"元气既虚,必不能达于血管,血管无气必停留。"湿为阴邪,性黏腻重着,易阻气机,碍于血行而成瘀滞,瘀久则易内生湿瘀蕴阻之证;叶天士《温热论》曰"湿邪害人最广……湿胜则阳微也",指出湿邪尤易伤阳,尤以脾阳为甚,脾阳受损,脾胃运化水谷精微失职,致水湿停滞,痰浊中生,阻于经脉,黏腻不解,日久则致血行受阻而成瘀血[11]。

(二)郁可致瘀,郁久化热,则成瘀热

仝教授在继承《黄帝内经》及朱丹溪所提"郁证"理论的基础上,结合时代特点,对郁病的病机做出了创新性的阐述。他认为郁病成因广泛,外感六淫、饮食不节或七情内伤皆可导致郁病的发生。另外,仝教授在临床上发现多种代谢性疾病的早期均存在郁滞的病机,进而形成气郁、血郁、痰郁、湿郁、食郁、热郁等中的一种或多种并存的"郁态"。郁态日久不解,则气血津液运行受阻,致络脉郁滞,甚则瘀血内生;此外,郁多化火,易生郁热,与瘀血互结或煎灼津液,津亏不能载血而生瘀,则形成瘀热互结的病理状态[12];加之热盛灼津,津伤血虚,脉道艰涩难行,血液黏滞而致瘀血内生;或热迫血妄行,血溢脉外未散,而成离经之瘀血。

另外,病程日久,气耗阴伤,气不足则无力推动血液的运行而成瘀;阴不足则脉道艰涩难行,血流不畅而成瘀,正如《素问·痹论》所言:"病久入深,营卫之行涩,经络时疏,故不通。"体内寒湿瘀阻或瘀热搏结,又可反过来阻碍气血的运行,导致脏腑功能失调,从而加重寒湿、瘀

血、湿浊、瘀热等病理产物的蓄积，使病情缠绵难愈。

（三）经络痹阻，成痈化毒，成瘤成癌

寒湿郁结，阻滞经脉，血运尤易凝滞，滞即淤，久则瘀，甚则瘤，极则癌[13]。患者病程日久，本已阳气虚弱，阴精不足，经脉空虚，营卫不调，此时寒湿、六郁等邪气极易乘虚而入，郁结不去，又可进一步阻碍阳气的运行，阳气失运反助寒湿丛生、郁积难去。瘀血客于经络，则经络痹阻；客于脏腑，则成痈化毒，甚则成瘤成癌。《灵枢·百病始生》云"卒然多食饮则肠满，起居不节，用力过度，则络脉伤……肠胃之络伤则血溢于肠外，肠外有寒，汁沫与血相搏，则并合凝聚不得散，而积成矣。卒然外中于寒，若内伤于忧怒，则气上逆，气上逆则六俞不通，温气不行，凝血蕴里而不散，津液涩渗，着而不去，而积皆成矣"，这说明积证的成因及病理改变与寒湿瘀阻、六郁致瘀密切相关。寒湿久滞，六郁久积，致血行受阻，瘀血内生，气血运行不畅，诸多病理产物胶结不解，久则成瘤，甚则积渐生变，酿生癌毒。

四 辨证论治

仝教授言"寒湿犹如水边的苔藓，凡苔藓长得好的地方，就是阴暗、潮湿、寒冷、没有阳光的地方，舌苔白厚如积粉是典型的寒湿，治疗上要给足阳光，苔藓自除"[14]，并基于此拟定了"温阳"的治疗大法；对于六郁的治疗，仝教授结合其郁滞不通、久而化热的临床特点，拟定了"开郁清热"的治疗大法。病程日久，针对两者均易导致瘀血内生的特点，仝教授在治疗上强调行血脉之瘀滞，善于应用活血化瘀类中药。现代药理研究表明，活血化瘀类中药具有改善血液流变学、血流动力学、抗血栓、动脉粥样硬化及心肌缺血的作用，同时具有调节免疫、抗炎、抗纤维化、抗肿瘤等多重功效[15]。故中医学在血瘀证的治疗上具有明显的优势。另外，仝教授辨治此类疾病时，还善于结合临床上各种不同的兼夹证，配合温经散寒、化瘀通络、理气、利水等治疗方法。相较于现代医学单纯改善微循环

的疗法，这种综合疗法更具有全方位、多靶点、统筹兼顾的优势。

（一）肩关节周围炎——寒湿瘀阻

中医学认为肩关节周围炎的病机为年老肝肾亏虚、气血不足，或过劳而使正气内虚、无力抗邪，使肩部遭受风、寒、湿等邪气的侵袭，久而邪气痹阻经脉，筋结肩凝，寒凝血滞[16]。全教授辨治本病，认为其多数存在寒湿瘀阻的病机，常以羌活、片姜黄、桂枝、当归、鸡血藤等药为基础，以祛风通络、温阳活血，加用葛根、松节以解肌止痛，尤喜加补气之黄芪，本品可大大缩短用药疗程[9]。现代药理研究亦表明，黄芪皂苷具有促进体液免疫应答、细胞免疫应答及抗炎的作用[17]。另外，全教授治疗痹痛，常加用九分散止痛，寒热痛痹皆可应用，常用药量为：生麻黄6~9g，制乳香6g，制没药6g（饭后服，以防刺激胃黏膜），制马钱子粉0.6g（冲服）。若痛剧，须加川乌或草乌15~60g（先煎2h以上）及芍药甘草汤。现代药理研究证实：九分散提取物具有明显的抗炎、镇痛作用，能有效减轻关节肿胀程度[18]；芍药甘草汤中的甘草酸及芍药苷在抗炎、解痉、解热及松弛平滑肌等方面均具有明显的协同作用[19]。

（二）糖尿病——郁而化热，久致瘀热

全教授根据糖尿病患者的体型特点，将糖尿病分为"脾瘅"和"消瘅"两种类型。他认为糖尿病前期以六郁和络滞并存为核心病机：六郁指以食郁或气郁为先导的气郁、食郁、热郁、血郁、痰郁、湿郁并存的病理状态[20]；络滞指在六郁交互作用下导致的络脉郁滞的病理状态，络滞更甚则成瘀血。他提出糖尿病进展的关键环节是"郁而化热"。基于此，全教授强调此期的防治须牢牢抓住以"开郁清热"为中心的治疗原则，首选大柴胡汤加减治疗[21]，同时配合辛香疏络之檀香、降香等化瘀通络之品，以达未病先防，既病防变之目的[22]。随着疾病的进展，郁热更甚，流于脉络，与血相搏或煎灼津液，津亏不能载血而生瘀，热而兼瘀，此时则须根据瘀血的程度及类型选用化瘀通络、破血通络、凉血通络、止血宁络、补虚通络等法，以随证施治[23]。

五　验案举隅

（一）乌头桂枝汤加减治疗关节炎

吴某，男，44岁，2014年9月初诊。以"双下肢肌肉、关节剧痛1年余"为主诉。刻下症：双下肢肌肉、关节剧痛，遇冷加重，双脚麻木，腰酸，眠差，夜尿多，每晚4~6次。舌紫暗，苔白腻，脉沉。既往史：2型糖尿病16年，高血压病10余年。

【诊断】

西医诊断：2型糖尿病，高血压病，关节炎。

中医诊断：痹病。

中医辨证：寒湿瘀阻。

【治疗】

治法：温阳散寒，除湿活血。

处方：乌头桂枝汤加减。

制川乌9g（先煎2h），制草乌9g（先煎2h），生麻黄9g，桂枝9g，白芍15g，当归15g，鸡血藤30g，络石藤30g，首乌藤15g，五加皮9g，生薏苡仁60g，牛膝9g。

7剂后，痛大减。上方加减服用20剂，疼痛基本消失。后改水丸服半年，肢体疼、麻、木、凉等症状均消失。

【按语】

本例患者之痹痛因于寒湿，日久成瘀，故以乌头桂枝汤为主方温阳散寒、通络止痛。其中制川乌、制草乌则根据疼痛的轻重，用量为9~60g，且须先煎2h以上以减轻毒性；白芍缓急止痛；加生麻黄、桂枝使寒从腠理而出；重用生薏苡仁使湿从下除；寒湿日久成瘀，以当归、鸡血藤、络石藤、首乌藤活血通络止痛；加牛膝以补肾。全方共奏散寒除湿、通络止痛、温阳补肾之功。

（二）补肾通络汤加减治疗骨关节炎[24]

郑某，女，49岁。主诉：双膝关节间断肿痛两年半，加重2周。现病史：患者两年半前劳累后出现双膝间断肿痛、酸软，劳累或受凉后加重，休息后减轻，症状逐渐加重，上下台阶及下蹲等动作困难。双手远端指间关节肿大，时有疼痛，僵硬，晨僵每日持续不超过10min，活动后缓解。查ESR、CRP、ASO、RF以及抗CCP抗体均阴性，双手及双膝X线片示退行性改变，诊断为"骨关节炎"，予非甾体抗炎药等药口服后症状可暂时缓解，但劳累或受凉后加重。2周前，患者劳累后出现双膝疼痛加重。刻下症：双膝关节疼痛、僵硬、活动受限，下蹲及上下台阶困难，双手多个远端指间关节膨大畸形，活动受限，晨僵每日持续不超过10min，畏寒喜温，腰膝酸软，疲乏倦怠，纳可，眠一般，二便调。既往史：颈椎病1年余。专科查体：双手指近端指间关节无肿胀压痛及活动受限。双手第2至第4远端指间关节呈骨性膨大畸形，质硬，压痛（＋），屈伸轻度受限。双膝关节不红不肿不热，压痛（＋），可触及摩擦感，浮髌试验（－），屈曲100°，伸直0°。颈椎前屈、后伸轻度受限。舌质暗淡，舌下脉络色紫暗、迂曲，苔薄白，脉弦细。

【诊断】

西医诊断：骨关节炎，颈椎病。

中医诊断：骨痹。

中医辨证：寒湿瘀阻。

【治疗】

治法：温阳补肾，活血通络。

处方：补肾通络汤加减。

熟地黄20g，淫羊藿10g，狗脊10g，续断15g，骨碎补15g，怀牛膝15g，杜仲15g，鸡血藤20g，白芥子10g，地龙20g，土鳖虫10g，羌活10g，独活10g，片姜黄15g，威灵仙15g。

复诊时随证加减，坚持服药1个月余，患者双膝、双手关节疼痛及晨僵感消失，腰膝酸困不明显。后停用中药汤剂，予骨质糖浆20mL，每日2次，以补肝肾、强筋骨。随访1年，患者关节痛未见复发，日常活动无障碍。

【按语】

本例患者之痹痛因于肾虚寒湿，日久成瘀，故以补肾通络汤为主方，以温阳补肾、活血通络。方中以熟地黄、淫羊藿、狗脊、续断、骨碎补、怀牛膝、杜仲等补肾壮骨之药扶正固本；威灵仙、独活、羌活、片姜黄祛寒湿，通经络；寒湿日久成瘀，加地龙、土鳖虫活血化瘀，搜剔通络；鸡血藤养血活血通络；白芥子化痰通络。全方共奏温阳补肾、活血通络之功。

（三）大柴胡汤加减治疗糖尿病

【案1】

赵某，男，40岁。主诉：发现血糖升高4年。刻下症：乏力，怕热、多汗，右肘部皮肤红斑、瘙痒、脱屑，余无明显不适，纳眠可，大小便正常。既往史：高血压病史8年，慢性支气管炎病史4年。查体：BMI 30.8，BP 140/80mmHg。舌胖大，有齿痕，苔薄黄腻，脉弦硬，掌红。辅助检查：HbAlc 7%，FBG 7 8mmol/L。

【诊断】

西医诊断：2型糖尿病，高血压病，慢性支气管炎。

中医诊断：消渴。

中医辨证：肝胃郁热。

【治疗】

治法：开郁清热，清肝泻火。

处方：大柴胡汤加减。

柴胡9g，黄芩15g，黄连9g，茵陈30g，赤芍30g，清半夏15g，生大黄6g，大腹皮30g，陈皮15g，大枣3枚，生姜15g。

持续复诊，处方随证加减。

服药1年后，右肘部皮肤红斑、脱屑、瘙痒消失，乏力减轻50%，怕热减轻50%，余无明显不适，纳眠可，二便调。BP 136/80mmHg。辅助检查：HbAlc 4.8%，FBG 6.9mmol/L。

【按语】

本例患者以"乏力，怕热、多汗，右肘部皮肤红斑、瘙痒、脱屑"为主症，舌苔薄黄腻，脉弦硬，掌红，可见一派肝胃郁热，蕴于肌肤之象，故选用大柴胡汤开郁清热。以柴胡、黄芩清肝胆实热，调达肝气；生大黄、黄连泻胃肠邪热；大腹皮、陈皮行气消痞；清半夏、生姜和胃降逆；以赤芍易白芍，配茵陈以凉血活血，清热利湿，同时未病先防，截断病邪深入血分成瘀之径；最后佐以大枣，与生姜相配以调和脾胃，防药物过于寒凉伤胃。全方共奏开郁清热、清肝泻浊、活血利湿之功。

【案2】[25]

李某，男，64岁。主诉：血糖升高2个月。现病史：患者2个月前因口渴明显，查血糖升高，诊断为糖尿病。西药仅服1日即停。刻下症：口干口苦，面色红赤，急躁易怒。查体：BMI 26.2。舌红，苔薄黄，脉弦数。辅助检查：FBG 12.1mmol/L，2hPG 14.4mmol/L，HbAlc 14.2%。

【诊断】

西医诊断：2型糖尿病。

中医诊断：消渴。

中医辨证：肝胃郁热。

【治疗】

治法：开郁清热，清肝泻火。

处方：大柴胡汤加减。

柴胡15g，黄芩30g，黄连45g，干姜9g，枳实15g，半夏15g，生大黄3g，知母30g。

服药1个月后，辅助检查：FBG 8～9mmol/L，2hPG 7.7～10mmol/L，HbAlc 11%。服药3个月后，辅助检查：FBG 6.8mmol/L，2hPG 7.5mmol/L，HbAlc 7.1%。以上方加减，治疗半年，血糖控制达标，配水丸长期维持。

【按语】

本例患者以"口干口苦，面色红赤，急躁易怒"为主症，舌红，苔薄黄，脉弦数，可见一派肝胃郁热征象，故选用大柴胡汤开郁清热。方中柴胡、黄芩清肝胆实热；生大黄、黄连泻胃肠之火，同时生大黄兼以通下活血，未病先防，以防瘀血内生；枳实配合生大黄行气消痞，通腑导滞；半夏和胃降逆；知母滋阴泻火；干姜辛温，防诸药过于苦寒伤胃。全方共奏开郁清热、泻火活血之功。

【案3】[26]

于某，男，34岁，2006年12月20日初诊。主诉：发现糖尿病3年余。现病史：患者于2004年体检时查FBG 16mmol/L，未予以重视，一直未系统治疗，未服任何西药，亦未使用胰岛素。近日出现身体不适，适才就诊。刻下症：嗜好饮酒，头晕，口苦，全身乏力，汗出少，双足发胀，双足浮肿。小便色黄，质黏，有泡沫。既往史：2003年体检时诊断为重度脂肪肝，现转为中度脂肪肝。有糖尿病家族史。查体：BMI 27，BP（140～150）/（90～100）mmHg。舌质暗红，舌苔薄黄腻，脉弦略数。辅助检查（2006年12月10日）：FBG 17mmol/L，2hPG 28.25mmol/L，HbA1c 12.3%，TG 6.58mmol/L，CHO 6.22mmol/L，LDL-C 3.72mmol/L，尿糖5.6mg/dL，酮体2.5mg/dL；胰岛功能INS示0h 3.45μU/mL，1h 15.3μU/mL，2h 14.8μU/mL；C-P示0h 1.33ng/mL，1h 3.32ng/mL，2h 3.88ng/mL。

【诊断】

西医诊断：糖尿病，高脂血症，脂肪肝。

中医诊断：脾瘅。

中医辨证：肝胃郁热。

【治疗】

治法：开郁清热。

处方：大柴胡汤加减。

柴胡15g，黄芩30g，清半夏9g，枳实15g，白芍30g，生大黄6g，黄连30g，乌梅9g，干姜9g，地龙15g，怀牛膝30g，五谷虫30g。

2个月后，患者复诊，仅服药36剂，其间饮食和运动的方式及量未变，口苦消失，全身乏力改善约80%，下肢浮肿消失，发胀减轻90%，小便色深黄，泡沫减少约70%，仅在情绪紧张时头晕。复诊前一周FBG 4.8mmol/L，2hPG 5.6mmol/L，HbA1c 8.9%，TG 2.58mmol/L，CHO 4.01mmol/L，LDL-C 1.8mmol/L，尿常规检查未见异常。胰岛功能INS：0h 8.31μU/mL，1h 21.5μU/mL，2h 35.2μU/mL。C-P：0h 2.4ng/mL，1h 5.02ng/mL，2h>7ng/mL。血压较前下降，控制于（120～130）/（70～90）mmHg。处

方：上方去乌梅，五谷虫减为15g。继服。

患者服药2个月后，复查FBG 5.6mmol/L，2hPG 6.2mmol/L，HbAlc 6.1%，TG 1.21mmol/L，CHO 3.14mmol/L，LDL-C 1.1mmol/L，尿常规检查未见异常。胰岛功能INS：0h 20.2μU/mL，1h 63.6μU/mL，2h 89.3μU/mL。C-P：0h 3.5ng/mL，1h 5.31ng/mL，2h＞7ng/mL。患者症情平稳，改以丸剂长期调理。

其后患者每3个月复诊一次，血糖控制基本平稳。

【按语】

本例患者素好饮酒，中焦生热，影响肝之疏泄，致肝胃郁热，中土不运，膏脂痰浊堆积充溢则生肥胖，膏浊入血则见血脂增高，蓄积肝脏则成脂肪肝，故以大柴胡汤开郁清热。柴胡、黄芩、生大黄清泄肝胃郁热；黄芩、黄连、干姜、清半夏辛开苦降，恢复中焦大气运转；白芍、乌梅，酸以制甜，兼敛气阴，防止热邪耗伤，合黄芩、黄连为苦酸制甜；五谷虫降脂化浊；怀牛膝、地龙平肝降压；同时地龙、生大黄兼以活血化瘀，防病情深入血分，内生瘀血。诸药合用，综合调理肥（肥胖）、糖（糖尿病）、脂（脂肪肝、高脂血症）、压（高血压病）。

【案4】[26]

朱某，男，29岁，2007年6月21日初诊。主诉：发现血糖升高1年余。现病史：患者于2006年体检时发现血糖升高，FBG 7.5mmol/L，2hPG 9.5mmol/L。开始口服诺和龙2mg，每日3次，因频发低血糖，故减为1mg，每日3次。因仍发低血糖，2006年12月自行停药，后一直未服西药降糖。刻下症：口干甚，欲饮水，每日饮水量约5L，汗出多，周身潮热，面色红赤。舌暗红，苔老黄，脉沉略滑数。既往史：脂肪肝5年余，未服任何降脂药。查体：BMI 34.6。BP 145/85mmHg。辅助检查（2007年6月12日）：尿常规示GLU 28μmol/L，PRO 16μmol/L。血生化示TG 17.33mmol/L，CHO 7.98mmol/L，HDL-C 0.69mmol/L，LDL-C 1.56mmol/L，AST 62U/L，SCr 68μmol/L，BUN 5.61mmol/L。2007年6月13日复查：GLU示0h 15.9mmol/L，1h 25.9mmol/L，2h 23.4mmol/L，3h 19.3mmol/L；INS示0h 11.92μU/mL，1h 16.27μU/mL，2h 13.31μU/mL，3h 12.92μU/mL。

【诊断】

西医诊断：糖尿病，高脂血症，脂肪肝，高血压病。

中医诊断：脾瘅。

中医辨证：肝胃郁热，膏脂积聚。

【治疗】

治法：清泄郁热，消膏降浊。

处方：大柴胡汤加减。

柴胡30g，黄芩30g，生大黄9g（单包），黄连30g，知母30g，干姜6g，生山楂30g，五谷虫30g，红曲15g，苦丁茶15g，决明子30g，钩藤30g（后下），怀牛膝30g。

2007年7月9日二诊，服药16剂后，口干渴减轻，仍汗出多，怕热。2007年7月5日复查：FBG 10.8mmol/L，2hPG 13.6mmol/L。血生化示TG 13.54mmol/L，CHO 7.26mmol/L，HDL-C 0.71mmol/L，LDL-C 1.23mmol/L，AST 43U/L。BP 128/82mmHg。处方：上方加葛根30g、天花粉30g、石膏30g、乌梅15g。

2007年8月16日三诊，服药36剂后，口干渴、怕热、汗出多均好转。自初诊至诊时，2个月内体重下降10kg。2007年8月12日复查：FBG 8.5mmol/L，2hPG 10.1mmol/L，HbAlc 9.0%。血生化示TG 8.24mmol/L，CHO 6.17mmol/L，HDL-C 0.92mmol/L，LDL-C 1.01mmol/L，AST 42U/L。BP 125/80mmHg。处方：初诊方剂加清半夏15g、瓜蒌子30g，去钩藤。

2007年9月20日四诊，又服药30余剂后，诸症进一步好转。自三诊后体重继下降7kg。2007年9月16日复查：FBG 7.6mmol/L，2hPG 9.5mmol/L，HbAlc 8.2%。血生化示TG 4.03mmol/L，CHO 5.1mmol/L，HDL-C 1.02mmol/L，LDL-C 1.0mmol/L，AST 40U/L。病情稳定，持续好转，可守方继服。

2个月后，患者复诊，复查FBG 6.0mmol/L，2hPG 7.3mmol/L，HbAlc 6.3%。血生化：TG 2.35mmol/L，CHO 4.41mmol/L。改以丸剂长期调理。

后随访，患者血糖控制稳定，体重逐渐下降。

【按语】

本例患者膏脂蓄积充溢，致形体肥胖，伴有血脂升高、脂肪肝等。肝胃郁热蒸迫，则口干渴饮，怕热汗多。故清散体内郁热的同时，应着重消膏降浊，减少膏脂蓄积。降糖仅是治疗的一个方面，应同时兼顾高血脂、高血压、脂肪肝、肥胖等的综合治疗，尤其要将治肥作为基础之治。方选大柴胡汤加减。柴胡、黄芩、黄连、生大黄清泄肝胃郁热，生大黄兼以通下活血，防热邪入血，瘀血内生；知母清火滋阴；生山楂、红曲、五谷虫消膏降脂化浊；决明子、苦丁茶合生大黄通腑泻热；钩藤、怀牛膝平肝降压。二诊加石膏清火，葛根、天花粉生津，乌梅敛阴生津。三诊加清半夏、瓜蒌子，是小陷胸汤之意，清化痰热，增加治肥之力。四诊时较初诊收效明显，故可守方继服。此案是以治肥为重点，糖、脂、压综合并治。

【案5】[26]

高某，男，33岁，2007年9月10日初诊。主诉：血糖升高2周。现病史：2周前患者因口干于北京某医院检查FBG 20.5mmol/L，尿糖1 000mg/dL，尿酮150mg/dL。即住院予以胰岛素治疗，32U/d。尿酮转阴后数日出院。现用诺和灵30R，早14U，配合饮食、运动控制。刻下症：口干，多饮，易饥饿，面色红。舌红，苔薄黄，脉偏数。既往史：脂肪肝史7~8年，未服降脂药。查体BMI 26.4。辅助检查：FBG 8~9mmol/L，2hPG 11~12mmol/L。2007年9月1日复查：HbAlc 12%，TG 6.2mmol/L，CHO 8.0mmol/L，LDL–C 2.54mmol/L。

【诊断】

西医诊断：糖尿病，脂肪肝。

中医诊断：脾瘅。

中医辨证：肝胃郁热。

【治疗】

治法：清泄郁热。

处方：大柴胡汤加减。

柴胡15g，黄芩30g，生大黄3g，黄连30g，知母30g，生山楂30g，五谷虫30g，红曲12g。

2007年10月10日二诊，患者服药28剂后，口干、多饮减轻50%，易饥饿感稍好转。2007年9月25日复查：HbAlc 9.5%。2007年10月4日复查：TG

2.2mmol/L，CHO 4.37mmol/L，LDL-C 2.3mmol/L。2007年10月6日复查：FBG 5.8mmol/L，2hPG 6.7mmol/L。2007年10月7日复查：FBG 5.5mmol/L，2hPG 6.5mmol/L。处方：上方知母减至15g，红曲减至6g，黄连减至15g，去五谷虫。并停用胰岛素。

2007年11月5日三诊，患者已停用胰岛素，服药25剂后，易饥饿感减轻50%，自初诊至诊时体重减轻6kg。2007年11月3日复查：FBG 4.7mmol/L，2hPG 6.0mmol/L。2007年11月4日复查：FBG 4.2mmol/L，2hPG 6.2mmol/L。2007年11月5日复查：FBG 5.1mmol/L。处方：柴胡9g，黄芩15g，黄连15g，酒大黄2g，生山楂15g，藏红花0.5g，生姜15g。

2007年12月3日四诊，患者服药28剂后，易饥饿感减轻，血糖控制较好，FBG 4.2～5.6mmol/L，2hPG 6.5～7.6mmol/L。2007年11月20日复查：HbAlc 5.4%，TG 0.8mmol/L，CHO 3.3mmol/L，LDL-C 0.9mmol/L。改服丸剂，制丸处方：柴胡15g，黄芩45g，黄连45g，知母30g，西洋参15g，酒大黄15g，葛根30g，鸡血藤30g。每日3次，每次9g，连服3个月。

3个月后，患者复诊，血糖基本波动于正常范围内，病情稳定。

【按语】

本例患者属土壅木郁，日久化热而形成肝胃郁热证，故见口干多饮、易饥、面色红等症。血糖偏高，内热较盛，应重用苦寒以清内热，方选大柴胡汤加减。以柴胡、黄芩、黄连、生大黄清泄肝胃郁热，生大黄兼以通下活血，防热邪入血，瘀血内生；知母甘寒生津，减少膏脂痰浊蓄积；以生山楂、五谷虫、红曲消膏降脂化浊。二诊时，血糖、血脂下降较快，故知母、黄连、红曲等减量。三诊时，病情进一步好转，故诸药减量，防郁热日久成瘀，改用酒大黄2g，并加用藏红花0.5g活血化瘀。四诊，症情平稳，拟清泄郁热、养阴活血方以丸剂舒缓治之。

参考文献

[1] 刘绪银,毛以林,张学文.国医大师张学文瘀血证治思想[J].湖南中医药大学学报,2015,35(3):37-40.

[2] 刘毅波.血瘀证的病理及活血化瘀中药的临床应用[J].天津中医药,

2008, 25（3）：246-249.

[3] 何文彬."瘀血"与"血瘀"辨[J].北京中医药大学学报，2000，23（6）：14-15.

[4] 李林森，田金洲，蔡艺灵，等.血瘀证生物学基础研究进展[J].山东中医杂志，2010，29（12）：863-865.

[5] 杨佳敏，沈小雨，张玲，等.寒凝血瘀证动物模型制备方法的评价与选择[J].中医学报，2014，29（1）：53-54.

[6] 李伟，于秀华.复心片对寒凝型心肌梗死大鼠血流动力学指标的影响[J].长春中医药大学学报，2010，26（6）：822.

[7] 范佳琳，张诗军."因湿致瘀"理论研究进展[J].深圳中西医结合杂志，2008，18（5）：317-321.

[8] 秦鉴，金明华，吴国珍，等.高湿环境对大鼠血液流变学、一氧化氮及内皮素的影响[J].中国中西医结合杂志，2003，23（3）：211-212.

[9] 王婷婷，贾乘，陈宇，等.大鼠气滞血瘀证模型的建立及影响因素分析[J].中国中药杂志，2012，37（11）：1629-1633.

[10] 陈家旭，邹小娟.中医诊断学[M].2版.北京：人民卫生出版社，2012.

[11] 崔一鸣，周斌.慢性萎缩性胃炎寒湿入络病机探讨[J].中华中医药杂志，2012，27（5）：1327-1329.

[12] 钱春伟，孙升云.血瘀证与代谢综合征的辨证关系[J].吉林中医药，2016，36（11）：1094-1097.

[13] 韩耀巍，王学岭.寒凝血瘀证实验及临床研究近况[J].天津中医药大学学报，2009，28（3）：167-168.

[14] 仝小林.维新医集：仝小林中医新论[M].上海：上海科学技术出版社，2015.

[15] 高冲，刘璐，胡爱菊，等.活血化瘀中药的药理作用研究进展[J].药物评价研究，2013，36（1）：64-68.

[16] 申燚梅，魏建华.肩周炎中医研究概况[J].新疆中医药，2016，34（6）：102-105.

[17] 刘爽.黄芪药理作用的研究进展[J].北方药学，2015，12（12）：95-96.

[18] 王姿媛, 孙亦群. 九分散不同提取部位治疗痹病的药效研究 [J]. 中国民族民间医药, 2009, 18(16): 3-4.

[19] 朱广伟, 张贵君, 汪萌, 等. 中药芍药甘草汤基原及药效组分和药理作用研究概况 [J]. 中华中医药杂志, 2015, 30(8): 2865-2869.

[20] 逄冰, 刘文科, 郑玉娇, 等. 仝小林从"六郁"谈糖尿病前期的中医证治 [J]. 北京中医药, 2017, 36(6): 505-507.

[21] 李洪皎, 仝小林, 吴洁, 等. 肥胖2型糖尿病前期、早期病机证治探讨 [J]. 中国中医基础医学杂志, 2007, 13(7): 529-530.

[22] 潘秋, 周丽波, 仝小林. 从糖尿病前期谈"治未病" [J]. 中华中医药杂志, 2008, 23(3): 191-193.

[23] 仝小林. 糖尿病血管并发症中医研究的策略 [J]. 中国临床医生, 2013, 41(10): 1-3.

[24] 徐鹏刚. 王素芝学术思想及补肾通络方治疗膝骨关节炎临床研究 [D]. 北京: 中国中医科学院, 2017.

[25] 仝小林, 刘文科, 王佳, 等. 糖尿病郁热虚损不同阶段辨治要点及实践应用 [J]. 吉林中医药, 2012, 32(5): 442-444.

[26] 仝小林. 糖络杂病论 [M]. 2版. 北京: 科学出版社, 2014.

（王青）

第十四章

诸结癖瘤 菱形发病 皆属于郁

女性"三联"疾病指甲状腺、乳腺、子宫（卵巢）相继或同时发病，即此二处中若有一处出现结节、肿块或囊肿，其他两处也往往容易出现结节、囊肿或功能异常。近年来，由于社会环境的改变、生活压力的增加，"三联"疾病的发病率逐年增高。西医认为"三联"疾病的发生与内分泌功能紊乱密切相关，中医则认为情志异常是该病发生的病因基础，长期肝气郁结所致的气滞、痰凝、血瘀等病理因素是该病形成的关键。全教授在临床诊治该病时，多从"郁"的角度出发，认为忧思日久、肝郁气结是本病的核心病机，并将其发病过程分为"因郁而结"和"因虚而结"两种情况。"诸结癖瘤，菱形发病，皆属于郁"是全教授对"三联"疾病的发病特征及病因病机的高度概括。在治疗方面，全教授提出了"郁者散之，虚者补之"的治疗原则，并给出了相应的"靶方靶药"。

一 释义

①结：指结节、肿物，如甲状腺结节。②癖：指癖块，如乳腺增生。③瘤：指癥瘕、囊肿、肌瘤，如子宫肌瘤、卵巢囊肿等。④菱形发病：指甲状腺、乳腺、子宫（卵巢）的解剖位置的连线类似菱形图案。⑤郁：广义的郁包括气郁、血郁、痰郁等，狭义的郁仅指气郁，即肝气不舒，气机郁滞。⑥三联：指甲状腺、乳腺和子宫（卵巢）同时或相继出现结节、肿块等。

二 疾病概述

甲状腺结节属于中医学"瘿瘤"范畴，乳腺增生属于"乳癖"范畴，子宫肌瘤（卵巢囊肿）属于"癥瘕"范畴。"瘿瘤"是甲状腺疾病的总称，又称肉瘿。"乳癖"之名常用来指代妇女的乳腺疾病，首见于《景岳全书》。汪机在《医读·病目·病机·积聚癥瘕》中提到，"癥瘕"为发于女性脐下的疾患[1]。《外科正宗·上部疽毒门·瘿瘤论》中描述了瘿瘤的发生多是由气血失和，痰、气、瘀留滞于颈部而成。而乳腺增生的发病多是由于长期忧虑伤脾及郁怒伤肝，使气血瘀积，出现"核肿"。子宫肌瘤的发病则在于气血失衡日久，气血凝滞于局部，导致"癥瘕"出现[2]。甲状腺结节、子宫肌瘤、乳腺增生作为内分泌及妇科领域的常见病，其发病率近几年呈上升趋势，发病年龄也逐渐趋于年轻化。据报道[3]，子宫肌瘤作为女性生殖系统常见的良性肿瘤，其患病率达5.49%，乳腺增生的患病率则高达22.38%。女性甲状腺、乳腺、子宫这三个部位的发病具有相关性，即女性在此三个部位中的任何一处出现问题，其他两处往往也会出现伴随症状[4]。西医认为此三处的疾病的发生均与激素分泌失常有关[5-6]。由于现代医学在处理这三个部位的结节方面，除治疗方式局限外，药物的依赖性及副作用问题也暴露明显[7-8]，因此很有必要探索中医药在"三联"疾病治疗中的应用。

三　"三联"疾病的病因病机探讨

（一）病因的相似性

1. 西医观点：激素分泌异常

甲状腺结节、乳腺增生、子宫肌瘤（卵巢囊肿）是女性多发的内分泌相关疾病。西医认为，这3种疾病的病因均与内分泌失调和精神因素有关，乳腺增生与子宫肌瘤的发病机制多认为是卵巢分泌功能紊乱，尤其是雌激素分泌过多[9]，使下丘脑-垂体-卵巢（甲状腺）轴的内分泌代谢紊乱所致。体外相关试验也证实雌激素可促进这三个部位组织内细胞的生长，若想抑制其细胞的增殖，必须选用雌激素受体拮抗剂或有类似作用的物质。这3种组织内的细胞中均存在雌激素受体（estrogen receptor，ER），而且病变的组织中的ER检出率比周围的正常组织高。雌激素可以通过多种方式促进这三种细胞的增殖[10]，假使乳腺组织与子宫平滑肌在雌激素的刺激下开始增殖，增殖后的乳腺组织和子宫内膜在长期无法完全复旧的情况下，乳腺上皮细胞或子宫平滑肌细胞就会因过度增生而形成肿块[11]。也有试验证实，血清泌乳素水平与甲状腺病变程度呈正相关，这说明泌乳素与甲状腺结节的形成也有一定的关联[12]。

2. 中医观点：情志失常

《陈素庵妇科补解》里指出：妇人多气，因此多患情志郁结之疾。李梴在《医学入门》中指出：瘿瘤多是由忧虑恚怒等情绪所导致。《疡科心得集》中提到，乳中结核的形成原因在肝不在胃，主要是指木克胃土，若肝气不舒，胃见木郁则出现土壅，进而导致肿物形成[13]。《女科经纶·杂证门·癥瘕疝癖证》描述癥瘕的成因为在七情有所损伤的前提下，五脏气血逆乱。而据临床观察，患有甲状腺结节、乳腺增生、子宫肌瘤的女性患者大多存在长期的焦虑抑郁或易怒易急等情绪异常的情况。女子以肝为先天，肝主藏血，体阴而用阳，由于女子经、孕、胎、产、乳等生理变化常致肝血、肝阴不充，木失条达[14]，在此基础上，若恰逢情志不畅或刺激，则会引发或加重"三联"疾病。

（二）病机的相关性

1. 从经络论述：与肝经的走行有关

《灵枢·经脉》中有关肝经的走行记载为："肝足厥阴之脉，起于大指丛毛之际……循股阴……抵小腹，挟胃，属肝，络胆……布胁肋……与督脉会于巅。"可见足厥阴肝经的循行路线经过女性的颈部、乳腺、胞宫这三个部位，经络上的循行出入决定了三者密不可分的联系。瘿瘤为任脉及肝、肾两经所系。乳腺与乳头分别为足阳明胃经、足厥阴肝经所属，肝脉络于胸胁，冲脉与任脉同起于胞中，冲、任脉之气可向上分别布于胸中、膻中，将乳腺与胞宫上下联系起来。冲任二脉本于肝肾，冲任二脉的充盛得益于肝肾精血的充足，相应也可使乳腺得养。从中医经络学说来看，颈部（喉结）、乳腺与胞宫三者也可以通过冲任二脉的循行交互而上下交通。

2. 从脏腑论述：与肝、脾、肾相关

乳腺增生与子宫肌瘤的发病均与肝、脾、肾及冲任二脉密切相关[15]。颈部前方喉结两侧为任脉与足厥阴肝经、足少阴肾经所主，瘿瘤常发于此处。由于肝郁气滞，木郁乘土，脾运失常，使痰湿内生，逐渐阻滞气血运行，气血瘀滞又会加快痰湿凝结，发为瘿，结于颈前。乳腺与肝胃相关，肝脉络于胸胁，长期忧虑伤脾及郁怒伤肝，则易导致肝气不舒，引起气血郁积而发为乳腺肿块。冲任二脉上下联络胞宫与乳腺，冲任二脉本于肝肾，肾为肝母，肾气虚衰则肝木失养，肝失疏泄则冲任失调，气血运行不畅，加之脾运无能，痰浊内生，胶结壅滞于经脉，经脉流注不畅，痰瘀互结，积聚于乳腺和胞宫，易形成"乳癖"和"癥瘕"。综上可知，女性"三联"疾病的发生责之于肝脾失和、肾精失养及冲任不调。

3. 从病理基础论述：与气滞、痰凝、血瘀相关

《济生方》中有关瘿瘤论治部分提到：瘿瘤的出现多由于气血留滞，且多由于喜怒不节，忧思过度所致。这揭示了本病的主要病机是在脏腑亏虚或功能失调的基础上，与气滞、痰凝、血瘀互为因果而致病[16]。现代女性或饮食不节，有碍脾运；或因工作压力影响情绪，使木郁克土，脾运受损；或先天不足，继而肝失所养。这些最终都会导致水液与血液代谢不

利，气血瘀滞，痰湿内生，发展为痰瘀互结，留滞于喉前、乳络[17]。薛立斋在《女科撮要》中提到了冲任二脉与乳腺和胞宫的联系：若肝气郁结引起冲任失调，最终使气血运行受阻，痰瘀互结，而气滞、痰凝、血瘀积聚于乳腺和胞宫，交阻日久就会导致"乳癖"和"癥瘕"的发生[11]。

四 "三联"疾病的治疗

（一）基本治法

全教授认为，甲状腺、乳腺、子宫（卵巢）处的结节、肿块、增生、囊肿等疾病的发生均与精神情志因素密切相关，即长期的忧思郁闷，造成气机郁滞，此为发病的基础。气郁日久阻碍脾运，气滞则痰凝；冲任失调日久则影响气血的正常运行，气滞有碍血行，两者相互影响。因此肝郁气滞，痰凝血瘀为发病之根本。开郁化痰、散结通络则为本病的基本治法。忧思日久，肝郁气结为本病的发病基础，而临证时除了考虑发病因素外，还应考虑患者体质的强弱及病性的虚实，即除了因郁而结之外，亦有因虚而结。因此，全教授对于女性"三联"疾病的治疗，提纲挈领地提出了"郁者散之，虚者补之"的治疗大法。

对于散"郁"法，详细解释为以下几点：气郁则疏肝理气解郁，血郁则活血止痛，痰郁则化痰散结，火郁则清热散火，湿郁则健脾利湿。虚者补之，即为对气血阴阳的调整，也即补气、补血、滋阴、温阳。临证除对症采用疏肝解郁、化痰、活血、软坚散结之法治疗以外，也要根据部位、肿块性质及大小的不同采取侧重点不同的治疗方法。如：甲状腺结节的发病多以痰浊为主，故治疗重在化痰散结；乳腺增生多以冲任失调为主，治疗则需在软坚散结的基础上加强调补冲任、疏肝理气的力度；子宫肌瘤多以瘀血为重，治疗重点则在活血通络，逐瘀散结。因虚而郁者，治疗时应同时合并补益之法，以求"郁者散之，虚者补之"。

（二）常用方法

对于女性"三联"疾病的治疗，应辨证审因后结合"态靶因果"处方策略对症治疗。临证时，仝教授常选用四逆散减白芍，加甘草、郁金等疏肝解郁以治"因"，用郁金、香附疏肝理气，以调节气郁态；对于气滞痰凝，肿块形成者，多选用夏枯草、浙贝母、半夏、生牡蛎、王不留行化痰散结，以调节痰郁态；若肝郁化火，可选柴胡、黄芩开郁清热，用白芍敛肝以制火郁，用量多在15～30g；化瘀散结者，常用桂枝、茯苓，或加三七、桃仁、三棱、莪术等，以治血郁态。仝教授临床治疗甲状腺结节时，消瘰丸为常用靶方，本方由玄参、生牡蛎、浙贝母组成，原方虽用于治疗瘰疬，但其病机与甲状腺结节契合，从肝入手，咸寒滋阴，散郁开结，化痰清热，直指本病的关键；用治乳腺增生时，夏枯草、浙贝母为仝教授常用靶药；治疗子宫肌瘤时，常用桂枝茯苓丸作为靶方，或加三七、桃仁、三棱、莪术、水蛭、土鳖虫，此时三七用量多在9g以上，以达逐瘀消癥之效，临床用此方治疗类似疾病多获效验[18-19]。此外，仝教授治疗"三联"疾病时多用莪术配伍三七，以活血化瘀消癥，同时也起到未雨绸缪以防"果"的作用，即抑制肿块或结节的生长或恶变。气血虚者，需加黄芪、党参、当归等；寒邪重者，需加桂枝、干姜等温经通脉，以期达到理想的疗效。

五　验案举隅

（一）子宫肌瘤合并乳腺增生验案

周某，女，35岁，2010年1月初诊。主诉：发现子宫肌瘤5年余，伴月经紊乱3年。患者2005年体检时发现多个子宫肌瘤，最大者为10mm×9mm。2006年底人工流产术后月经紊乱，无痛经，无血块，色暗、量少，崩漏常持续15日不止。辅助检查：子宫B超（2009年11月）示子宫前后壁多发低回声、子宫肌瘤，宫颈多发囊肿，子宫内膜增厚。既往乳腺增生病史。刻下症：前胸、后背皮疹，纳可，眠差，梦多，情绪差，右足跟痛，腰痛，怕冷，大便稀，小便可。舌暗红，苔黄干，脉偏数。

【诊断】

西医诊断：子宫肌瘤，乳腺增生。

中医诊断：癥瘕，乳癖。

中医辨证：脾肾阳虚，气郁血瘀。

【治疗】

治法：温补脾肾，理气消癥。

处方：自拟方。

生地黄15g，生蒲黄15g，生地榆30g，莪术30g，三七9g，炒杜仲60g，香附9g。

水煎服，每日1剂。

2011年5月二诊，上方加减服用后，情绪改善，月经量较前规律，纳眠可，二便可，怕冷症状稍有缓解。辅助检查：超声示甲状腺左右叶均有一低回声结节（左3mm×3mm，右3mm×2mm）；双乳腺可见多个低回声结节（左7mm×4mm，右大者7mm×5mm）；子宫实质内多发低回声团（大者有16mm×15mm），考虑子宫肌瘤。处方调整为：柴胡9g，黄芩15g，夏枯草45g，浙贝母15g，王不留行60g，莪术45g，三七9g，广郁金15g。水煎服，每日1剂。

患者此后每个月规律复诊，自觉诸症改善。

2013年11月复诊，月经较为规律，情绪波动不甚明显。辅助检查：子宫附件彩超示子宫肌瘤（多发），直径均<10mm；右卵巢小囊肿。2013年12月，患者正常妊娠，此后门诊保胎治疗，2014年剖宫产1子，产后至今仍规律就诊。

【按语】

该患者为子宫肌瘤合并乳腺增生，可用莪术破瘀散结，破瘀可配三棱，化瘀可配三七、生蒲黄、生地榆等，抑郁者可配香附、广郁金。治疗过程中重用三七、莪术，逐瘀散结效果明显。由于患者流产次数过多，已损伤胞宫，故治疗时要在活血化瘀以治标之外，重点温补脾肾、调理冲任以治本。此外，针对患者痰、瘀等搏结所成之瘿瘤，常以消瘰丸为基础方，现代临床中常用其治疗甲状腺结节、乳腺纤维瘤、子宫肌瘤等疾病[20]。王不留行具有活血通经、下乳消肿等作用，可用治乳腺增生，使血行则肿消，也可合用枯矾和广郁金，取矾金丸之意，使痰消则结散。此外，炮穿山甲（现已禁用）药性咸平，可制肝而软坚，从因从标均可用之以消郁结。

（二）桥本甲状腺炎合并甲状腺功能亢进症验案

王某，女，54岁，2009年4月29日初诊。主诉：发现血糖升高7年，甲状腺功能异常1个月。患者2001年行肾上腺瘤手术时发现血糖偏高，诊断为糖尿病。2007年开始间断口服糖微康，血糖控制不详。1个月前检查甲状腺功能发现T3、T4升高，甲状腺抗体异常，未服药治疗。刻下症：疲劳乏力，时有胸闷心慌，易急躁，双眼干涩，眠差，夜尿2～5次，大便每日1～2次。舌红，苔薄黄，舌底瘀，脉沉弦略数。既往史：溃疡性结肠炎病史3年，子宫肌瘤病史5年，左侧肾上腺瘤术后8年。2009年4月3日查核素扫描符合甲状腺功能亢进症（简称甲亢）的表现。2009年3月25日查HbA1c 7.5%，GLU 8.6mmol/L，ALT 20U/L，AST 18U/L；甲状腺功能示总三碘甲状腺原氨酸（TT3）3.47nmol/L，总甲状腺素（TT4）138.7nmol/L，游离三碘甲状腺原氨酸（FT3）7.49pmol/L，游离甲状腺素（FT4）22.24pmol/L，促甲状腺素（TSH）0.03μU/mL，甲状腺球蛋白抗体（TGAb）207.7U/mL，甲状腺过氧化酶抗体（TPOAb）>1 300U/mL。甲状腺B超：甲状腺形态大小如常，表面光滑，包膜完整，内部回声不均匀，血供丰富。子宫B超：数个子宫肌瘤，最大者为29mm×27mm。乳腺B超：左乳腺外侧结节状增生。

【诊断】

西医诊断：糖尿病，桥本甲状腺炎合并甲亢，子宫肌瘤，乳腺增生。

中医诊断："三联"疾病（瘿瘤、癥瘕、乳癖）。

中医辨证：燥热津亏，气血郁结。

【治疗】

治法：清热润燥，散郁开结。

处方：消瘰丸加减。

玄参30g，浙贝母30g，生牡蛎60g（先煎），夏枯草45g，莪术15g，清半夏15g，黄芩30g，金樱子30g，芡实30g，炒酸枣仁30g。

水煎服，每日1剂，早晚分服。

2009年6月17日二诊，服药后睡眠改善明显，夜尿次数减少1～2次。但仍有胸闷、心悸，苔黄略腐腻，舌质暗红，脉略弦滑数。查甲状腺功能：FT3 2.85pmol/L，FT4 14.4pmol/L，TSH 1.03μU/mL，TT3 1.79nmol/L，TT4 123.3nmol/L，TGAb 184.1U/mL，TPOAb＞1 000U/mL。肝功能：ALT 22U/L，AST 18U/L。子宫B超：子宫肌瘤增大，最大者为32mm×29mm。HbAlc 7.2%，GLU 7.8mmol/L。处方：初诊方去芡实、金樱子、炒酸枣仁，莪术加至30g，并加雷公藤30g、鸡血藤30g、生甘草30g。水煎服，每日1剂，早晚分服。

2009年7月27日三诊，服药期间感冒2次，胸闷、心悸未缓解。2009年7月24日查：肝功能示ALT 101U/L，AST 78U/L。血常规示WBC 3.69×10⁹/L。甲状腺功能示TT3 1.24nmol/L，TT4 84.3nmol/L，FT3 3.8pmol/L，FT4 14.73pmol/L，TPOAb 503.6U/mL，TGAb 140.3U/mL。HbAlc 7.5%，GLU 8.6mmol/L。处方：玄参30g，浙贝母30g，牛牡蛎60g（先煎），夏枯草60g，猫爪草15g，莪术30g，五味子30g，黄芩30g，清半夏15g。水煎服，每日1剂，早晚分服。并嘱查自身免疫性肝炎相关抗体。

此后患者规律就诊，调制水丸服用，无不适症状。

【按语】

患者患糖尿病数年，火热伤津耗气在先，甲亢发病后，则燥热更甚，阴津更亏，同时又合并子宫肌瘤、乳腺增生等疾患，是典型的女性"三联"疾病。此案的核心病机是燥热津亏，气血郁结[18]。患者就诊时T3、T4、TPOAb、TGAb指标异常升高，初诊时以玄参、浙贝母、生牡蛎滋阴清火，夏枯草清火散结，莪术化瘀消积，金樱子、芡实益肾缩泉，炒酸枣仁养血安神。二诊时，T3、T4、TSH已恢复正常，但甲状腺抗体指标仍异常升高，故针对抗体升高加雷公藤30g，并配伍鸡血藤、生甘草制其毒性；因癥积（子宫肌瘤）体积增大，故将莪术用量增至30g，以加强化瘀消癥的功用；夜尿多、失眠明显改善，故去金樱子、芡实、炒酸枣仁。然而患者服药1个月后，甲状腺抗体指标下降的同时却出现肝功能异常，伴白细胞减少，考虑与雷公藤所致肝损害有关，权衡利弊，去雷公藤、鸡血藤，并加五味子30g护肝保肝，同时嘱患者做自身免疫性肝炎的相关检查。由于抗体指标仍显著升高，故将夏枯草的剂量增加至60g，并以猫爪草15g替代雷公藤。服药2个月后，肝功能指标及白细胞计数恢复正常。（后确认患者有自身免疫性肝炎，因此不再应用雷公藤。）夏枯草用至60g，加强免疫调节作用。甲状腺疾病之标缓解后，治疗当标本兼顾，甲状腺疾病与糖尿病同治。此后患者各项指标进一步改善，病情平稳，因此将处方改制为水丸继服，各项指标基本恢复正常。

（三）甲亢突眼验案

欧阳某，女，35岁，2014年1月28日初诊。患者左眼球突出5个月余。5个月前患者出现左眼球突出伴胀痛，于医院行眼科检查未见异常，发病后未服用药物。既往有甲亢病史。刻下症：左眼球突出伴胀痛，自觉颈部发胀不适；经常性头晕、头胀，偶有心悸、气短、怕冷；纳可，睡眠差，易醒，醒后不易入睡；大便不干，每日2次；小便黄，夜尿1次；月经量少，经色暗红，有血块，白带量多色黄。舌红，苔偏腻，舌底络脉迂曲，脉沉细数。

【诊断】

西医诊断：甲亢突眼。

中医诊断：瘿瘤。

中医辨证：气滞，痰凝，血瘀。

【治疗】

治法：行气解郁，化痰散结。

处方：白金丸加减。

夏枯草60g，枯矾6g，王不留行30g（包煎），广郁金9g，川桂枝15g，当归15g，三七粉3g（分冲），生姜15g，大枣3枚。

水煎服，每日1剂，早晚分服。

2014年3月4日二诊，左眼球突出、胀痛及颈部发胀不适好转，头晕、睡眠改善；经量增加，颜色转红，痛经缓解；左侧肩背部发酸；脾气急躁，乳腺胀痛；舌红，苔薄黄腻，舌底络脉迂曲，脉沉弦。现口服甲钴胺片每日3次，每次0.5mg。处方：夏枯草60g，枯矾9g，柴胡9g，黄芩30g，五倍子9g，清半夏9g，当归9g，山茱萸9g，生姜15g。

2014年4月22日三诊，晨起左眼浮肿、胀痛明显，小腹坠痛，怕冷，乏力；经前痤疮，前额明显；乳腺胀痛左侧明显，经色暗红，有少量血块；舌红，苔白厚，舌底络脉瘀滞，脉数略弦。在上方的基础上，酌加益气温阳活络之品。嘱下个月复查甲状腺功能、甲状腺抗体、肝功能。处方：上方枯矾减为6g，加生黄芪30g、川桂枝15g、鸡血藤30g、益母草30g。

2个月后四诊时，患者左眼球突出明显缓解，晨起左眼浮肿伴胀痛缓解，晨起双手发胀，痛经、经量可，有血块；小腹坠痛症状消失，怕冷，纳可，眠欠安，精神稍差；大便偏干，1～2日1行，小便稍黄。复查甲状腺功能、肝功能均正常。子宫附件B超：子宫内膜回声不均，右卵巢囊肿（27mm×25mm×23mm）。舌暗红，苔薄黄腻，舌底络脉迂曲，脉沉数、偏弦。患者怕冷、痛经等阳虚症状明显，本方增加温阳之品。上方减川桂枝，加肉桂15g、附子15g（先煎），以加强温阳之功，当归用量增至15g，以活血调经。

【按语】

本案患者颈部发胀不舒，乳腺胀痛，盆腔卵巢囊肿，属女性"三联"疾病范畴。患者性情急躁，气郁为本，日久影响水液与血液代谢，血瘀痰凝，最终发展为气、痰、瘀互结，留滞于喉前、乳络、胞宫。夏枯草、枯矾为仝教授治疗眼突的常用对药。夏枯草味苦辛，性寒，入肝胆经，可清肝散结，《中药学》载其善"治疗目珠夜痛"，为眼科疾病常用药物之一。仝教授本方中夏枯草的剂量用至60g，取其散结之功。枯矾为白矾煅制之品，白矾性寒，味酸涩，有毒，入肺脾胃大肠经，功善消痰燥湿，而煅枯入药后其燥湿化痰之力尤甚。本方中夏枯草与枯矾的剂量比为10∶1，此亦为仝教授临床治疗眼突的中药剂量策略。患者症见月经量少，经色暗，有血块，为下焦瘀血之征。方中王不留行可行血通经、消肿敛疮，配合夏枯草、枯矾以达清肝消痰散结之目的；广郁金疏肝；川桂枝活络；三七粉与当归同用，共奏活血化瘀调经之功；生姜、大枣强健中焦，使大剂量味寒之夏枯草、枯矾无伤胃劫脾之虑。二诊症见左侧肩部不适、头晕、脉沉弦等少阳枢机不利的表现，故加用柴胡、黄芩和解少阳枢机。患者痛经缓解，仍畏寒，故易川桂枝为山茱萸以加强温通作用，并将枯矾的剂量上调至9g，加清半夏以加强化痰的功效。三诊出现左肩背不适、经前乳胀、经行血块、怕冷等气虚瘀滞之征，故在二诊方的基础上，酌加益气温阳活络之品。四诊时，患者仍有畏寒、痛经，故加用附子、肉桂温经止痛。整个治疗过程中，以夏枯草和枯矾为对药贯穿全程，两者合用具有清热解毒、化痰散结的功效。仝教授根据具体情况随证加减，最终使眼球突出症状明显缓解。

（四）甲状腺结节合并痛经验案

钱某，女，22岁，2018年5月21日初诊。主诉：发现甲状腺结节2个月。现病史：患者2个月前自觉颈部肿大、吞咽困难，就诊于北京某医院，诊断为甲状腺结节，未服药，后间断服用中药治疗，效果不甚明显。刻下症：颈部肿大，可活动，触痛，右侧明显，易呃逆，纳眠可，偶有眠差，大便调，日行1~2次，小便调。月经史：12岁初潮，经期3日，周期30日，痛经，伴少量血块、胸胀疼，末次月经2018年5月11日。辅助检查（2018年4月8日）：甲状腺功能示TT3 2.33nmol/L，TT4 92.9nmol/L，FT4 15.02pmol/L，TSH 0.62μU/L，TRAb 0.48U/mL，TGAb 16.01U/mL，TPOAb 10.44U/mL；甲状腺B超检查示右叶甲状腺囊实性结节。

【诊断】

西医诊断：甲状腺结节，痛经。

中医诊断：瘿瘤，痛经。

中医辨证：气郁，痰凝，血瘀。

【治疗】

治法：散郁开结，化痰。

处方：消瘰丸加减。

玄参30g，浙贝母30g，生牡蛎120g，醋莪术30g，三七9g，醋香附24g。嘱每个月复诊，3个月后复查甲状腺功能。

2018年6月26日二诊，颈部肿大同前，无压痛，偶有心慌，双侧乳腺肿硬，轻压痛，末次月经2018年6月6日，经期3日，量较前增多，总量正常，腹痛较前减轻，色鲜红。纳眠可，二便调。处方：上方加桂枝15g、茯苓30g、桃仁15g。嘱查乳腺B超和妇科B超。

2018年8月12日三诊，末次月经2018年7月7日，量偏少，色暗红，仍痛经，经前乳腺硬物感、心慌基本消失，偶有咽部异物感，纳眠可，二便调。辅助检查（2018年7月25日）：B超示右乳实性结节，双侧乳腺不均匀改变，双侧腋下未见明显肿大的淋巴结，宫颈纳囊，甲状腺右叶实性包块，甲状腺右叶囊性及囊实性结节，双侧颈前未见明显肿大的淋巴结。甲状腺功能未见异常。处方：二诊方加生薏苡仁30g、炒王不留行30g（包煎）、生白术30g、蒲公英30g、夏枯草30g。嘱3个月后复查甲状腺功能。此后患者每个月规律就诊，诸症缓解，守方继服，随证加减用药，病情稳定。

【按语】

患者为青年女性，以甲状腺肿大起病，合并痛经，经超声检查，发现乳腺结节、宫颈纳囊，是典型的女性"三联"疾病。因在甲状腺及乳腺均见结节，故以消瘰丸为化结之基础方，醋莪术、三七活血化瘀，醋香附疏肝解郁，这符合青年女性发病时以肝为本的治疗原则。二诊时又加桂枝、茯苓、桃仁，取桂枝茯苓丸之意，调理月经[19]。三诊时，患者行经前乳腺硬物感，王不留行靶在乳腺，可活血通经，同时加夏枯草、蒲公英，以增强散结的作用。此后诸症缓解，病情稳定，守方加减，着重增强疏肝解郁之力。

参考文献

[1] 汪机.医读[M].北京：中国中医药出版社，1994.

[2] 白慧萍.桂枝茯苓丸胶囊配合米非司酮对子宫肌瘤患者肌瘤体积、血红蛋白及其临床症状的影响[J].陕西中医，2014，35（10）：1366-1368.

[3] 聂晓伟，谈勇，钱云.盆腔炎、乳腺增生症、子宫肌瘤、卵巢囊肿临床流行病学现状分析[J].辽宁中医药大学学报，2012，14（7）：108-110.

[4] 仝小林，逢冰.送给女性朋友的平衡养生诗[J].大众医学，2012（10）：60-61.

[5] 李楠，杜丽坤.中医药治疗结节性甲状腺肿的研究进展[J].吉林中医药，2016，36(8)：850-852.

[6] 常征，王小平.中医药治疗乳腺增生病[J].吉林中医药，2014，34(2)：137-139.

[7] 刘玲，余江毅.甲状腺结节的中医药治疗优势[J].辽宁中医药大学学报，2011，13(1)：136-138.

[8] 谷丽艳，易佳丽，樊延宏，等.中医药疗法治疗乳腺增生研究进展[J].辽宁中医药大学学报，2014，16(1)：173-176.

[9] 刘静，徐文贵，朱磊，等.健康女性甲状腺上动脉多普勒参数与甲状腺相关激素及女性激素的相关性研究[J].哈尔滨医科大学学报，2016，50(2)：142-145.

[10] 华特波，孟宪瑛，王广义，等.甲状腺组织中COX-2、MMP-9、VFGF和RET的检测及其在甲状腺乳头状癌早期诊断中的意义[J].吉林大学学报(医学版)，2011，37(4)：712-717.

[11] 肖敏.浅谈乳腺增生症与子宫肌瘤的异病同治[J].甘肃中医，2008，21(6)：46-47.

[12] 孙崴，宋光华，贺斌.催乳素与实验性自身免疫性甲状腺炎关系的研究[J].中华内科杂志，2001，40(2)：86-88.

[13] 高秉钧.疡科心得集[M].北京：中国中医药出版社，2000.

[14] 王秋虹，王师菡，易泳鑫.林兰教授异病同治甲状腺结节、乳腺增生、子宫肌瘤[J].长春中医药大学学报，2015，31(1)：55-57.

[15] 徐杰男.多发性甲状腺结节并乳腺增生病治验1则[J].上海中医药杂志，2012，46(2)：26-27.

[16] 倪炎炎，倪青.温阳健脾法治疗甲状腺结节并子宫肌瘤和乳腺增生1例[J].北京中医药，2017，36(6)：556-557.

[17] 张红艳.浅探乳腺增生症与甲状腺结节的异病同治[J].陕西中医，2014，35(11)：1537，1545.

[18] 仝小林，沈仕伟，刘文科，等.妇科诊疗心法[N].中国中医药报，2016-04-20(4).

[19]　段雷,汪伟,郭锦晨.桂枝茯苓丸在妇科的临床应用[J].吉林中医药,
　　　　2013,33(11):1109-1111.

[20]　刘文科.仝小林教授应用消瘰丸治疗糖尿病合并甲状腺疾病验案三则[J].
　　　　四川中医,2013,31(1):115-118.

（赵学敏）

第十五章

诸汗尿多 神耗阴伤 皆属于散

　　"散者收之"出自《素问·至真要大论》[1]，它作为中医学的重要治疗法则，指导着多种临床疾病的治疗。仝教授在此基础上，结合自身经验，将"散者收之"的应用范围及辨识要点概括为"诸汗尿多，神耗阴伤，皆属于散"，并将其应用于临床中一切具有消耗、散失性质的疾病。其中包括有形之物的耗伤，如多汗、多尿导致的津液消耗；同时也包括无形之气的耗散，如因脑局部阴分不足而导致的不寐或因元气暴脱而导致的脱证等均可参照这一治则进行辨治。

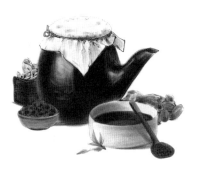

一　释义

①汗：指汗液。②尿：指尿液。③多：泛指汗液分泌过多、排尿次数增加、尿量增多等症状。④神耗阴伤：特指由于长期用脑过度、精神紧张导致脑局部阴分不足而致的心烦、失眠、抑郁等病证，或心肾阳衰、元气欲脱的心力衰竭等病证。⑤散：指体内生命物质耗散不固的表现。

二　疾病概述

"散者收之"是中医的正治法则之一，即在疾病表现为精、气、血、津液等生命物质耗散不固时，应当使用具有收敛、固涩功效的方药来治疗，避免正气的进一步损伤，从而促进疾病向愈。

需要注意的是，凡是精气不能约束固守的病证，都属于"散"的范畴，如腠理不固的多汗，膀胱失约的多尿，脑阴不足的不寐，元气散越的脱证，脾肾阳亏的久泻、久痢，精关不固的滑精，肺阴亏虚的久咳、虚喘，肠脱不固的脱肛，冲任不固的崩漏等均可纳入此范畴[2]。对疾病进行辨治时，首先应当考虑患者的临床表现是否具有"散"的特点。全教授将生命物质的耗散分为有形之物（如汗液、尿液、血液等）的耗伤和无形之气（如精神、元气等）的耗散两种，这两种情况互为因果，相互影响，在治疗上可以互参。

三　病机阐述

（一）有形之物的耗伤

1. 多汗

《素问·阴阳别论》云："阳加于阴谓之汗。"充足的阴液为汗液提供来源，阳气的气化及收摄作用决定了汗液的正常分泌。汗液的分泌是一个阳蒸阴化，阴液自玄府外溢而为汗的过程。汗出是人体正常的生理现象，它与外界天气的冷暖、是否食用辛辣之品、有无情绪激动、肢体活动的多少等有密切联系。如《灵枢·五癃津液别》中所提："天暑衣厚则腠理开，故汗出。"[3]此类汗出为天人相应而生，人体阴阳调和，气血通畅，是五脏协调的正常反应，不属于病态。

《素问·举痛论》有云："炅则腠理开，荣卫通，汗大泄……劳则喘息汗出，外内皆越。"此为病理性汗出，其病因有饮食不节、情志不调、病后体虚等几个方面，其基本病机为阴阳失调，腠理开合失司。

若饮食不节，过食肥甘厚味，久而脾胃升降失常，水谷不化，气血亏虚，则卫气不固，腠理疏松。后天之本被伤，水湿不得运化，气机升降失常，玄府不闭，而使腠理发泄，汗出溱溱。若情志不调，可致肝气郁滞，气郁化火，火蒸津液，外泄为汗；肝郁亦可乘脾，脾虚则无力化生精微，精不化气则气虚，气虚则固涩无力，鬼门开阖不利而汗出。或久病体虚，气损阴亏，气损则无力推动血行，阴亏则营血不充，血虚血滞则经脉不畅，血不化津，气不摄津，津液不能内守，外泄肌表而为汗出[4]。

2. 多尿

《素问·经脉别论》云："饮入于胃，游溢精气，上输于脾，脾气散精，上归于肺，通调水道，下输膀胱，水精四布，五经并行。"《素问·灵兰秘典论》曰："三焦者，决渎之官，水道出焉。膀胱者，州都之官，津液藏焉，气化则能出矣。"这说明尿液的正常排泄依赖于上焦肺通调水道，中焦脾运化水湿，下焦肾主水、司开合，以及膀胱与三焦的气化功能。《素问·脉要精微论》云："水泉不止者，是膀胱不藏也。"如果肺、脾、肾三脏与膀胱的功能失调，则会产生尿液的排出障碍，表现为癃闭或多尿。多尿表现为排尿次数过多或尿量过多，属于体内津液外泄的过程，是为体内有形之物的耗伤。多尿与年少而先天不足、年壮而后天失养、年老而脏腑亏虚有关，其病因以虚为主，基本病机为膀胱失约。若少年先天禀赋不足，肾精亏虚，精不化气，肾气不充，则膀胱开合失司，开多合少则导致多尿[5]。若壮年久病失养，脾肺气虚，脾虚不能散精归肺，肺失宣降，水道不调，周身水液下注肾与膀胱，膀胱失约而致多尿[6]。若老年脏腑亏虚，肾阳不足，不能化气行水，肾司二便，开窍于前后二阴，水聚停于膀胱而多尿。

汗、尿二者本为人体之津液，若外溢过多，营阴被伤，久则阴虚，气随液耗，阳随阴脱，而出现肺脾气虚、肝肾阴虚、脾肾阳虚等证，最终气血阴阳俱虚，由有形之物的耗伤逐渐转化为无形之气的耗散。

（二）无形之气的耗散

1. 不寐

脑为髓海，又为元神之府，若髓海失充，阴阳不交，则会导致元神不安而难以入睡。《景岳全书》中关于不寐的论述有："真阴精血之不足，阴阳不交，而神有不安其室耳……血虚则无以养心，心虚则神不守舍……若七情内伤，血气耗损……神以精亏而无依无寐……"全教授指出因用脑过度、精神紧张而导致的失眠通常难以常法取效，单纯的重镇安神往往疗效不佳。经过临床实践，全教授认为这类失眠的病机与脑局部的"阴虚火旺"有关。

随着生活节奏的加快、工作压力的增大，人的精神持续紧张，情绪易于激动，暗耗五脏阴精，阴精亏损则脑窍失养，阴虚火旺则元神扰动，故易因元神不安而致不寐。脑力劳动者多思久坐，多思则暗耗心血，久坐则伤肉滞脾。心血不足，脾气亏虚则易生瘀血。血瘀于络，清窍失于濡养，则髓海渐亏，元神不充，神不守舍，而发不寐。先天不足，五脏虚损，又兼劳欲失节，更伤精血，致肾水不充，肾阴大亏，元阴不能填精于脑。脑髓不充，致脑局部阴虚火旺，精明之府不满，阴阳失和，亦生不寐[7]。

2. 脱证

脱证又称为元气败脱、神明散乱证，原特指以突然昏仆、不省人事、目合口张、手撒肢厥、瞳神散大、二便失禁为临床表现的中风·中脏腑的重证[8]。然而在临床上，在许多慢性疾病的终末期和急危重症的发作期都可能出现元气散越不收的表现，如心功能衰竭、肾功能衰竭、恶性肿瘤的终末期或急性传染病（如SARS、流行性出血热失治之后的末期）。其病机核心为元气败脱，神不守舍。若久病而五脏精气已衰，复因饮食不节，伤及脾胃，脾不运化，胃不受纳，精、气、血、津液无所化生，五脏六腑失其所养，消耗元阴元阳，最终阴不敛阳，元气大脱。或因情志失调，肝气不舒，进而乘脾，损及后天；气机郁滞，瘀血阻络，心血不畅，心神不安，心主不明则十二官危，神明散乱而元气大散。或素体亏虚，外感邪毒直中脏腑，致虚阳浮于上，真阴竭于下，呈阴阳离决、元气败脱之势。

无形之气的耗散较有形之物的耗伤更为隐匿，从脑阴虚火旺的失眠到元气散越的脱证，均需要根据患者精气神的变化来判断疾病所处的阶段，在诊治过程中更应见微知著，重视各种形式的"神耗阴伤"，及时进行干预。

四 "散者收之"的应用原则

"收"为收敛固涩之意，安神定志、固表止汗、收敛止咳、升阳举陷、固崩止带、涩肠固脱、固精止遗、补肾纳气等治法均属于收敛固涩法的范畴[2]。

精、气、血、津液等生命物质在人体正常的生命活动中不断由脏腑所化生，又不断被机体所消耗，其数量始终处于平衡之中。若基于多种病理因素导致脏腑功能失调，正气消耗过度且无所化生，则会使得各个关口不固，生命物质散失不收，从而导致诸多疾病的发生。由于存在不同的病因和发病部位，这些物质的散失方式不同。有形之物的散失在临床上可表现为自汗、盗汗、久咳、久泻、久痢、小便失禁、崩漏、遗精、滑精等症状。无形之气的耗散则可以表现为神疲乏力、心烦不寐等症状，此种耗散一般属沉疴日久之象，随着神、气的逐渐耗伤而加重。

全教授提出"诸汗尿多，神耗阴伤，皆属于散"，指出应采用收敛固涩的方法将已经耗散的精、气、血、津液等生命物质及时收敛起来，阻止进一步伤及正气，此种治法属于治标之法。由于此类病症多由正气亏虚所致，因此还应根据体内气血、阴阳、津液、精神的耗散程度配伍合适的补益药以治本。此外，若患者正虚邪恋，外邪未去，则应当慎重使用固涩之品，或收散合用，如小青龙汤中用麻黄、桂枝以散外邪，五味子、芍药收敛护营，一散一收，以防闭门留寇，反助邪盛。

五 "散者收之"的具体应用

（一）多汗

多汗属于"汗证"，治疗时应当根据具体证型辨证施治，但无论何种多汗，均有腠理开、大汗出之症，属津液耗散之象，故应采用"散者收之"的治法，加以固涩敛汗之品。

涩味药大多具有收敛、固涩的功效，常用于治疗多汗。龙骨、牡蛎煅制后均为敛汗固涩之要药。龙骨，味甘、涩，性平。《本草从新》云："（龙骨）能收敛浮越之正气……止汗，定喘，敛疮，皆涩以止脱之义。"[9]牡蛎煅用也有很好的收敛作用，《本草备要》云："（牡蛎）涩以收脱，治遗精崩带，止嗽敛汗，固大小肠。"仝教授常用煅龙骨、煅牡蛎治疗多汗，二者均为质重之品，在临床上可根据汗出情况调整用量。汗出较轻时，可用煅龙骨、煅牡蛎各30g以收敛；中等汗出时，煅龙骨、煅牡蛎则各用45g；大汗淋漓时，煅龙骨、煅牡蛎可用60～120g[10]。

汗为心之液，不可过泄，若迁延日久则易耗伤精气，故应标本同治。可以煅龙骨、煅牡蛎为君药，通过改善患者汗多不适的症状以治标。汗出有自汗、盗汗之分，应根据患者的证候取益气固表敛汗或清热泻火增液之法以调整阴阳平衡，使营卫和谐以治本。

（二）多尿

多尿症以小便频数且无尿急、尿痛为表现，患者多苦于夜间小便次数增多而影响睡眠。各年龄段的患者都可表现为多尿，病性以虚为主，多责之于肾与膀胱，治疗时当以补肾缩泉为法，使得膀胱约束有权，开合有度。

酸味药在收敛、固涩方面疗效极佳，常用于治疗多尿。其中五味子、五倍子、山茱萸、桑螵蛸、芡实、金樱子等均为缩泉的良药。上述药物多归肺肾两经，收敛肺气，固摄肾气，金水相生，相辅相成。仝教授治疗多尿症时常补肾以固本，缩泉以治标[5]。补肾温阳以紫河车温肾填精，黄芪益气生阳，精化为气，气凝为精，以助元阳。补肾滋阴则用山茱萸、熟地黄。缩泉则以五味子、五倍子、山茱萸等为主。尿液为膀胱所藏，亦可化为津液，量过多则使肾气随之耗散，日久则肾阳更亏，故当补肾与固涩二法同用。五味子敛肺益肾，可纳气入肾[11]，常用于尿多且咳嗽时尿遗而下（膀胱咳）的患者。此类患者多为中老年女性，多产伤肾，阴气已衰，治当敛气固本，滋肾填精。

治疗多尿症，采用补肾缩泉法而疗效不佳时，更要深思其病机。如心肾两虚，水火不相交的多尿则用桑螵蛸散，通过调补心肾以达到涩精止遗的效果，若在此基础上加用缩泉之品，则疗效更佳。

（三）不寐

不寐的种类很多，其中神耗阴伤之失眠在临床上以脑力劳动者多见，表现为长期思虑过度，精神紧张，情绪焦虑。全教授常使用黄连阿胶汤配伍酸收之品来治疗此种失眠，巧妙地利用了"散者收之"的思想。因为患者生活压力过大，长期失眠，消耗脑中精血，导致脑局部阴分不足，故需降火复阴，使心肾相交，阳入于阴，辅以酸收之品，敛无形之精气，助精充髓而安眠。故临床上抓住患者脑局部阴虚火旺这一病机即可，不必拘于全身证候。黄连阿胶汤是治疗此类失眠的良方。

《古今医统大全》中记载："黄连阿胶汤，治阴虚邪盛，热烦于内，不得眠者。"[12]方中黄连、黄芩、白芍、阿胶、鸡子黄五味药物通过滋阴养血，填补真阴而益脑髓；清心泻火，交通心肾而和阴阳以治疗不寐。此处与脑局部阴虚火旺的病机相合，疗效出众[13]。炒酸枣仁为治疗不寐之良药，它养心阴，益肝血，可作为协助安眠的治标之药。另外，此方安神功效较强，若白天服用，则易倦怠嗜卧，不利于工作，故宜每日晚餐后、睡觉前各服用1次以积累药力[7]。

（四）脱证

脱证发作时，患者往往有大汗淋漓、意识模糊等症状，这些都是体内真阴、真阳耗散的表现。中医治疗当先固其元，敛其神[14]。山茱萸具有补益肝肾、收敛固涩的功效，常用于治疗脱证[15]。脱证以气脱、血脱为先，神脱、精脱为著。肝调气，肾纳气，山茱萸可敛肝气而助益肾气。张锡纯有云："萸肉（山茱萸）救脱之力实远胜于人参。"[16]仝教授将山茱萸视为救脱第一要药，常使用大剂量山茱萸固脱，谓之"敛气可以固脱，敛神可以回志，敛汗可救气阴，敛尿可治失禁"。在治疗心肾阳衰，水气凌心的脱证时，仝教授常使用大剂量山茱萸敛气固脱，配人参、附子以回阳救逆[10]。此时患者病情危重，山茱萸用量可以超过60g，以达到极强的收敛固脱作用，并煎浓汤小促其间，让患者少量多次服用以加强疗效。

六　验案举隅

（一）多汗验案

【案1】[17]

翟某，女，58岁。主诉：夜间多汗5年。现病史：患者5年前出现多汗，以夜间出汗为主，常晨起衣被皆湿。曾服用玉屏风颗粒及中药汤剂治疗，效不佳。刻下症：汗出，晨起衣被皆湿，心悸、心烦、口渴、头晕，头部沉重，睡眠欠佳。舌红少苔，脉细数。

【诊断】

西医诊断：泌汗异常。

中医诊断：汗证·盗汗。

中医辨证：阴虚热盛。

【治疗】

治法：滋阴清热，敛汗生津。

处方：栝蒌牡蛎散加减。

天花粉60g，煅牡蛎60g，煅龙骨60g，知母30g，黄柏15g，炒酸枣仁30g，制何首乌30g，川芎9g，白芷9g。

服药14剂，多汗明显减轻（自述减轻约50%）。继服上方1个月，汗出正常，无其他不适。

【按语】

患者多汗以夜间明显，为典型的盗汗证。心悸心烦、舌红少苔、脉细数均是阴虚热盛的表现，加之患者久病，阴津外泄，更致阴阳失衡，虚热内盛。单用玉屏风散等补气固表之剂难以收效，故以栝蒌牡蛎散清热泻火，敛汗增液生津。其中天花粉用至60g，清热泻火生津，煅牡蛎、煅龙骨各60g收敛固汗，重剂投之，标本同治。因伴头晕、头重、失眠，故合用炒酸枣仁、制何首乌养血安神，合都梁丸（川芎、白芷）活血通络，另加知母、黄柏清阴虚内热。诸药共用，盗汗自止。

【案2】[17]

韩某，男，61岁。主诉：多汗7年。现病史：7年前出现多汗，夜间明显，伴失眠，曾多方求治，均无效。刻下症：多汗，夜间明显，失眠，五心烦热、面红。舌红多裂纹，脉细弦。既往有糖尿病9年，应用诺和灵30R皮下注射治疗，目前血糖控制良好。

【诊断】

西医诊断：泌汗异常，糖尿病。

中医诊断：汗证·盗汗，消渴。

中医辨证：阴虚火旺。

【治疗】

治法：滋阴降火敛汗。

处方：栝蒌牡蛎散加减。

天花粉60g，煅牡蛎60g，黄连30g，黄柏30g，知母30g，炒酸枣仁30g，五味子12g。

服药1个月，汗证基本治愈，无其他不适。

【按语】

本案较案1热象更显，患者年老，糖尿病日久，燥热炽盛，耗伤阴津，致阴津亏损，燥热愈盛。五心烦热、面红，舌红多裂纹即是火热阴伤之表现。故应养阴敛汗，清热降火，以大剂量栝蒌牡蛎散敛汗生津润燥，兼以清火。此火虽盛，但实为虚火，故合黄连、黄柏、知母加强降虚火、清内热之力。五味子酸敛止汗，亦宁心神，与炒酸枣仁合用加强敛汗养心安神之功效。本方仅用药7味，煅牡蛎、五味子二药收敛止汗，防止汗液进一步散失，余药以滋阴降火安神为主，以治本。全方药少力专，从病机入手，标本兼治，以求速效。

【案3】[18]

刘某，女，54岁，2007年5月31日初诊。血糖升高10年，汗出多4年余。1997年，患者因乏力赴医院检查，发现FBG 11mmol/L，尿糖（++++），诊断为糖尿病。先后服用二甲双胍、消渴丸等。现用格列美脲片每日1次，每次1mg；盐酸二甲双胍片每日2次，每次0.25g；阿卡波糖片每日3次，每次50mg；诺和灵N睡前6U。近4年出现多汗，易汗。刻下症：汗出较多，夜间尤甚，心情急躁易怒，阵发烘热，心悸气短，口干，乏力，大便干，失眠。舌干红，苔薄黄而少，脉弦硬数。身高158cm，体重46kg，BMI 18.4。2007年5月30日辅助检查：FBG 6.8mmol/L，PBG 8.7mmol/L。

【诊断】

西医诊断：糖尿病，泌汗异常。

中医诊断：消渴，汗证。

中医辨证：阴虚火旺。

【治疗】

治法：清热泻火，滋阴固表。

处方：当归六黄汤加减。

当归30g，炙黄芪15g，黄连30g，干姜6g，黄柏30g，知母30g，炒酸枣仁30g，夜交藤30g，煅龙骨30g，煅牡蛎30g，浮小麦30g，女贞子15g，芦荟6g（单包）。

2007年6月14日二诊，服药14剂，汗出多好转50%，阵发烘热减轻50%，心悸气短好转60%。2007年6月13日辅助检查：FBG 6.5mmol/L，PBG 8.2mmol/L。2007年6月14日辅助检查：FBG 4.2mmol/L。上方煅龙骨、煅牡蛎各增至60g。

2007年7月13日三诊，服药30剂，汗出好转90%，烘热减轻80%，心情急躁较前缓解，心悸气短基本消失，睡眠改善明显。

后患者多次复诊，汗出已完全恢复正常。

【按语】

患者阴虚火旺，火热内蒸，加之夜间卫行于阴，表虚不固，故见汗出多，夜间甚。火热上冲，扰乱心神，则阵发烘热，急躁易怒；心悸、气短、乏力等均是热伤气阴之象。用当归、炙黄芪、黄连、黄柏清热泻火滋阴、益气固表；煅龙骨、煅牡蛎固涩敛汗，浮小麦止汗退热除烦，擅治骨蒸劳热、自汗盗汗；炒酸枣仁、夜交藤养心安神；知母、女贞子滋阴；芦荟泻火通便。二诊，诸症好转，然汗出未止，故煅龙骨、煅牡蛎各增至60g，以加强敛汗之力。此案中对煅龙骨、煅牡蛎的剂量调整体现了在把握病机的基础上二药敛汗的量效关系，通过加大药量能够起到更好的收敛作用。

（二）多尿验案[19]

赫某，女，60岁。主诉：夜尿增多6年多。现病史：近6年多来无明显诱因而出现夜尿增多，每晚夜尿4~5次，且尿量多，自测全天平均尿量2 200mL，而夜间尿量达1 200mL，无尿急、尿痛。平日常感腰酸乏力，夜间口干，睡眠差，食纳正常，大便正常。舌色紫暗，苔白略干，舌底瘀斑明显，脉沉细。既往史：发现糖尿病1年，血糖控制欠佳，空腹血糖8.16mmol/L，餐后2h血糖10.99mmol/L。现每日口服克列喹酮片、阿卡波糖片治疗。否认高血压病、冠心病病史。辅助检查：尿常规示尿比重1.015，尿蛋白（−）。尿镜检示白细胞2~6，上皮细胞5~10。12h禁水，尿渗透压400mOsm/kg，尿液N-乙酰-β-D-氨基葡萄糖苷酶（UNAG）42.8U/g·Cr；尿微量白蛋白（−）；内生肌酐清除率50.15mL/min；TG 8.83mmol/L。

【诊断】

西医诊断：2型糖尿病。

中医诊断：消渴，多尿。

中医辨证：下元亏虚，肾络瘀阻。

【治疗】

治法：补肾通络，缩泉益肾。

处方：自拟缩泉益肾煎加减。

生黄芪30g，金樱子12g，桑螵蛸15g，芡实20g，熟地黄10g，山茱萸

10g，枸杞子10g，女贞子15g，生大黄2g，地龙10g，桃仁10g，水蛭粉3g（冲服）。

14剂，水煎服，每日1剂，分2次口服。

患者服药后夜尿由每晚4~5次减至1~2次，复查尿常规未见异常，但仍诉夜间口干，腰酸乏力，大便干。上方加生地黄30g、肉苁蓉20g、桑寄生15g、炒杜仲15g。续服1个月后，患者每晚仅夜尿1次，且白天、夜间尿量均明显减少，全天平均尿量由治疗前的2 200mL减至1 900mL，夜间尿量也由1 200mL减至800mL，腰痛乏力、夜间口干、大便干燥等症均明显改善，复查UNAG为20.5U/g·Cr，已恢复正常。12h禁水，尿渗透压升至540mOsm/kg，内生肌酐清除率升至51.6mL/min，在西药降糖药未变的情况下，空腹血糖降至4mmol/L，餐后2h血糖降至5.7mmol/L，各项指标均恢复正常。

【按语】

患者年老久病，腰酸、乏力、多尿提示肾气亏虚，肾阳不振；口干舌暗、舌底瘀斑为瘀血内停，津不上承之象。方中生黄芪补脾生阳；金樱子、芡实为水陆二仙丹，可固肾缩泉，涩精秘气，为"散者收之"的主要体现。熟地黄、山茱萸、枸杞子滋肾填精，女贞子强腰膝而益肝肾，生大黄、水蛭粉、地龙、桃仁四药取抵当汤活血化瘀之意，以达补肾缩尿，活血通络之功。初诊显效，二诊则在初诊的基础上加强补肝肾、壮腰膝之力后诸症减轻，指标好转。

（三）失眠验案[18]

何某，男，60岁，2006年10月初诊。失眠、焦虑10余年，血糖升高3年。患者10余年来持续失眠，焦虑不安，每晚须服地西泮片5mg和咪达唑仑7.5mg方能入睡，夜间睡眠仅6~7h。2003年6月确诊为2型糖尿病，此后开始口服药物治疗，后因出现副作用而停药；近期饮食和运动控制2个月，因血糖升高，用诺和龙瑞格列奈片治疗，FBG 6~7mmol/L，PBG 9~11mmol/L。近期失眠、焦虑症状加重，地西泮及咪达唑仑均增量1倍，夜间仍无法入睡，焦躁不安，头晕耳鸣，晨起精神尤差，全身乏力。餐前及餐后饥饿感明显，且进食后觉胃肠蠕动快，胃中空虚，须用布条勒住上腹部，痛苦难忍。舌暗红，苔黄腻，脉沉细无力。身高177cm，体重56kg，BMI 17.9。

【诊断】

西医诊断：糖尿病，失眠。

中医诊断：消渴，不寐。

中医辨证：阴虚火旺，痰热扰心，中气下陷。

【治疗】

治法：滋阴降火，清化痰热，补中益气。

处方：黄连阿胶汤合黄连温胆汤、补中益气汤加减。

黄连8g，阿胶珠10g，黄芩15g，白芍15g，茯苓30g，清半夏9g，陈皮10g，竹茹10g，天竺黄15g，生黄芪60g，党参10g，炒白术9g，炙甘草6g，炒酸枣仁30g，五味子9g，生姜15g。

患者仅服药10剂，精神明显好转，睡眠改善90%，情绪基本平稳，餐前及餐后饥饿感消失，全身乏力减轻80%，FBG 5.4mmol/L，2hPG 7~8mmol/L。

患者长期随诊，睡眠基本维持正常。

【按语】

患者阴虚火旺，心火偏亢，加之痰热扰心，心神不宁，故致失眠、焦虑不安、精神不振；中气下陷，升举无力，饮食水谷未及运化布散即随之下陷流失，故觉餐后饥饿感明显，胃中空虚，全身乏力甚；清阳不升，阴精亏损，则头晕耳鸣；舌暗红，苔黄腻，脉沉细无力则是痰热内蕴、阴分亏虚之象。

黄连阿胶汤出自《伤寒论》："少阴病，得之二三日以上，心中烦，不得卧，黄连阿胶汤主之。"真阴已虚，邪火复炽，肾水亏于下，心火亢于上，故心中烦不得卧。这与单纯的阴虚或单纯的邪热不同，所以治必兼顾，清心火、滋肾阴同用。成无己有言："阳有余以苦除之，黄芩、黄连之苦以除热；阴不足以甘补之，鸡子黄、阿胶之甘以补血；酸，收也，泄也，芍药之酸，收阴气而泄邪热。"黄连、茯苓、清半夏、竹茹、陈皮、生姜为黄连温胆汤，清热化痰，宁心安神，加天竺黄增强清化痰热之力；炒酸枣仁、五味子养心安神，合黄芩、黄连苦酸制甜；生黄芪、党参、炒白术为补中益气汤之主药，补益中气。

交泰丸与黄连阿胶汤均可治疗心肾不交之失眠。交泰丸所主之失眠乃心火亢盛，不能下交肾水所致，故虚火旺而阴亏不甚；黄连阿胶汤所治者乃真阴亏损，邪火炽盛，肾水不能上济心火所致，故阴分亏损较重，甚者真阴大亏。临证处方当仔细甄别，以是否阴分亏损为辨别要点。本案患者焦虑、失眠日久，精神不济，脑阴亏耗，当敛阴清火，用黄连阿胶汤更佳。

（四）脱证验案[18]

王某，女，61岁。主因"2型糖尿病、低钠血症（重度）、巨幼红细胞性贫血（重度）、肺部感染、急性力衰竭"在当地医院治疗无效，病情逐渐加重，于1994年9月23日转到全教授处治疗。入院时检查：患者极度痛苦、虚弱面容，重度贫血貌，意识欠清，时有谵语，烦躁不安，四肢湿冷，呼吸短促，喘憋尚能平卧；两肺底可闻及湿啰音，心尖部可闻及舒张期奔马律；心率114次/min；呼吸24次/min；血压85/60mmHg。辅助检查：心电图示ST-T改变，低电压；血糖示FBG 22.12mmol/L；肾功能示BUN 13.03mmol/L，SCr 70.72μmol/L，UA 363μmol/L。血常规示WBC 6.4×10^9/L，RBC 0.92×10^{12}/L，HGB 38g/L，PLT 53×10^9/L。入院后给予对症处理，积极抢救，经降糖、纠正水及电解质失衡、少量输血及强心利尿、抗感染等治疗，血糖降至正常范围，低钠血症得以纠正，但喘憋、烦躁、心悸症状未见好转，且出现大小便失禁，大便夜10余次。

【诊断】

西医诊断：2型糖尿病，低钠血症（重度），巨幼红细胞性贫血（重度），肺部感染，急性心力衰竭。

中医诊断：消渴并病，脱证。

中医辨证：心肾阳衰，元气欲脱。

【治疗】

治法：益气固脱。

处方：

山茱萸60g，红参30g。

功专益气固脱。急煎1剂，取汁150mL。

患者下午服药半剂，3h后，精神明显好转，对答流利切题。嘱其将所余半剂中药服完，当晚大小便失禁消失，次日全天无大便。遂给予山茱萸、红参原量减半再进2剂。患者肺底湿啰音减少，心力衰竭得以纠正，因而出院。出院时生命体征：心率86次/min，呼吸20次/min，血压105/65mmHg。

【按语】

本例患者病情凶险，肾司二便，二便失禁为肾阳大亏，肾气不固，肾精耗散之象。心肾阳衰，元气虚极，有欲脱之势，故应以益气固脱回阳为首务。山茱萸60g，味酸性温，能收敛元气，振作精神，固涩滑脱；红参30g，益气回阳，扶危济弱。山茱萸尤其长于救脱，张锡纯曾言："萸肉救脱之功，较参、术、芪更胜……故救脱之药当以萸肉为第一。"他平生以山茱萸力挽急疴，起死回生之验案无数。因此，药虽两味，却量宏力专，其敛气固脱，拯人于危之功，譬如劲兵，专走一路，则足以破垒擒王。

七 小结

"诸汗尿多，神耗阴伤，皆属于散"是仝教授对临床使用"散者收之"治法经验的高度总结。无论是有形之物的耗伤还是无形之气的耗散，都可用收敛固涩的方法治疗，在临床上需要注意识别使用的条件，标本兼治，以达到最佳的疗效。本章中仅以多汗、多尿、不寐、脱证为例简要阐释了"散者收之"这一治法的应用。在临床上，脾肾阳亏的久泻、久痢，精关不固的滑精，肺阴亏虚的久咳、虚喘，肠脱不固的脱肛，冲任不固的崩漏等均可采用本治法。尤其在处理一些较为疑难的疾病，常法难以取效时，通过分析患者的症状抓住"散"这一特点，在治疗上辅以收敛固涩之法，往往会起到意想不到的效果。

参考文献

[1] 鲁明源."散者收之"的病机与临床应用探讨[J].山东中医杂志,2009,28(6):371-372.

[2] 朱宣明,周建中,陈名贵."散者收之"浅析[J].中国实用医药,2008,3(9):56.

[3] 马莳.黄帝内经灵枢注证发微[M].北京:人民卫生出版社,1994.

[4] 仝小林,赵林华.治疗糖尿病汗证中医辨治浅析及验案一则[J].药品评价,2009,6(12):490-491.

[5] 李洪皎.仝小林诊治夜尿多经验[J].实用中医药杂志,2007,23(3):185.

[6] 侯雅静,陈家旭.从肾阳虚探讨多尿、少尿的形成机理[J].中医杂志,2017,58(9):741-744.

[7] 刘洁萍,仝小林.黄连阿胶汤治疗脑部阴虚火旺之失眠[J].实用中医内科杂志,2002,16(1):25.

[8] 田德禄.中医内科学[M].北京:中国中医药出版社,2005.

[9] 高学敏.中药学[M].2版.北京:中国中医药出版社,2007.

[10] 仝小林.维新医集:仝小林中医新论[M].上海:上海科学技术出版社,2015.

[11] 田露,肖照岑.对《内经》中"酸味相佐"的理解和运用[J].长春中医药大学学报,2011,27(4):559-560.

[12] 王若男,应达时,王中男.王中男教授治疗阴虚火旺型不寐合并郁证[J].吉林中医药,2017,37(6):548-550.

[13] 孙鑫.仝小林教授治疗失眠经验介绍[J].新中医,2009,41(12):7-8.

[14] 袁春云,伍大华,谢乐.中西医结合脑心同治论治大面积脑梗死合并冠心病的体会[J].湖南中医药大学学报,2017,37(4):398-401.

[15] 毕月玲,李晶,李平.单味中药治疗骨质疏松的研究进展[J].天津中医

药, 2009, 26(6): 524-526.

[16] 张锡纯. 医学衷中参西录[M]. 石家庄: 河北人民出版社, 1974.

[17] 苏浩, 甄仲. 仝小林教授应用重剂栝蒌牡蛎散治疗盗汗举隅[J]. 中医药信息, 2013, 30(4): 71-72.

[18] 仝小林. 糖络杂病论[M]. 2版. 北京: 科学出版社, 2014.

[19] 刘文科. 仝小林经典名方实践录[M]. 北京: 人民军医出版社, 2010.

（苟筱雯）

第十六章

诸呆迟弱 四道虚损 皆属于老

随着老龄化社会的到来，老年人口的占比不断增多，老年人将逐步成为医疗服务对象的主体，而与老龄化伴行的老年病也将逐步成为医学研究的重点。老年病的发生与身体功能的衰老息息相关。具体而言，衰老是随年龄增加而缓慢出现、普遍发生的生物学过程，它是指绝大多数生物正常生理功能出现不可逆的衰退过程。就人类来说，衰老可表现为皮肤皱褶、头发花白、行动迟缓及多种脏器退行性变化等多种现象。

衰老与老年病的发生紧密相关且呈因果关系，是老年病发生的共同危险因素。衰老的病机错综复杂，本虚标实。全教授认为精、气、神的不足是衰老的三大特征。衰老的病机可归纳为脾肾不足、气血亏虚、络脉瘀阻，故健脾补肾、补益气血、活血通络是治疗衰老的通则。通过对衰老的积极干预，不仅可以改善老年人的生活质量，同时还可减少老年病的发生率，最终实现健康的老龄化。

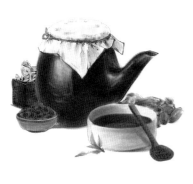

一 释义

①呆：指呆滞、呆笨等，此因衰老引起的老年认知功能减退，包括记忆、语言、视空间、执行、计算和理解判断认知域的减退。②迟：指动作迟缓、不灵活或反应迟钝，与衰老引起的运动功能减退、虚弱、智力下降等相关。③弱：指虚弱。虚弱是老年医学的核心概念之一。老年人虚弱是残疾的前驱状态，称为"不稳定性失能"。临床表现包括严重疲劳感、易摔倒、平衡能力下降、生活自理能力时好时差等[1]。④四道虚损：指人体与四道相关的阴阳、气血、脏腑的亏虚。四道指气道、血道、水道、谷道。气道者，外与大气沟通，内与细胞交换，弥散周身，吐故纳新，主乎肺，关乎膜。血道者，如江河之纵横交错，灌溉周身，荣百骸，养脏腑。水道者，调节水量，排除废物。谷道者，起于口，终于肛，摄入饮食，吸纳精华，供奉营养，排泄糟粕[2]。⑤老：此"老"为衰老，指老年期出现的机体生理和结构的退化，表现为皮肤皱褶、头发花白、行动迟缓、相关激素分泌减少、记忆功能减退以及多种脏器退行性变化等多种现象[3]。

二 疾病概述

衰老是一个机体不断衰退的过程，并伴随一系列生理结构的变化，导致机体对内外环境的适应力逐步减弱。衰老引起的身体功能衰退是全身性的，一般在无病的情况下，这些生理改变引起的症状较轻微，日常活动并不受影响，但随着年龄的增长，逐步出现轻微关节炎、听力下降、肌肉质量和力量丢失、对感染性疾病抵抗力下降等表现，并逐步发展为阿尔茨海默病、心血管疾病、肿瘤等老年相关性疾病。目前大量的研究已经表明：衰老与老年病的发生紧密相关且呈因果关系，是老年病发生的共同危险因素[3]。所以，加快对衰老机制的研究，探索有效的方法来干预衰老显得尤为重要。

中医对人体的衰老过程有极为丰富的认识，如《灵枢·天年》云："四十岁……腠理始疏，荣华颓落，发颇斑白……"[4]再如《素问·阴阳应象大论》言："年四十，而阴气自半也，起居衰矣。年五十，体重，耳目不聪明矣。年六十，阴痿，气大衰，九窍不利，下虚上实，涕泣俱出矣。"[5]孙思邈《千金翼方·养性·养老大例第三》亦云："人年五十以上，阳气日衰，损与日至，心力渐退，忘前失后，兴居怠惰，计授皆不称心。视听不稳，多退少进，日月不等，万事零落，心无聊赖，健忘嗔怒，情性变异，食饮无味，寝处不安。"[6]总之，中医古籍当中有众多关于衰老的论述，但就其要点而言，多数医家认为肾虚是引起衰老的核心，且伴随着五脏的虚损，兼杂瘀血、痰湿、气郁等病理因素。

中医药对干预衰老有着悠久的历史，临床治法和方药丰富，或补益，或祛瘀，或理气，或消导，等等。它不仅可以改善老年人的生活质量，同时还可以减少老年病的发生率，最终达到"尽终其天年，度百岁乃去"[5]的目标，实现健康的老龄化。

三 病机阐述

对于衰老的病机，全教授认为：精、气、神的不足，即物质匮乏（精亏）、能量不足（气虚）、信息失控（神耗），是衰老的三大特征。在西医的内分泌系统中，衰老可以表现为下丘脑、垂体、多靶腺（肾上腺、甲状腺、性腺等）的功能衰退；在中医系统中，衰老的病机可以归结为脾肾不足、气血亏虚、络脉瘀阻，故温补脾肾、益气养血、活血通络是治疗衰老的通则。

《素问·上古天真论》云："丈夫八岁，肾气实，发长齿更；二八，肾气盛，天癸至，精气溢泻，阴阳和，故能有子；三八，肾气平均，筋骨劲强，故真牙生而长极；四八，筋骨隆盛，肌肉满壮；五八，肾气衰，发堕齿槁；六八，阳气衰竭于上，面焦，发鬓颁白；七八，肝气衰，筋不能动；八八，天癸竭，精少，肾脏衰，形体皆极，则齿发去。"[5]此段生动地描述了肾气盛衰对人体生长、发育、生殖及衰老的影响。肾主藏精，为人体脏腑阴阳之本、生命之源。人从幼年开始，肾气、肾精逐渐充盈，开始出现齿更发长等生理现象，随着肾气、肾精充盛，机体随之发育、生殖，身体变得筋骨强健、肌肉壮实。待到年老，肾气衰退，肾精不足，则出现发脱、发白、齿摇等机体衰老的征象。由此可见肾气主宰着人体生、长、壮、老、已的生命全过程，"肾气衰"则为人体衰老的核心病机，故补肾填精法为延缓衰老和治疗老年性疾病的重要法则。

脾胃为后天之本、气血生化之源，正如《医宗必读》云："一有此身，必资谷气，谷入于胃，洒陈于六腑而气至，和调于五脏而血生，而人资之以为生者也，故曰后天之本在脾。"[7]年老之人脾胃运化功能减退，气血渐亏，容易出现食少纳呆、虚弱乏力、大便溏薄等症状，故历代医家医治年老之人，必以顾护脾胃为先。如《临证指南医案》云："老年纳谷为宝。"[8]《景岳全书》云："是以养生家必当以脾胃为先……凡欲察病者，必须先察胃气；凡欲治病者，必须常顾胃气，胃气无损，诸可无虑。"[9]临床常运用香砂六君子汤等益气健脾和胃方药改善老年人的脾胃功能，脾胃功能得以改善，则纳食增加，气血渐充。

衰老的病机错综复杂，本虚标实，除了脾肾不足，气血亏虚外，常兼杂瘀血、痰湿、气郁等问题。《素问·生气通天论》云"气血以流，腠理以密，如是则骨气以精，谨道如法，长有天命"[5]，提示气滞血瘀亦与衰老息息相关。年老之人，脏腑功能虚弱，气血津液运行迟缓，气机不畅，最终产生血瘀、痰饮等病理产物，因而加速了衰老。

四 干预策略

衰老是一个缓慢而复杂的过程，所以抗衰老的方案也是综合性的。《素问·上古天真论》云："法于阴阳，和于术数，食饮有节，起居有常，不妄作劳，故能形与神俱，而尽终其天年，度百岁乃去。"[5]全教授提出了治疗衰老的总则：肾气充则能量足，脾胃健则代谢衡，络脉（气络、血络）通则气血活。故治老年病之方，不忘补肾健脾通络。综合性的抗衰老方案包括合理饮食、规律起居、适度运动、调节情志、药物干预等各个方面。以下将重点论述中医药干预衰老及老年诸症的方案。

（一）对衰老的干预

《医门法律》云："老衰久病，补益为先。"[10]衰老常表现为脾肾不足、气血亏虚、络脉瘀阻，所以抗衰老的方药多从温补脾肾、填精益髓、补益气血、活血通络等入手。以下三方为临床较为实用的抗衰老方药。

1. 仝氏花甲绵寿方

此方为仝教授的经验方，仝教授曾言"性长命长，性短命短也……无论男女，从提高性能力、延缓性早衰入手，是抗衰老、延年益寿的有力抓手。以淫羊藿为代表的一类药物，正是从这个点切入健康的。干神经—内分泌—免疫（NEI）网络的抗老化、调平衡，可以解决诸多当代复杂病、疑难病"[2]。

组成：淫羊藿90g，山茱萸90g，鹿茸30g，龟板胶30g，黄精180g，黄芪180g，茯神180g，天麻90g，地龙90g，人参90g，陈皮60g，川芎60g，泽泻60g。

制作方法：制成水丸或打成细粉。

用法：每次6g，每日2次。

方解：方中淫羊藿、鹿茸、龟板胶、山茱萸滋补肾中阴阳，黄芪、人参、黄精、茯神补气健脾宁神，陈皮、川芎、泽泻调气活血利水，地龙、天麻通络祛风。诸药调补精气神，强壮督任，并理气活血利水，药物全面，用之得当，效果甚佳。

方歌：性长命长天地人，花甲当补精气神。陈川泽调气血水，督任龟鹿淫萸性。地龙通络黄芪参，天麻黄精入茯神。

2. 还少丹

此方出自宋代杨士瀛的《仁斋直指方》，治疗脾肾两虚之食少肌瘦、腰膝酸软、目眩耳鸣、牙齿浮痛等症状。汪昂在《医方集解》中摘录此方，并注解道："肾为先天之根本，脾为后天之根本，二本有伤，则见上项诸证，故未老而先衰，二本既固，则老可还少矣。"此方若用茯神代茯苓，加续断，则名"打老儿丸"，为古代经典的抗衰老方剂，相传有"妇人年过百岁，打其老儿子不肯服此丸"[11]。

还少丹由熟地黄、山茱萸、山药、枸杞子、五味子、牛膝、杜仲、巴载天、肉苁蓉、茯苓、楮实子、远志、石菖蒲等组成，总体以温肾填精、交通心肾为主。现代药理研究证明还少丹"能够增强机体内源性抗衰老物质活性，从而抑制自由基对细胞的损害，还能够有效地控制和对抗脑的衰老，保持机体的免疫功能，提高抗病能力"[12]。另外，通过临床观察发现，用还少丹加减治疗老年患者可较好地改善腰膝酸软、乏力、耳鸣、夜尿频数等症状。

3. 参附汤

此方在常规观念中被认为是急救方，治疗元阳虚脱之证，但此方的价值绝不局限于此。《医宗金鉴·删补名医方论》摘录了参附汤，并给予了高度的评价，认为参附汤为先后天并补、脾肾同调之方。书中云："先天之气在肾，是父母之所赋；后天之气在脾，是水谷之所化……后天之气得先天之气，则生生而不息；先天之气得后天之气，始化化而不穷也……补后天之气无如人参，补先天之气无如附子，此参附汤之所由立也。二脏虚之微甚，参附量为君主。二药相须，用之得当，则能瞬息化气于乌有之乡，顷刻生阳于命门之内，方之最神捷者也。"[13]

正由于参附汤在先后天并补、脾肾同调方面的速效作用，通过"缓其剂、用半力"便可把此方用于抗衰老。古代医家已有用小剂量参附汤来抗衰老的记载，如《医门法律》云："年高而多姬妾者，每有所失，随进参附汤一小剂，即优为而不劳；仕宦之家，弥老而貌若童子，得力于此方者颇众。"[10]故参附汤大剂量可补益元气、回阳救逆，运用于急救；小剂量则温阳补肾、补气健脾，运用于抗衰老。

（二）对老年诸症的干预

随着年龄的增长，人体各个脏器的功能开始衰退，各组织器官的代偿能力出现下降或消失，出现与年龄相关的"呆""迟""弱"等诸多症状或疾病，如痴呆、健忘、动作迟缓、虚弱、关节痛、肾功能减退、抑郁等表现，严重影响老年人的身心健康和生活质量，这可称之为老年诸症。中医药对治疗老年诸症有着丰富的经验，以下将重点探讨中医药对老年认知功能减退、虚弱、肾功能减退等的干预策略。

1. 老年认知功能减退

衰老引起的老年认知功能减退，属于"呆"的范畴，包括记忆、语言、视空间、执行、计算和理解判断认知域的减退。患者轻可表现为健忘、智力减退，重可逐步发展为痴呆等。《灵枢·海论》云："脑为髓之海……"[4]《素问·逆调论》亦云："肾不生则髓不能满。"[5]《医学心悟》言："肾主智，肾虚则智不足。"[14]由此可知年老之人肾虚精亏，髓海渐空，则智力减退。近年来，中医药对于老年性痴呆的干预，常采用补肾填精法，辅以活血化痰通络等，临床取得了较好的疗效[15]。

全教授在临床中针对老年认知功能减退者，常用全氏壮督益智汤加减治疗。此方为全教授的经验方，由鹿茸片3g、龟板15g、牛脊髓1条、牛腔骨0.5kg组成，四者共煮汤，用于肾气不足、髓海亏虚之健忘、智力减退、痴呆等病证。若伴经络气虚，可加黄芪10g、桂枝6g，以益气固表、温通经络；若伴精血大亏，可用鹿胎膏代鹿茸片，另加阿胶、紫河车，以大补精血，益髓充督，临床取得了良好的效果。

2. 老年虚弱

虚弱是严重影响老年生活质量的关键因素，属于"弱"的范畴。老年医学指出老年人虚弱是残疾的前驱状态，称为"不稳定性失能"。临床表现包括严重疲劳感、易摔倒、平衡能力下降、生活自理能力时好时差等[1]。

老年虚弱，常与机体衰老引起的肌肉力量下降、内分泌器官功能减退、激素活性下降等相关。临床研究表明"肌肉力量下降是老年人无法独立生活的决定性因素"，由此造成的体能下降、肢体乏力等衰老征象后续还容易导致"跌倒、骨折、日常活动能力受损，以及独立性丧失"[16]等临床事件，故对老年虚弱的积极干预极有必要。

脾主肌肉，且为气血生化之源，肾为先天之本，故全教授指出老年人虚弱多与元气大亏、脾肾不足等相关，治疗应大补元气，补益脾肾。全教授在临床中常用全氏仙附阳光汤治疗，此方由淫羊藿、人参、附子组成，具有壮命门之火、大补元气（能量）、驱散阴霾之功，用于老年人全身功能衰退引起的虚弱无力、性欲衰退、脉虚弱等。若气短乏力明显，全教授常用上方合补中益气汤治疗，二方合用对改善老年人的虚弱状态、恢复体力、增强耐力、改善乏力气短等症状有很好的效果。

3. 老年肾功能减退

人步入老年以后，因受到衰老和疾病的双重影响，肾功能减退非常常见。一方面因为衰老引起的肾结构和功能减退，肾脏的自我稳定功能被削弱，对内环境变化的适应能力降低，更容易受到损伤；另一方面则是老年人常见的全身性疾病，如动脉硬化、高血压病、糖尿病等疾病对肾脏的进一步损伤。因此对于老年肾脏损伤的早期诊断及防治具有十分重要的意义。

老年肾功能减退主要表现为肾小球滤过率下降，对大分子物质的通透性增加，可出现微量蛋白尿，肾小管浓缩及稀释功能受损，等等。肾小管功能变化较肾小球功能变化出现得早且明显，而肾小管浓缩及稀释功能减退尤为明显，夜尿增多是其临床的常见症状，困扰着诸多老年患者。

全教授认为老年肾功能减退的主要病机是肾元亏虚，络脉瘀阻。其中肾元亏虚是老年肾功能减退的病理基础，而络脉瘀阻则贯穿于疾病发展的整个过程之中。治疗上以补肾培元，活血通络为大法。临床常用熟地黄、枸杞子、黄芪滋肾填精益气，配以生大黄、桃仁、水蛭、地龙等活血化瘀之品。针对老年人夜尿增多的问题，常合山茱萸、金樱子、桑螵蛸固精缩尿，临床均取得了很好的疗效。

现代药理研究显示，补肾活血法可降低尿蛋白量，并具有抑制大鼠肾小球系膜细胞增生，延缓衰老的作用，能减少肾小球内纤维蛋白相关抗原的沉积，减少肾小球系膜细胞的增殖和肾小球的硬化，减轻蛋白尿和低蛋白血症，改善肾功能。

4. 老年期抑郁症

抑郁是老年人常见的临床综合征，在引起老年人致残的精神疾患中占第二位（仅次于痴呆）。老年期抑郁症以情绪低落、兴趣和动力缺乏、过度疲劳为核心症状，常伴焦虑、思维迟缓、自杀倾向、失眠、食欲下降等。在患有内科疾病或有残疾的老年人中，抑郁症的患病率一般较高。老年期抑郁症由于有自杀倾向，是导致抑郁症患者死亡的最主要原因，因此对其积极干预有重要意义。

全教授认为老年期抑郁症属于中医"郁病"的范畴，其发病原因和老年期的病理生理特点密切相关。《素问·生气通天论》云："阳气者，若天与日，失其所则折寿而不彰，故天运当以日光明。"[5]阳气不足、脏腑功能减退则引起晦暗、阴沉、衰落等阴郁之象。故临床治疗以温阳散郁为治疗大法，所谓"扶阳则阴霾自散、壮火则忧郁自除"。但实际运用中不能一味地强调扶阳，应根据证候或兼补肾阴、填精益髓，或兼以扶正培元、调畅气机，或顾护心、肝、脾等其他脏腑。

全教授治疗老年期抑郁症，常以淫羊藿、人参、附子为主药。以淫羊藿（可比作"太阳"）大补命门，附子（可比作"阳光"）温肾壮火，人参（可比作"能量"）大补元气，临床用之有效。若兼有脾虚，加炒白术、党参；兼有肾阴亏虚，加枸杞子、制何首乌阴阳互补；兼有肝郁气滞，配伍四逆散加减，调畅气机；兼有痰瘀，加丹参、三七等。阳光盛，神气融和，精血充足，则可逐步痊愈。

（三）干预时机

《素问·阴阳应象大论》云："年四十，而阴气自半也……"[5]这提示人到四十岁后，脏腑功能开始减退，此为衰老的最佳干预时机。现代研究亦证实了这一点[3]：从中年（国外定义为45～65岁）开始抗衰老，是因为该阶段已出现了一些与衰老相关的变化，已经积累了损伤。因此，抗衰老从中年开始，效果会更好。

五 验案举隅

（一）全氏仙附阳光汤加减治疗厥证

麦某，男，95岁，2013年12月20日初诊。因"反复昏倒15日，再发1日"就诊。患者15日前无明显诱因而突发昏倒，伴四肢冰冷、神志不清，无口吐白沫、四肢抽搐、恶寒发热等。入院急查头颅CT示：双侧小脑幕上脑室扩张，交通性脑积水；双侧基底节区多发腔隙性脑梗死；脑萎缩。心电图、脑电图正常。入院经积极抢救治疗后渐渐苏醒。此次再发昏倒，症状同前。舌淡，苔薄腻，舌底瘀，脉未见。既往有肾功能不全、贫血（血红蛋白63g/L）病史。因患者在外地，家属打电话求治于仝教授。

【诊断】

西医诊断：晕厥待查，交通性脑积水，腔隙性脑梗死，脑萎缩。

中医诊断：厥证。

中医辨证：元阳虚脱，水瘀互阻。

【治疗】

治法：回阳固脱，大补元气，利水行瘀。

处方：仝氏仙附阳光汤加减。

淫羊藿15g，生晒参30g，制附子30g（先煎），仙茅30g，肉桂15g（后下），枸杞子15g，丹参15g，熟地黄30g，生大黄6g，水蛭粉3g（冲服），泽泻15g，茯苓15g，金樱子15g，芡实15g。

3剂，每日1剂，煎好即服，分4次服完。

2013年12月23日家属电话复诊，诉患者服完3剂，效果显著，现已神清元复，要求巩固。处方：淫羊藿15g，生晒参15g，制附子30g（先煎），肉桂15g（后下），仙茅30g，枸杞子15g，熟地黄30g，丹参15g，生大黄6g，水蛭粉3g（冲服），泽泻15g，茯苓15g，金樱子15g，山茱萸15g。16剂，每日1剂，煎好即服，分4次服完。

2014年12月23日电话随访，患者家属诉服此方后1年来患者病情稳定，生活基本可以自理，未再突发昏倒。

【按语】

仝教授认为此患者乃元阳虚脱，急当益气固脱救逆，故予仝氏仙附阳光汤加减治疗。此方药专力宏。方中制附子如同阳光，驱散阴霾；生晒参如同能量，大补元气；淫羊藿如同太阳，壮命门之火。三者是"壮阳三剑客"，合用有救逆回阳之效。故患者服后效如桴鼓，神清元复。二诊时，生晒参、仙茅减量，去芡实，加山茱萸，以加强固脱作用，又可长期服用。患者服后元气渐充，阳气来复，生活逐渐可以自理。

（二）缩泉益肾煎加减治疗老年肾功能减退

赫某，女，60岁，2004年1月10日初诊。主诉：夜尿增多6年多。现病史：患者近六七年来无明显诱因而出现夜尿增多，每晚夜尿4～5次，且尿量多，自测全天平均尿量为2 200mL，而夜间尿量达1 200mL，无尿急、尿痛。平日常感腰酸乏力，夜间口干，睡眠差，食纳正常，大便正常。舌色紫暗，苔白略干，舌底瘀斑明显，脉沉细。既往史：糖尿病病史1年，血糖控制欠佳，空腹血糖 8.16mmol/L，餐后2h血糖 10.99mmol/L。现每日口服格列喹酮、阿卡波糖治疗。否认有高血压病、冠心病病史。

【诊断】

西医诊断：老年肾功能减退，2型糖尿病。

中医诊断：消渴（下消）。

中医辨证：肾元亏虚，络脉瘀阻。

【治疗】

治法：补肾缩尿，活血通络。

处方：缩泉益肾煎加减。

生黄芪30g，金樱子20g，桑螵蛸15g，芡实20g，熟地黄10g，山茱萸10g，枸杞子10g，女贞子15g，生大黄2g，水蛭粉3g（冲服），地龙10g，桃仁10g。

14剂，早晚分服。

患者服上方14剂后，夜尿已由每晚4～5次减至1～2次。但仍诉夜间口干，腰酸乏力，大便干。上方加生地黄30g、肉苁蓉20g、桑寄生15g、炒杜仲15g。继服1个月后，患者每晚仅夜尿1次，且白天、夜间尿量均明显减少，全天平均尿量已由治疗前的2 200mL减至1 900mL，夜间尿量也由1 200mL减至800mL，腰痛乏力、夜间口干、大便干燥等症状均明显改善。在西药降糖药用量未变的情况下，空腹血糖降至4mmol/L，餐后2h血糖降至5.7mmol/L，各项指标均恢复正常。

【按语】

该患者初次来就诊的目的是治疗糖尿病，经补肾缩尿、活血通络治疗后，患者夜尿次数减少，睡眠质量得到改善，血糖难控因素得以消除，因而血糖随之降低。这说明补肾培元、活血通络法在有效治疗老年肾功能减退的同时，可能还具有调节糖代谢、减轻胰岛素抵抗、降低血糖的作用。

参考文献

[1] 张建,范利.老年医学[M].北京:人民卫生出版社,2009.

[2] 仝小林.维新医集:仝小林中医新论[M].上海:上海科学技术出版社,2015.

[3] 中国老年学学会衰老与抗衰老科学委员会.中国衰老与抗衰老专家共识:2013[J].中国中西医结合杂志,2014,34(2):133-135.

[4] 佚名.灵枢经[M].北京:人民卫生出版社,2005.

[5] 佚名.黄帝内经·素问[M].北京:人民卫生出版社,2005.

[6] 李景荣,苏礼,任娟莉,等.千金翼方校释[M].北京:人民卫生出版社,2014.

[7] 包来发.李中梓医学全书[M].北京:中国中医药出版社,1999.

[8] 叶天士.临证指南医案[M].北京:华夏出版社,1995.

[9] 李志庸.张景岳医学全书[M].北京:中国中医药出版社,1999.

[10] 陈熠.喻嘉言医学全书[M].北京:中国中医药出版社,1999.

[11] 汪昂.医方集解[M].2版.北京:中国中医药出版社,2007.

[12] 王春田,李然,李海波.还少丹抗衰老的药理作用研究[J].中医药学报,2011,349(4):38-39.

[13] 吴谦.医宗金鉴[M].2版.北京:人民卫生出版社,2003.

[14] 程国彭.医学心悟[M].天津:天津科学技术出版社,1999.

[15] 毛蕾,张玉莲.补肾填精中药治疗老年性痴呆[J].吉林中医药,2010,30(5):394-396.

[16] KRONENBERG H M,MELMED S,POLONSKY K S,等.威廉姆斯内分泌学[M].11版.北京:人民军医出版社,2011.

（沈仕伟）

第十七章

诸病缠绵
入络累脏
皆属于慢

随着人们生活水平的提高、医疗技术的进步，人类的平均寿命也在不断延长，但是相随而来的慢性疾病也成了当今医疗界面临的一大挑战，如：我国因慢性疾病致死的人数占总死亡人数的85%；作为慢性疾病代表的糖尿病在全球范围内的患者数量在不断增长，预计至2025年，全球的糖尿病患者数量将达到3.5亿，另外，据世界卫生组织预测，在未来的10年内，因糖尿病而导致死亡的增长率将超过50%。因此，采取相关行动以减慢和遏制慢性疾病的上升趋势已成为全球公共卫生的当务之急[1-2]。但慢性疾病的防治工作体现在控制疾病的发生发展、延缓病程、防治并发症、提高生活质量等多个方面。基于此，仝教授根据慢性疾病的特点，结合自身的临床经验，用"诸病缠绵，入络累脏，皆属于慢"概括慢性疾病的病机及病证特点。

一　释义

①诸病：此处指一时难以治愈、病程较长或终身难愈的一类疾病，如糖尿病及其慢性并发症、代谢综合征、肿瘤等。②缠绵：多指疾病纠缠不已，不能解脱，这说明疾病顽固，正气不足，病势缓慢，病程迁延，治疗周期长。③入络：络有广义、狭义之分。广义的络，包含"经络"（气络）之络与"脉络"（血络）之络；狭义的络，仅指经络的络脉部分[3]。此处的络为广义之络，如糖尿病微血管并发症的发病部位"目络""肾络""皮络""心络"等。全教授认为络病的发展有"络滞""络瘀""络闭""络结"等不同程度，这从舌底络脉可直观反映。④累脏：指络与脏腑在生理上相互联系，在病理上相互影响。脉络通畅，气血周流，脏腑乃和；若脉络瘀阻或受损，与其相关的脏腑亦会受牵连而病变，如长期的高血压、高血糖可损伤微小血管，进而引起肾脏、眼底等的病变。⑤慢：指慢性非传染性疾病（简称慢病），指疾病难愈，顽固缠绵，经久入络累脏致虚，治疗周期长。

二　疾病概述

（一）西医概述

慢病是一组迁延不已，无法自愈和难以治愈的非传染性疾病的统称，一般来说病程超过3个月的非传染性疾病可归属于慢病范畴，如心脑血管疾病、肿瘤、糖尿病、慢性阻塞性肺疾病等[4-5]。随着社会发展、生活方式转变，人类的慢性疾病谱也具有了鲜明的时代特征。慢病的发生和发展是多因素综合影响的结果，目前的医学手段仍无法阐明它的病因机制，除生物学因素外，它还与人们的生活习惯、行为方式、社会角色、心理（情志因素）活动、环境污染有着紧密联系[6]。病程较长、难以治愈或终身难愈是慢病的主要特点，慢病治疗是一场持久战，慢病日久所引发的并发症、合并症及伴随病龄增长脏器本身功能的衰退也给慢病的防治工作带来了巨大的挑战。

（二）中医概述

慢病是一类疾病的统称，因而在中医范畴没有某一疾病能与慢病直接对应。但根据其病程久、病龄高、积久成虚的病证特点，慢病应该具有中医"虚证"的属性。除此之外，不同部位的慢病又各有特征，如发生于心脏的"胸痹""心悸""真心痛"等以心气不足、心脉瘀阻为特征，发生于肺脏的"喘证""哮病""肺胀"等以肺气不足、痰瘀阻滞为特征，发生于肝脏的"臌胀""积聚""黄疸"等以肝气郁滞、肝络瘀阻为特征，"消渴"及其并发症"血痹""雀盲"等则以中满内热、脉络瘀阻为特征。这些慢病经久不愈，进而导致脏腑亏虚，气血耗伤，同时痰瘀内生，虚实夹杂，缠绵反复。因此，仝教授认为迁延缠绵、久病入络、累及诸脏、久病多虚是慢病的主要特点。但慢病之亏是因气血阴阳散耗而渐亏，在运用补法时需要缓慢，组方宜平和全面；骤补或过补，机体难以接受，轻则"上火"，重则损命。因此，仝教授指出"早期治络，全程通络"，联合补法是慢病的主要防治手段。

三　病机阐述

关于慢病的病机，仝教授认为多虚（脏亏）、多痼（入络）、多变（难愈）是慢病病机的三大主要特征。

（一）慢病多虚

根据仝教授提出的"态靶因果"理论[7]，慢病之虚既可以是慢病的因，也可以是慢病的果。中医对慢病多虚有比较全面细致的论述，如《黄帝内经》言"正气存内，邪不可干""邪之所凑，其气必虚""风雨寒热不得虚，邪不能独伤人"。《素问·疟论》言："痎疟者……令人销烁脱肉。"[8]叶天士在《临证指南医案》中指出："经几年宿疾，病必在络……因久延，体质气馁。"[9]王清任曰："元气亏五成，下剩五成，周流一身，必见气虚诸态。"[10]慢病也具有鲜明的时代特征，"今时之人……以酒为浆，以妄为常，醉以入房，以欲竭其精，以耗散其真，不知持满，不时御神，务快其心，逆于生乐，起居无节，故半百而衰也"[11]。

慢病多袭素体羸弱、年老体弱或后天失于调养之人。体质虚亏，加之患病，因虚致病或因病致虚，慢病、老年病混杂，增加了虚损的形成。现代医学证实，疾病病程日久，反复发作，会造成人体免疫功能下降，抵抗疾病的能力更低[12]。

（二）慢病多痼

仝教授认为络有气络与血络之分。慢病多痼，多是由初病在络、久病入络致络损、络瘀引起。"盖气者，血之帅也，气行则血行，气止则血止，气寒则血凝，气有一息之不通，则血有一息之不行"，仝教授打破了传统的久病才能入络的观点，指出早期气络功能失调同样或多或少波及血络的运行。故仝教授在治疗时强调"早期治络，全程通络"的思想。《素问·痹论》言"病久入深，荣卫之行涩，经络时疏，故不通"，叶天士言"凡久病从血治为多""大凡经主气，络主血，久病血瘀"。慢病日久，久病入络，累及虚脏，恶血、坏血留滞经络或络脉空虚，脏之功能低下，形成痼疾。且慢病之络虚、络瘀形成于全身脏腑络脉，由日积月累而成，非若外伤之局部血瘀，多夹痰，表现为慢性进行性脏器功能减退，如冠心病、脑血管疾病后遗症期都属于痼疾阶段，当长期治疗[12]。现代医学实践观察也证实，气络、血络均受损，血液流速变缓，血液黏稠度增高，血液循环减慢，新陈代谢降低，尤其是老年人更为明显。

（三）慢病多变

慢病多变是就并发症而言。慢病不仅病程长，还有久病致变之虞，因虚、因瘀等而损伤脏腑，常有痰、湿、浊、瘀、毒等病理产物形成，成为加重疾病的又一病因，导致相关并发症的发生，如高血压病、糖尿病等长期病程"入络""累脏"，致心、脑、肾、眼等的损害[13]。治疗上从清理病理产物着手，对疾病本身的治疗及防治并发症、延缓病程进展等方面的作用不可小觑。

四 慢病的治法

仝教授认为慢病的治疗以补法为主，其要点有四：一是宜用"围方"；二是峻补不若缓补；三是剂型上宜选用丸、散、膏、丹；四是宜守法守方，采用蚕食策略。此外，根据慢病的病机，坚持长期治疗，以及早期治络、全程通络对于恢复脏腑的血运和功能，截断并发症等的作用不容忽视。

（一）"围方"治慢病

围方相对于精方而言，以药味种类多而繁杂、药功广而力散缓、作用靶点全面、用量平和为特点，往往集"八法"中的补、攻、清、消等法于一方，对脏腑经络、气血阴阳均有兼顾[14]。《素问·至真要大论》曰："君一臣二，制之小也；君一臣三佐五，制之中也；君一臣三佐九，制之大也。"[8]从中可以看出药味数大于十三味的可称之为围方。

一方面，围方由多种药物配伍组合，一般十几味至三十几味，甚至更多，覆盖面广，如《先醒斋医学广笔记》[15]中的资生丸由人参、白术、白茯苓、怀山药、芡实粉等17味药组成，主治妊娠三月，阳明脉衰，胎元不固的虚损证候。另一方面，围方的组方由不同的药组构成，各组内药物的性味功用相似，如《脾胃论》中的升阳益胃汤[16]：黄芪、人参、白术、炙甘草为补益药味组，作为君药；半夏、陈皮、茯苓、泽泻为除湿药味组，作为臣药；羌活、防风、柴胡为祛风药味组，作为佐药，一方面风能胜湿，另一方面风能升清，又有反佐之黄连、白芍，黄连可防止补气固涩温燥太过，白芍还可防止风药的升发太过。围方中的组方多为常规剂量，剂型多为丸散剂，作用较为平和，"丸者缓也，不能速去也，其用药舒缓而治之意也"，便于长期服用。

（二）峻补不若缓补

"冰冻三尺，非一日之寒""病来如山倒，病去如抽丝"，采用小剂量、多靶点、宽覆盖、蚕食的组方原则十分重要，治疗宜先调理脾胃，培育胃气，增一分胃气，进一分补药，注意防变，树立患者的信心。如前列腺增生疾病，发于老年男性，以气虚、阳虚为主要病机，属于虚损性疾病，治疗当以补益为主，且需要长期治疗，故应选用缓补为基本原则[13]。若盲目使用大补之药，犹如在一片干旱已久的裂缝土地猛浇大水，会看到土壤表面冒烟并与下层分离，甚至会引起表层迅速成涝的危险，而其深层很难达到湿润渗灌，不但不能解决问题，反而把之前仅存的生机也激惹消耗殆尽。

（三）慢病方药剂型宜选用丸散膏丹

"汤者，荡也……丸者，缓也……"[17]全教授提出慢病初治仍宜汤药，先见动静，病有起色再改丸散，逐步渗透，润物细无声。慢病的严重程度呈上升式进展，治疗的起效、显效时间与病程之间有一种对应关系，全教授称之为"慢病效阈"。在"阈"的范围内，通过剂量调整，可适当"提速"。但剂量过大，反而可能"减速"[18]。

（四）慢病蚕食法

查阅文献可发现蚕食法是用于外科清创的一种常用做法，如糖尿病足的清创。所谓蚕食，字面意思是像蚕咬食桑叶一般，每日"侵蚀"一点，逐步侵占，最终可蚕食鲸吞。全教授根据多年的临床经验，拓宽延伸，将蚕食法用在慢病的治疗中，张口虽小，昼夜不停，逐步消噬，即所谓"病去如抽丝"。此法常用于慢病、老年病的治疗，针对多系统、多脏器、多层面的复杂疾病，而采用小剂量、广覆盖、多靶点、长疗程的手法[18]。

五　验案举隅

（一）小剂量汤剂缓补中焦以控制糖尿病

张某，男，45岁，2016年8月15日初诊。主诉：发现血糖升高半个月余。现病史：半个月前于外院体检时发现血糖升高（具体数值不详），完善检查后诊断为糖尿病，住院治疗，予胰岛素总量25U（早15U，晚10U）

皮下注射降糖，血糖控制尚可，空腹血糖在5.6~6.8mmol/L，餐后未监测。刻下症：自觉乏力，口干渴，多饮多尿，注射胰岛素后症状消失，余未见不适，纳可，眠欠佳，入睡困难，二便调。舌稍胖，苔少，舌底瘀，脉沉滑数。BP 110/90mmHg。身高173cm，体重95kg，BMI 31.7。既往有高脂血症、高血压病、脂肪肝病史。否认吸烟、饮酒史及家族糖尿病史。

【诊断】

西医诊断：糖尿病，高脂血症，高血压病，脂肪肝。

中医诊断：脾瘅。

中医辨证：肝经郁热，脾虚胃滞。

【治疗】

治法：清肝热，健脾胃，理中焦，开滞。

处方：补中益气汤加减。

绵茵陈30g，赤芍30g，生大黄3g，鬼箭羽15g，虎杖15g，党参15g，黄芪30g，茯苓30g，炒白术9g，陈皮15g，大腹皮15g，知母45g，生姜30g，大枣9g。

每日1剂，早晚各1次，嘱停用胰岛素。

2016年10月17日二诊，服上方56剂，体重降为92kg，BMI 30.7，自诉乏力、口干渴消失，无明显不适，纳眠可，大便日1行，不成形，小便可。舌胖，底瘀，脉弦硬滑数偏沉，尺肤潮，掌红。BP 101/73mmHg。上次就诊后未使用胰岛素。2016年10月13日查HbAlc 5.6%，TG 2.23mmol/L，胆固醇、转氨酶、胆红素、尿酸、尿MA等指标未见异常。眼底检查示疑似出血点。颈动脉超声示左颈动脉硬化。胰岛功能测定见表3。

表3　患者胰岛功能测定

时间	同步血糖/ (mmol · L^{-1})	胰岛素/ (μU · mL^{-1})	C肽/ (ng · mL^{-1})
空腹	6.01	9.33	1.27
1h	8.42	120.60（升高）	5.50
2h	6.01	89.27	5.69
3h	6.06	54.54（升高）	6.44（升高）

辨证、治法同前。在初诊方的基础上，茯苓加至45g，知母减为30g，炒白术9g改为生白术30g，加红曲1.5g。每日1剂，早晚各1次温服。加减服用4个多月，患者糖化血红蛋白恢复正常，未使用胰岛素，体重平稳降至90kg，血压范围在（110～134）/（80～90）mmHg，HbAlc 5.4%，FBG 5.9mmol/L，TG 2.23mmol/L。

2017年2月20日三诊，自诉偶有口干，纳眠可，大便日1行，偏干，小便有少量泡沫。舌胖、齿痕，底瘀，脉沉稍滑。复查FBG 5.6mmol/L，TG 2.09mmol/L，胆固醇、转氨酶、胆红素、尿酸等指标未见异常。辨证、治法同前。处方：绵茵陈30g，赤芍30g，生大黄3g，鬼箭羽15g，虎杖15g，党参15g，黄芪45g，茯苓30g，生白术30g，陈皮15g，大腹皮15g，知母30g，金钱草30g，三七6g，桑叶30g，红曲6g，生姜30g，大枣9g。嘱患者3日1剂，每日1次。加减服用5个月，其间查HbAlc 5.6%，FBG 5.74mmol/L，TG 2.24mmol/L，其余生化检查无异常。

2017年8月22日四诊，体重88kg，BMI 29.4，患者无明显不适，纳眠可，大便日1次，成形，小便调。舌嫩胖，底瘀，鱼际脉弦长。BP 120/82mmHg。复查HbAlc 4.2%，FBG 4.7mmol/L，TC 4.34mmol/L，TG 0.7mmol/L，胆固醇、转氨酶、胆红素、尿酸等指标未见异常。处方：绵茵陈30g，赤芍30g，生大黄3g，鬼箭羽9g，虎杖9g，党参15g，黄芪45g，茯苓30g，陈皮15g，大腹皮15g，知母30g，生白术30g，三七6g，桑叶30g，葛根30g，川芎15g，红曲3g，生姜30g，大枣9g。3日1剂，每日晨起服1次。患者服药至今，体重波动在87～89kg，HbAlc波动在4.9%～5.4%，TG波动在2.15～2.31mmol/L，其余生化检查未见异常。

【按语】

患者初发糖尿病，素体肥胖，痰脂湿浊蓄积，全身气机升降出入失调，肝主疏泄，主一身气机，肝疏泄失司，气机郁滞化热，灼伤津液，则口干渴；"见肝之病，知肝传脾，当先实脾"，肝经郁热，中焦斡旋障碍，肝木克脾土，脾虚无力运化，则舌稍胖，气虚无力运血，可见舌底瘀，与"糖络病"符合；胃纳脾运，脾虚胃滞壅塞，"胃不和则卧不安"，可见眠欠佳，入睡困难；结合舌稍胖，苔少，舌底瘀，脉沉滑数，辨为肝经郁热，脾虚胃滞证。方中绵茵陈、赤芍清肝凉血；党参、黄芪、炒白术、茯苓健脾胃，补中焦；陈皮、大腹皮理气，开中焦壅滞；鬼箭羽、虎杖为治疗脂肪肝的靶药。患者初诊口服中药期间嘱停用胰岛素，二诊复查糖化血红蛋白恢复正常，体重2个月下降了3kg，调整处方，加大茯苓剂量以健脾，炒白术改为生白术，开脾胃壅滞，加用红曲降脂，邪去才可扶正，正则安存。后患者服中药期间复查糖化血红蛋白最低达4.2%，体重平稳下降，未见明显的不适症状，调整服药方法为3日1剂，每日1次，平均单次用量小，调补中焦力缓而持久，祛邪如蚕食般。糖尿病是慢性疾病之一，治疗时间长，这样用药能保证服药安全，同时每日都能保证一定的血药浓度。

（二）从汤剂改为水丸长期中药治疗糖尿病

陈某，男，65岁，2011年9月13日初诊。主诉：发现血糖升高3年，确诊糖尿病4个月。现病史：患者3年前体检时发现血糖轻微升高（具体数值不详），未予重视及治疗；4个月前查FBG 13mmol/L，完善检查后，当地医院明确诊断为2型糖尿病，予胰岛素皮下注射（每日总量20U）联合二甲双胍口服降糖。血糖控制不佳，故前来就诊。刻下症：四肢乏力、麻木、发凉，双下肢发胀，腰膝酸软，纳可，眠欠佳，易醒，大便调，夜尿2～3次，有泡沫。舌暗红，苔薄黄腻，舌底滞，脉沉细弦。辅助检查：HbA1c 6.0%，FBG 7.33mmol/L。既往有脂肪肝、高脂血症病史。

【诊断】

西医诊断：2型糖尿病，糖尿病周围神经病变，高脂血症，脂肪肝。

中医诊断：脾瘅，血痹。

中医辨证：脾虚胃热，脉络瘀阻。

【治疗】

治法：健脾清胃，活血通络。

处方：自拟方。

西洋参6g，莪术15g，三七9g，水蛭粉3g（冲服），红曲3g，知母45g，黄连30g，生姜15g，清半夏15g，黄芩45g，生薏苡仁30g，荷叶30g。

2011年11月18日二诊，服上方约60剂，自诉四肢麻木症状显著好转，发凉、发胀轻微减轻，行走时间长则小腿胀痛，四肢乏力、睡眠改善不明显。舌暗红，苔黄厚腻，舌底滞，脉细弦。复查HbA1c 5.9%，FBG 7.17mmol/L。结合患者四肢麻木、发凉为经络寒，舌象、脉象表明脏腑热（胃腑热），治宜温通经络，清泄胃热，同时嘱停用二甲双胍。处方：西洋参30g，莪术15g，水蛭粉3g（冲服），三七9g，红曲6g，知母30g，黄连30g，干姜9g，天花粉30g，酒大黄6g，肉桂30g，山茱萸30g。上方汤药口服1个月，其间复查HbA1c＜6%。后为服药方便，患者自行做水丸服用4个月余。

2012年5月29日三诊，下肢发凉感消失，余未见不适，复查HbA1c 6.0%，FBG 7.88mmol/L。中药改为水丸长期治疗。自拟方如下：党参270g，赤芍270g，三七90g，清半夏270g，黄连270g，黄芩270g，知母270g，干姜45g，天花粉270g。做成水丸，每次9g，每日2次，以巩固治疗。

【按语】

全教授将糖尿病、糖尿病的并发症概称为"糖络病"，治疗上秉承"早期治络，全程通络"的原则。该患者早期未干预降糖，血糖未得到有效控制，就诊时四肢乏力、麻木、发凉，已有明显的微血管病变、周围神经损伤表现，结合舌、脉可知属典型脾虚胃热、脉络瘀阻证。处方中以西洋参补气健脾，同时能促进血液运行，达到通络的作用；用莪术、水蛭粉、三七逐瘀通络；知母、黄连、黄芩清脏腑热（清胃热）。现代动物实验及临床研究表明，黄连所含的小檗碱具有显著的降糖作用，黄连及其有效成分生物碱对于改善糖尿病及其并发症的各种症状具有明显效果[19]。靶药红曲化浊降脂，红曲成分中的酸式洛伐他汀是目前世界医学界公认的降低人胆固醇的理想药物，特别对低密度脂蛋白有优先降低作用，具有高效、低毒、安全的特点[20]。二诊时，患者的糖化血红蛋白恢复正常，周围神经病变症状得到明显改善，四肢乏力、睡眠改善不明显。全教授认为糖尿病周围神经病变的患者常见脏腑热、经络寒，治疗时应寒热同调。经络寒表现为四肢发凉，处方加用肉桂、干姜温通筋脉，并温潜安神；脏腑热表现为眠易醒，舌暗红，苔黄厚腻，保留酒大黄、黄连、知母清泄脏腑，并加大西洋参的用量，以增强益气之功。患者自行做成水丸口服，血糖控制尚可。糖尿病为慢性疾病，需长久治疗。患者双下肢有发凉感，络得温则行，将性味偏凉的西洋参改为性味平和的党参，将破瘀力雄的莪术改为既可活血又有显著降糖疗效的赤芍，组方做成丸剂，长期服用，效力稳缓，血药浓度有保证，补正祛邪以控制血糖。糖尿病是慢病之一，糖尿病的相关并发症严重影响患者的生活质量，丸剂长期口服治疗，患者依从性高，临床可实施性好，可有效防治、延缓并发症的发生及进展。

（三）汤剂、散剂联用治疗产后头风

张某，女，55岁，2017年12月12日初诊。主因产后头痛27年就诊。患者自诉27年前生产后受风而出现头痛，以前额疼痛为主（印堂处，连及眉棱骨、太阳穴），服速效伤风胶囊及中药汤剂（具体不详）未见好转。刻下症：头痛，以前额疼痛为主（印堂处，连及眉棱骨、太阳穴），恶风，头痛时全身汗出，怕冷，戴帽子及热环境下好转，严重时伴有呕吐，时有头晕，纳一般，眠差，多噩梦，易受惊，大便日行1～3次，质干，排便费力，夜尿3次，小便时有困难、不尽感。舌干，舌底瘀滞，苔淡黄，脉略弦。既往有胆结石、膝关节滑膜炎、髌骨软化病史。

【诊断】

西医诊断：头痛。

中医诊断：产后头风。

中医辨证：风寒内伏脑络，阳虚络阻。

【治疗】

治法：疏风透邪，温经散寒，通络止痛。

处方一：

制川乌90g，全蝎30g，蜈蚣30条，麸炒僵蚕15g，蝉蜕15g，三七30g。

制成散剂服3个月，每次6g，每日2次。

处方二：葛根汤加减。

葛根45g，桂枝15g，白芍30g，蜜甘草15g，川芎30g，白芷15g，天麻

15g，生姜15g，大枣3枚。

水煎服，每日1剂，早晚各1次，饭后温服。

【按语】

"脏腑风湿"是仝教授在《黄帝内经》"痹证"（五体痹和脏腑痹）与伏邪理论的基础上提出的新学说。"顶焦"是以解剖部位及人体空腔脏器为划分依据而形成的与三焦并行的名称，包括容纳脑、延髓的颅腔及容纳脊髓的髓腔[21]。某些顶焦疾病具有脏腑风湿的发病特点，这些疾病统称为"顶焦风湿病"，外邪侵袭是必要外因，风为始动，寒最紧要。该患者产后多虚多瘀，病程长久，头痛顽固，结合大便难、眠差、舌底瘀滞可见气血亏虚夹瘀之体，可从顶焦风湿病及慢病治法大则同时着手治疗。"正气易虚，易感病邪，易生瘀滞"，《灵枢·海论》谓"脑为髓之海，其输上在于其盖，下在风府"，《素问经注节解·奇病论》中记载寒入脑髓引起头齿疼痛。该患者的头痛有明确的受风病因，风为阳邪，易袭阳位，风邪、寒邪乘虚入脑，加之27年病史，久病慢病致虚，寒邪伤阳，久病慢病入络，脑络阻滞，不通则痛。"汤者，荡也……丸者，缓也……"，病去如抽丝。处方一中麸炒僵蚕、蝉蜕取升降散之意，疏通上焦气机，疏风透邪，载药上行；制川乌温经散寒，除内伏寒邪，全蝎、蜈蚣等虫类药搜风通络，三七活血止痛、化瘀，用作络脉瘀滞之靶药。处方单味药剂量虽较大，但做成散剂服用，逐渐蚕食病邪，祛瘀通络，既保证了血药浓度，又保证了安全性。处方二汤剂以葛根汤加减治疗，葛根治阳明经头痛，川芎合白芷辛香通窜力强，通脑络止痛，取天麻平内伏肝风，为治疗头痛靶方。两方汤剂、丸剂合用，共奏疏风透邪，温经散寒，通络止痛之功，邪去正安。

（四）"蚕食法"长疗程缓补治疗大量蛋白尿合并慢性肾功能不全

谈某，男，63岁，2009年10月26日初诊。主诉：血糖升高14年，糖尿病肾病1年。现病史：1995年，患者劳累过度后出现口干、尿频、消瘦，完善检查后于当地医院诊断为2型糖尿病，曾口服消渴丸、格列齐特及中成药（具体不详），血糖控制欠佳。2009年1月开始用胰岛素诺和灵R 31U

（早14U，午17U）、优泌林30R 23U（晚23U）皮下注射，日总量54U，现血糖控制尚可，最近一周出现2次低血糖。刻下症：饥饿感明显，时有腰酸，四肢末端麻，下肢乏力，双下肢重度凹陷性水肿，眠尚可，大便调，夜尿2~3次，有大量泡沫。舌质暗，苔腐，舌底滞，脉弦略滑。查FBG 9.6mmol/L，SCr 155μmol/L，BUN 9.88mmol/L，UA 468μmol/L，K 5.41mmol/L，ALT 9U/L，AST 17U/L，TC 6.9mmol/L。24h尿蛋白定量为5.09g。有高血压病史、糖尿病家族史。

【诊断】

西医诊断：2型糖尿病，糖尿病肾病，高血压病。

中医诊断：肾劳。

中医辨证：阳虚络瘀，肾气不固。

【治疗】

治法：温阳泻浊，益气活血通络，固涩缩泉。

处方：附子合芪丹军蛭汤加减。

附子15g（先煎），黄芪30g，细辛3g，酒大黄9g，丹参30g，芡实30g，红曲6g。

以本方加减治疗2个月余。

2010年1月6日复诊，患者双下肢乏力未见明显变化，双下肢水肿减轻30%，中度凹陷性水肿，饥饿感、腰酸、四肢末端麻基本消失，诸症明显好转。纳眠可，每日大便1~2次，每晚夜尿2~3次，可见泡沫。舌稍淡，苔白，舌底稍瘀，脉偏弦滑略数。2010年1月查HbAlc 7.0%，FBG 10.49mmol/L，SCr 132μmol/L，BUN 12.99mmol/L，UA 503μmol/L，TC 7.27mmol/L。24h尿蛋白定量为3.44g。辨证、治法同前，加强益气。

处方：附子15g（先煎），黄芪45g，细辛3g，酒大黄15g，丹参30g，芡实30g，红曲6g。以上方加减治疗2个月余。

2010年3月8日复诊，患者双下肢乏力好转50%，双下肢水肿减轻30%，右手指麻木，纳眠可，每日大便1~2次，每晚夜尿2次，泡沫减少。舌有齿痕，舌暗，苔白，舌底瘀，脉偏弦滑略数。2010年3月7日查HbAlc 6.9%，FBG 8.1mmol/L，SCr 145μmol/L，BUN 10.76mmol/L，UA

469μmol/L，TC 7.67mmol/L。24h尿蛋白定量为2.337g。处方：附子9g（先煎），黄芪60g，细辛3g，酒大黄9g，丹参30g，芡实30g，红曲9g，水蛭粉3g（冲服），地龙30g，生山楂30g。以上方加减服用5个月余。

2010年8月1日复诊时，HbAlc 8.4%，FBG 7.75mmol/L，SCr 148μmol/L，BUN 13.9mmol/L，UA 554μmol/L。24h尿蛋白定量为0.704g。双下肢好转50%，双下肢轻度可凹性水肿，右手指麻木基本消失，诸症状明显好转。服中药期间每个月监测，24h尿蛋白定量逐渐减少，血肌酐未见升高。后患者多次复诊，仅双下肢轻度乏力、水肿，余未见不适，24h尿蛋白定量维持在0.50～0.56g，血肌酐、尿酸、尿素氮未见明显升高。

【按语】

患者病程迁延日久，伤及于肾，肾主水，司开阖，消渴病日久，肾气亏损，由气及阳，温煦固摄无权，开阖失司，则腰酸、夜尿多、有泡沫。处方开始治疗时以附子15g、黄芪30g补气温阳，并贯穿治疗全程，调整剂量，缓慢调整患者的虚体状态。阳虚无以化气行水，则水停下肢，双下肢水肿、乏力；糖络病初起即络损，瘀阻肾络，络损肾虚，失于固摄，精微泄漏，则尿中出现大量蛋白，用芡实甘涩，固涩缩泉；血虚络损，寒凝经络，则四肢末端麻，舌质暗，舌底滞及血糖偏高。初诊时以酒大黄、丹参活血逐瘀通络，芡实固摄精微，红曲降浊。服用初诊加减方药2个月余后，患者诸症状好转，但下肢乏力未见好转，且舌体胖大，增加黄芪45g，以加大补气利水之力。后复诊，症状好转，但血脂变化不大，肌酐、尿酸波动，加大红曲用量的同时增加生山楂，以增强泻浊之力。蛋白尿不断减少，归因初诊处方即用丹参、酒大黄活血通络，复诊视情况逐步增加疏通肾络之瘀之品，如水蛭粉、地龙，缓慢蚕食，络通瘀去，肾脏功能恢复，蛋白尿遂不断减少。仝氏芪丹军蛭汤是仝教授根据经方"抵当汤"化裁而来的，是用来治疗糖尿病肾病、肾病综合征、慢性肾小球肾炎等肾脏血络受损的靶方。大黄为肾脏的引经药，用于肾病络脉瘀阻，与水蛭粉配伍，化瘀排毒，瓦解胶瘤有形之邪，临床加减使用，疗效显著。

参考文献

[1] 卫生部疾病控制司.慢性病防治中国专家共识[J].心脑血管病防治,2012,12(5):349.

[2] 仝小林,刘文科.论现代慢性病的特点及其中医诊治策略[J].上海中医药大学学报,2010,24(5):10-13.

[3] 仝小林.糖络杂病论[M].2版.北京:科学出版社,2014.

[4] 王道钦.美国"慢性病预防和健康促进中心"简介[J].中国卫生事业管理,1992(2):126.

[5] 曹洪欣,王乐,蔡秋杰,等.中医防治慢性病的优势与实践[J].中医杂志,2011,52(8):638-639.

[6] 陈静,商洪才,张伯礼,等.重大慢性疾病防治策略、途径与中医药整合调节优势[J].时珍国医国药,2008,19(1):15-16.

[7] 仝小林,何莉莎,赵林华.论"态靶因果"中医临床辨治方略[J].中医杂志,2015,56(17):1441-1444.

[8] 陈国印.黄帝内经素问新编[M].北京:中医古籍出版社,2006.

[9] 叶天士.临证指南医案[M].北京:人民卫生出版社,2006.

[10] 王清任.医林改错[M].北京:中国医药科技出版社,2011.

[11] 贺娟,苏颖.内经讲义[M].2版.北京:人民卫生出版社,2012.

[12] 袁光辉,罗原文.浅述"久病多瘀"及治法[J].贵阳中医学院学报,2001,24(2):55.

[13] 仝小林,沈剑刚,王跃生,等.慢病方药合理用量理论探讨[J].世界中医药,2014,9(1):1-2,7.

[14] 仝小林,刘文科,焦拥政.论精方与围方[J].时珍国医国药,2012,23(9):2293-2294.

[15] 缪希雍.先醒斋医学广笔记[M].北京:人民军医出版社,2012.

[16] 李东垣.脾胃论[M].北京:中国医药科技出版社,2016.

[17] 王好古.汤液本草[M].北京:中国医药科技出版社,2011.

[18] 仝小林.维新医集:仝小林中医新论[M].上海:上海科学技术出版社,2015.

[19] 殷峻,胡仁明,唐金凤,等.小檗碱的体外降糖作用[J].上海第二医科大学学报,2001,21(5):425-427.

[20] 纪远中.红曲及红曲霉的研究现状及进展[J].天津药学,2005,17(2):65-67.

[21] 仝小林.论四焦八系理论体系及其临床价值[J].中国中医基础医学杂志,2012,18(4):357-359.

（魏秀秀）

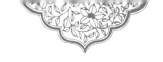

第十八章

诸糖脂酸
上溢中满
皆属于浊

随着人们生活水平的提高，代谢综合征患者在临床上越来越多见，有研究表明，在我国35~74岁的群体中，代谢综合征的患病率为男性9.8%，女性17.8%[1]。其临床表现往往也是多代谢紊乱相并出现，治疗时需控制体重、降糖、降尿酸、调脂、降压等同步执行，这难免会有用药繁杂的弊端。并且在中医体系当中，尚无疾病与代谢综合征相对应。基于此，全教授提出了"脾瘅"理论，将代谢综合征纳入"脾瘅"范畴[2]，并以"诸糖脂酸，上溢中满，皆属于浊"对代谢综合征的病机做了高度概括。在治疗上，全教授结合多年的临床经验，提出了"态靶因果"的辨治方略，对代谢综合征分阶段，辨态势，以"调态"为先，同时"打靶"，把握核心病机，肥、糖、脂、压、酸同步调理。

一　释义

①糖：指血糖。②脂：指血脂，包括甘油三酯、胆固醇、低密度脂蛋白、高密度脂蛋白、载脂蛋白等。③酸：指血尿酸。此处以"糖脂酸"泛指多代谢紊乱下的高血糖、高血脂、高尿酸等，也可以将"糖脂酸"理解为代谢综合征。④上溢中满：出自《素问·奇病论》的"有病口甘者，病名为何？何以得之？……此五气之溢也，名曰脾瘅……此肥美之所发也，此人必数食甘美而多肥也。肥者令人内热，甘者令人中满，故其气上溢，转为消渴。治之以兰，除陈气也"。此处以"上溢中满"点明了代谢综合征的核心病机。⑤浊：指在"中满内热"的内环境下所产生的病理性代谢产物，它类似于痰、瘀之属，主要包括膏浊和血浊。它既是病理产物，又是致病因素，在加重"中满内热"程度的同时，亦可流走血脉官窍，损伤脏腑器官。"浊"是多代谢紊乱性疾病中生理与病理的桥梁纽带，祛浊是治疗的关键所在。

二　疾病概述

（一）西医概述

2005年，国际糖尿病联盟（International Diabetes Federation，IDF）正式颁布了第一个代谢综合征的全球统一定义[3-4]，即在遗传、环境等因素的共同作用下，以腹型肥胖、高血糖、高血压、血脂异常为主要特征，以胰岛素抵抗为共同病理基础，以多种代谢性疾病合并出现为临床特点的一组临床综合征。其诊断标准[4]为具备以下5项中的3项或更多：①腹型肥胖，腹围男性≥90cm，女性≥85cm。②高血糖，FBG≥6.1mmol/L和/或2hPG≥7.8mmol/L和/或已确诊为糖尿病并治疗者。③高血压，收缩压（SBP）≥130mmHg、舒张压（DBP）≥85mmHg和/或已确认为高血压病并治疗者。④空腹TG≥1.7mmol/L。⑤空腹HDL-C<1.04mmol/L。新近研究[2]表明肥胖是代谢综合征的重要基础，中心性肥胖通过影响胰岛素的敏感性参与代谢综合征的形成和发展。整个代谢综

合征的发展过程可概括为：肥胖—代谢综合征—心脑血管疾病等并发症。

（二）中医概述

中医对代谢综合征这一现代医学定义下的疾病，以辨证论治为法，通过多年的研究，对其病因病机、治法治则均有了一定的认识。中医认为其病因多为禀赋不足、饮食不节，其病位多在脾胃、肝肾，可将其归属于"消渴""眩晕""湿证""血瘀"等范畴[5-6]。但是代谢综合征所包含的一部分疾病临床症状不明显，如无症状型高脂血症、无症状型高尿酸血症等。所以在有些情况下，代谢综合征在临床上常无证可辨。仝教授通过对传统脾瘅理论的研究[2]，认为代谢综合征和脾瘅有共同的基础且始动因素均为肥胖，共同的核心病机为"中满内热"，演变进展亦极为相似。故仝教授将代谢综合征纳入"脾瘅"范畴，对其分阶段讨论，提出"消膏降浊""开郁清热""活血通络"等治疗方法。

"脾瘅"出自《黄帝内经》，《素问·奇病论》中明确阐述了其病因为嗜食肥甘厚味，病机为中满内热，其气上溢。另外，结合《素问·通评虚实论》"凡治消瘅、仆击、偏枯、痿厥、气满发逆，肥贵人则高粱之疾也"的论述，可知脾瘅进一步发展，可转归为消渴及一系列与大小血管相关的疾病。其核心治法为"治之以兰，除陈气也"，这句话后代医家多有发明，如《张氏医通·七窍门下·口》提出"治之以兰，除陈气也，兰香饮子……服三黄汤加兰叶、白芍、生地"。纵观历代治法，或用芳香，或用酸苦甘寒，究其目的均为祛除体内郁积之陈腐浊气，清化湿热，使脾胃升降气机的功能得以恢复[2,7]。

▍三 病机阐述

（一）病因分析

过食肥甘厚味是"脾瘅"的始动因素，肥者腻，甘者滞，故嗜食肥甘、食量过大可使胃纳太过，脾运不及。谷食停滞中焦，气机升降受阻，久而酿为膏脂浊邪。膏脂本为人体正常生命活动所必需，如《灵枢·五癃津液别》写道："五谷之津液，和合而为膏者，内渗于骨空，补益脑髓而下流于阴股。"但是当饮食营养过剩时，膏脂则不能被充分运化输布，而堆积为膏浊，它可阻滞气机，留滞脏腑，日久可化毒而伤阴、伤津。膏浊聚于腹部，可形成腹型肥胖；堆积于脏腑，可形成脂肪肝、脂肪肠等[8-10]。

《灵枢·决气》云："中焦受气取汁，变化而赤，是为血。"当膏浊蕴滞中焦时，其所生之血亦浊而不清，血中之浊称为"血浊"。它首见于《灵枢·逆顺肥瘦》："刺壮士真骨……此人重则气涩血浊……"近代医家将血浊概括为血液受体内外各种致病因素影响，失却其清纯状态，或丧失其循行规律，影响其生理功能，因而扰乱脏腑气机的病理现象[11-12]。代谢综合征范畴当中的高血糖、高血脂、高尿酸皆可纳入"血浊"范畴，全教授称其为"糖浊""脂浊""尿酸浊"[13]。综合以上所述，可将"脾瘅"的病因演变概括为饮食甘美而多肥、膏浊、血浊三个阶段。

（二）证候演变

"脾瘅"的证候演变经历了肥胖、脾瘅及络脉并发症三个阶段，"脾瘅"可以单独发生，亦可和肥胖及络脉并发症同时相兼发生。全教授将整个过程概括为"郁、热、虚、损"四个态势。其中肥胖阶段以"郁"态为主，"脾瘅"阶段以"郁、热"态为主，络脉并发症阶段以"虚、损"态为主。

膏浊弥漫中焦，脾土因而壅滞，土壅则木郁，木郁则肝疏泄不及，气、血、痰、火、湿、食皆因此而郁，以致形成"中满"，此种状态即为"郁态"。

中焦膏浊蕴积，酿而生热；诸郁日久，亦皆化热。热邪弥漫上下，肝、胃、肠、肺皆变为热，最终形成"内热"，此种状态即为"热态"。

热邪耗气伤阴，气阴耗伤日久，阴损进而及阳。中焦膏浊蕴积，脾胃负荷过重，运化功能因此受损，而成脾虚之候；脾虚不运，湿浊内生，久而聚湿成痰，加重郁滞；此时虽以"虚"为主要矛盾，但大多虚实夹杂，如脾虚胃滞、脾虚痰阻等。因气血虚极而脏腑受损，又因病程日久而邪入络脉，多代谢紊乱性疾病进入并发症期后，周身多处瘀血内阻、脉络损伤，如心脉瘀阻、脑窍瘀阻、肾络瘀阻、眼络瘀阻。随着病情的发展，致瘀因素越来越多，瘀血越来越重。此种状态即为"虚、损"态。仝教授用图1概括"脾瘅"的证候演变[2]。

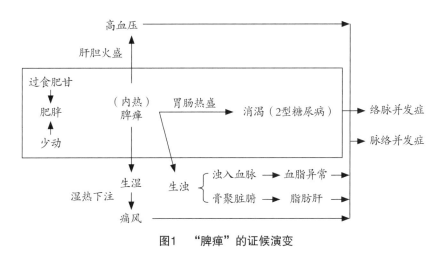

图1　"脾瘅"的证候演变

四　代谢综合征的治疗

"诸糖脂酸，上溢中满，皆属于浊"主要概述了"脾瘅"阶段的病机，这一阶段主要包括"郁、热"两态，但在同一态势下又有不同的指标偏重，如同属"热"态，但有的以血糖偏高为主，有的以血脂异常为主。依据"态靶因果"的治疗方略，"以态为经，以病为纬"，将"郁、热"二态辨证分型，同时运用"靶药"直接针对异常指标，形成"调态"中"打靶"的治疗格局。

（一）以态为经

所谓"以态为经"，即根据四诊信息，完成对患者态势的判断，并在这一态势下辨证分型，运用相关方药加减论治。

1. 郁态[14-19]

脾胃壅滞证：方用厚朴三物汤加减。胸闷脘痞、痰涎量多者，加二陈汤；腹胀大便秘结者，加槟榔、牵牛子、莱菔子。

肝郁气滞证：方用四逆散加减。纳呆者，加焦三仙；抑郁易怒者，加牡丹皮、赤芍；眠差者，加炒酸枣仁、五味子。

脾虚痰湿证：方用六君子汤加减。脾气亏虚者，加山药、黄精；口渴者，加西洋参。

六郁互结证：方用越鞠丸加减。气滞者，加青皮、川楝子；血郁致瘀者，重用川芎。

2. **热态**[14-19]

胃肠实热证：方用大黄黄连泻心汤加减。口渴者，加石斛、麦冬；大便干结成球者，加生地黄、火麻仁。

痰热互结证：方用小陷胸汤加减。

肝胃郁热证：方用大柴胡汤加减。舌苔厚腻者，加化橘红、陈皮、茯苓；舌苔黄腻兼脘痞者，加五谷虫、红曲、生山楂；舌暗底瘀者，加水蛭粉、桃仁。

肠道湿热证：方用葛根芩连汤加减。苔厚腐腻者，去炙甘草，加苍术；纳食不香、脘腹胀闷、四肢沉重者，加苍术、藿香、佩兰、炒薏苡仁；湿热下注、肢体酸重者，加秦皮、威灵仙、防己；湿热伤阴者，加天花粉、生牡蛎。

肺胃热盛证：方用白虎汤加减或桑白皮汤合玉女煎加减。心烦者，加黄连；大便干结者，加大黄；乏力、汗出多者，加西洋参、乌梅、桑叶。

肝火上炎证：方用龙胆泻肝汤加减。肝火上炎较重者，加用夏枯草、黄芩；火热动风者，加天麻、钩藤、罗布麻。

食滞痰阻证：方用谷曲山术汤（五谷虫、红曲、山楂、生白术）加减。痰湿较重者，加苍术、清半夏；肥胖者，加莱菔子、决明子等；大便秘结者，加何首乌、麻子仁等。

湿热下注证：方用四妙散加减。关节疼痛者，加络石藤、忍冬藤等。

湿热相搏，外受风邪证：方用当归拈痛汤加减。若脚膝肿甚，加防己、木瓜以祛湿消肿；身痛甚者，可加姜黄、川芎。

湿热痰瘀，痹阻经络证：方用上中下通用痛风方加减。病在上肢者，加姜黄；病在下肢者，加牛膝；病在腰部者，加杜仲；痛甚者，加制乳香、制没药等。

肝胆湿热证：方用茵陈蒿汤加减。肝功能异常者，加五味子、虎杖；合并肥胖、血脂升高者，加红曲、何首乌。

（二）以病为纬

"以病为纬"作为"以态为经"的补充，即根据临床经验，运用相关治则治法，完成对疾病的调控。这可补充临床症状不明显、态势不明确患者的治疗。

1. 血糖升高

酸苦合用法：代表方为连梅汤，随症加用知母、赤芍、天花粉、苦瓜等药。

辛开苦降法：代表方有半夏泻心汤及类方、四逆散、小陷胸汤、大小柴胡汤及类方。

通腑泻浊法：代表方有大黄黄连泻心汤、承气汤类方、厚朴三物汤。

开郁消积法：代表方有越鞠丸，常加用焦槟榔、陈皮、焦三仙等。

益气养阴法：代表方有生脉饮、六味地黄丸。另外，血瘀者可根据瘀堵的程度加用赤芍、生地黄、鸡血藤、土鳖虫、水蛭粉、三七粉等药。

2. 血脂异常[20-21]

消除膏脂法：常用药物有五谷虫、山楂、红曲、大黄等。

化浊法：常用的化浊药可分六类。一为化痰祛浊药，如瓜蒌、陈皮、半夏等；二为苦寒燥湿药，如黄连、黄芩、黄柏、大黄等；三为芳香化浊药，如砂仁、苍术、荷叶、藿香、佩兰等；四为化瘀解毒药，如丹参、赤芍、红花、当归、川芎等；五为淡渗利湿药，如泽泻、白扁豆、茯苓、薏苡仁等；六为消积化浊药，如山楂、鸡内金等。

升清降浊法：常用升清药有升麻、柴胡、羌活、葛根、防风、荷叶、桔梗、独活等，常用降浊药有厚朴、半夏、大黄、代赭石、旋覆花等。

3. 高尿酸血症

高尿酸血症包括无症状期、有症状期、痛风期三个阶段[22]，针对高尿酸血症及痛风的常见靶药有威灵仙、秦皮、马鞭草、土茯苓、泽泻、豨莶草、秦艽等。主要治法包括：

清热利湿法：代表方有四妙散、葛根芩连汤等。

通腑泻浊法：代表方有大黄黄连泻心汤、大柴胡汤等。

利尿排浊法：代表方有五苓散、猪苓汤等。

益气行血通络法：代表方有黄芪桂枝五物汤等。

祛风通络、化痰逐瘀法：代表方有当归拈痛汤、上中下通用痛风方等。

散寒通络法：代表方有乌头汤等。

五　验案举隅

（一）2型糖尿病合并脂肪肝验案

徐某，男，28岁，2015年6月12日初诊。主诉：血糖升高10个月。现病史：10个月前体检发现血糖升高，HbAlc 10%，诊断为2型糖尿病，先后使用二甲双胍等药物及胰岛素注射控制血糖，血糖控制不佳。刻下症：左眼视物不清，多汗，易上火，唇周痤疮。纳眠可，大便溏，每日2次，小便偏黄，有少量泡沫，夜尿1次。舌红，苔黄腻，脉沉弦滑、偏数。BMI 28.5。现用药：二甲双胍片每日3次，每次0.5g；吡格列酮每日1次，每次1mg。胰岛素皮下注射：艾塞那肽注射液早、午各5U，重组甘精胰岛素注射液（长秀霖）睡前12U。

【诊断】

西医诊断：2型糖尿病，脂肪肝。

中医诊断：脾瘅。

中医辨证：湿热中阻，气虚络瘀。

【治疗】

治法：清热祛湿，益气通络。

处方：小陷胸汤加减。

清半夏9g，黄连15g，知母30g，赤芍30g，茵陈30g，红曲3g，生大黄6g，三七粉3g（冲服），西洋参6g，生姜15g，大枣9g。

水煎服，每日1剂。

2015年7月14日二诊，服用上方1个月，诸症无明显变化。BP 130/100mmHg。辅助检查：HbAlc 6.8%，FBG 5.16mmol/L；腹部B超示中度脂肪肝；眼底检查示左眼黄斑区缺血。西药用法改为：停用长秀霖，其余西药同前。处方：初诊方加鬼箭羽15g、虎杖15g、生地黄30g。水煎服，每日1剂。嘱停用长秀霖。

2015年8月11日三诊，易上火症状缓解，唇周痤疮消失，仍多汗，BMI降为27.7。辅助检查：HbAlc 5.8%。西药用法改为：二甲双胍每日2次，每次0.5g；吡格列酮每日1次，每次1mg；艾塞那肽注射液早、午各5U。处方：二诊方加决明子30g，生大黄加至9g。水煎服，每日1剂。

2015年9月29日四诊，BMI 27.1，BP 120/80mmHg。辅助检查：HbAlc 5.4%，FBG 8.5mmol/L。西药用法改为：停用吡格列酮；二甲双胍每日2次，每次0.5g；艾塞那肽注射液早、午各5U。处方：三诊方加山茱萸9g、枸杞子9g、生黄芪15g。水煎服，每日1剂。

2015年10月27日五诊，出汗明显好转。BP 120/80mmHg。BMI降为27.1。辅助检查：HbAlc 5.4%，FBG 8.02mmol/L；B超显示脂肪肝消失。西药用法改为：二甲双胍每日2次，每次0.5g；艾塞那肽注射液每日1次，每次10U。

【按语】

通过五诊信息及辅助检查资料，可判断该患者的病证为脾瘅，西医诊断为2型糖尿病、中度脂肪肝，又兼有肥胖及眼络并发症。根据上文的论述，可知该患者以"郁、热"态为主，同时又有一定程度的"虚、损"。故在治疗时，仝教授牢牢把握脾瘅的发展过程及"诸糖脂酸，上溢中满，皆属于浊"这一病机，从肝脾启动，辛开苦降，通腑化浊，兼以益气养阴，固表敛汗。通过4个月的治疗，HbAlc由10%降至5.4%。FBG在停用长秀霖、吡格列酮后短暂反弹上升，之后趋于稳步下降。脂肪肝消失，BP由130/100mmHg降至120/80mmHg，BMI由28.5降至27.1。多汗、易上火诸症基本消失。

（二）代谢综合征合并高尿酸血症验案

吴某，男，40岁，2009年12月14日初诊。主诉：发现血糖升高17年。现病史：17年前因多饮、多尿发现血糖升高，确诊为2型糖尿病，10年前开始间断服药治疗，血糖控制在FBG 8~9mmol/L，2hPG 15~16mmol/L，发现血压、尿酸升高2年余，现服药物控制。刻下症：全身乏力，晨起明显，头晕，背部沉重，活动后缓解。双下肢及面部水肿，双手时觉麻、胀、凉。听力下降，夜间偶有耳内轰鸣，双目视物模糊，眼干涩，易流泪。精神差，嗜睡，小便少，大便无明显异常。舌苔黄腻、略厚，脉沉滑。身高181cm，体重98kg，BMI 29.91。患者嗜烟酒20余年，现仍吸烟，已戒酒，其父亲、弟弟均患有糖尿病。辅助检查：HbAlc 10%，UA 924.5μmol/L，TG 3.0mmol/L，CHO 6.88mmol/L，HDL-C 1.5mmol/L，LDL-C 4.38mmol/L，24h尿蛋白定量为3.2g，SCr、BUN正常。

【诊断】

西医诊断：2型糖尿病，糖尿病肾病Ⅳ期，糖尿病周围神经病变，糖尿病视网膜病变，高血压病3级（极高危），高脂血症，高尿酸血症。

中医诊断：脾瘅。

中医辨证：浊热内蕴，气滞瘀阻。

【治疗】

治法：清热泻浊，行滞通络。

处方：大黄黄连泻心汤合水陆二仙丹加减。

酒大黄6g，黄连45g，三七5g，生黄芪90g，芡实30g，金樱子30g，葛根45g，水蛭粉3g（冲服），知母45g，红参6g，生姜5大片。

水煎服，每日1剂。嘱患者戒烟，控制体重，清淡饮食。

2010年4月21日二诊，患者服药后下肢肿较前减轻，自觉双腿有发紧感，时有疼痛，双手偶发胀，腰酸痛，畏寒，无汗，小便量正常，夜尿1~2次，食欲可，睡眠一般，多梦。舌苔黄腻，脉沉。辅助检查：UA 571.6μmol/L，TG 6.23mmol/L，CHO 6.2mmol/L，HDL-C 1.4mmol/L，LDL-C 3.31mmol/L，24h尿蛋白定量为2.2g；眼底检查示中度非增殖性糖尿病病变。调整处方为：黄连30g，清半夏15g，瓜蒌子30g，紫苏叶9g，生山楂

30g，酒大黄15g，水蛭粉3g（分冲），威灵仙30g，茯苓60g，生黄芪45g，红曲15g，炒杜仲60g，淫羊藿30g。水煎服，每日1剂。

2010年11月3日三诊，患者乏力较前减轻，晨起眼肿，纳差，偶有头晕，大便干，2～3日1次，小便可。舌苔黄腻，脉沉滑。辅助检查：UA 475.9μmol/L，TG 4.39mmol/L，CHO 5.85mmol/L，LDL-C 3.55mmol/L，24h尿蛋白定量为3.12g。调整处方为：生黄芪60g，酒大黄9g，水蛭粉3g（冲服），红曲15g，威灵仙30g，炒杜仲60g，淫羊藿30g，当归15g，蜈蚣4条，水煎服，每日1剂。

2011年6月20日四诊，患者双下肢水肿较前减轻，食欲、大小便可，睡眠可。舌苔黄腻，脉沉滑。辅助检查：HbAlc 7.5%，UA 550.0μmol/L，TG 2.6mmol/L，CHO 5.72mmol/L，HDL-C 1.13mmol/L，LDL-C 3.45mmol/L，24h尿蛋白定量为0.28g。调整处方为：黄连30g，清半夏15g，瓜蒌子30g，茯苓60g，酒大黄9g，红曲6g，水蛭粉3g（冲服），生黄芪45g，金樱子30g，芡实30g，韭菜子15g，威灵仙30g。嘱坚持服药巩固疗效，随诊病情平稳，辅助检查指标未出现波动。

【按语】

该患者过食肥甘，嗜烟酒，有明确的家族史，体型向心性肥胖，伴有糖耐量异常，血脂代谢紊乱，已有心血管损害，可明确其代谢综合征的诊断，于是将该患者纳入"脾瘅、膏浊"之范畴论治。治疗时选用大黄黄连泻心汤加减。酒大黄泻热通腑、荡涤陈浊，大剂量黄连清中焦胃热，顽疾必用大剂量方可去之，黄连兼具降糖之用，二药共奏清热降浊之效。生黄芪"直入中土而行三焦，故能内补中气"，大剂量使用行气散满，畅中调气，改善土壅之滞。葛根"具清热降火、排毒诸功效"，且对高血压、高血脂、高血糖和心脑血管疾病有一定的疗效，于此合黄连寓葛根芩连汤之意，去胃肠之湿热。水蛭粉破瘀血而不伤新血，与酒大黄配伍可祛瘀通经散结。红参温润，三七行瘀，合生黄芪则气运血通，气行血行，而使"浊"不沉积。患者有大量蛋白尿漏出，已进入糖尿病肾病临床期，故加用水陆二仙丹固肾涩精，该方对肾脏疾病引起的蛋白尿具有显著疗效，可减缓肾病的进展。

二诊时，该患者的尿酸由924.5μmol/L降至571.6μmol/L，这说明清热降浊之法卓效，药证相符。又因患者舌苔黄腻明显，故采用清热化痰、补脾益肾、祛瘀通络之法，方用小陷胸汤。其中大剂量黄连清热泻火；清半夏辛温，涤痰化饮；瓜蒌子甘寒清润，清化热痰，理气宽胸，散结润下。全方共奏分消痰热、宽胸散结之功。患者蛋白尿较前减少，此诊诉有腰酸痛，双下肢发紧感，易水陆二仙丹为炒杜仲、淫羊藿，意为重于补肾治其本，是急则治标、缓则治本思想的体现。患者脂浊顽固，故用红曲、生山楂，加大化浊祛浊之力。加用威灵仙巩固血尿酸水平。

三诊时，尿酸浊、脂浊改善明显，患者诉有纳差，偶有头晕，大便干，于此调整用药，加用当归，配伍生黄芪寓当归补血汤之意，患者虽为湿热膏浊体质，但久病必积损而虚，治疗当顾护气血，以资化源，当归亦可润肠通便。加用蜈蚣活血通络、攻毒散结、补虚强体，可显著改善微循环。

四诊时，患者症状明显改善，各项检查指标良好，故守法守方，清热化浊，通络行滞，标本兼顾。本案虽病症丰繁，但以脾瘅为核心，通腑泻热，清化膏浊，兼以补肾通络，标本兼治，病证结合，经过数次诊疗，收效明显。

（三）代谢性高血压验案

马某，男，40岁，2015年5月就诊。代谢综合征10余年。患者10年前诊断为2型糖尿病、高血压病，均未系统治疗。2年后开始服用二甲双胍缓释片，每日3次，每次1g，未服降压药。刻下症：双眼视物模糊，眼胀，双小腿胫前部皮肤瘙痒，乏力，活动后头晕，汗多，脾气急躁，纳可，眠欠安，易醒，大便调，小便有泡沫，色黄，夜尿1次。查体：BP 170/120mmHg。舌红，苔黄腻，底瘀，脉沉滑数。身高171cm，体重81kg，BMI 27.7。既往有胆结石、肝囊肿、脂肪肝病史。辅助检查（2015年5月6日）：HbA1c 6.93%，FBG 10.27mmol/L，ALT 47U/L，AST 75U/L，CHO 4.67mmol/L，TG 2.55mmol/L，HDL-C 1.27mmol/L，LDL-C 3.12mmol/L，尿微量白蛋白244mg/L。

【诊断】

西医诊断：2型糖尿病，代谢性高血压，高脂血症，脂肪肝，胆结石，肝囊肿。

中医诊断：脾瘅。

中医辨证：痰热互结，膏浊蓄积。

【治疗】

治法：清热化痰消浊。

处方：小陷胸汤加减。

黄连15g，清半夏15g，瓜蒌子30g，山楂15g，红曲3g，茵陈30g（先煎1h），赤芍30g，知母30g，决明子30g，茺蔚子30g（包煎），钩藤30g（后下），生大黄6g，荷叶15g，水蛭粉3g（分冲），生黄芪30g，生姜15g，大枣3枚。

水煎服，每日1剂，早晚分服。

服上方28剂后，双小腿胫前皮肤瘙痒缓解80%，乏力减轻90%。小便泡沫缓解50%。BP 160/120mmHg。辅助检查：HbAlc 6.1%，FBG 6.0mmol/L。

处方：上方加茵陈至45g，加赤芍至45g，加夏枯草45g。

服上方28剂后，小腿皮肤瘙痒、乏力、眼胀、双眼视物模糊消失。体重下降2kg，BP 140/90mmHg。辅助检查：HbAlc 6.00%，FBG 7.17mmol/L，2hPG 12.23mmol/L，ALT 40U/L，AST 23U/L，CHO 3.69mmol/L，TG 0.96mmol/L，HDL-C 1.22mmol/L，LDL-C 2.19mmol/L，尿微量白蛋白112mg/L。

该患者用药前后的指标对比见表4。

表4 患者用药前后的指标对比

项目	治疗前	治疗2个月后
HbAlc / %	6.93	6.00
FBG / （mmol·L^{-1}）	10.27	7.17
CHO / （mmol·L^{-1}）	4.67	3.69

（续表）

项目	治疗前	治疗2个月后
TG / (mmol · L^{-1})	2.55	0.96
HDL-C / (mmol · L^{-1})	1.27	1.22
LDL-C / (mmol · L^{-1})	3.12	2.19
尿微量白蛋白 / (mg · L^{-1})	244	112
SBP / mmHg	170	140
DBP / mmHg	120	90

【按语】

患者形体肥胖，膏脂痰浊内蕴；脾胃壅滞，气机升降紊乱；土壅侮木，肝气被郁，久而化热，则脾气急躁，眠差易醒；膏浊水湿与热相搏，浊气上溢，致使血糖、血压、血脂等异常。浊气泛溢经络肌表，湿邪随经下注，则双小腿胫前部皮肤瘙痒；眼络受损，则视物模糊、眼胀；久而脾胃日损，肝肾亏虚，则气阴两虚，表现为乏力汗多。结合舌脉，可诊断患者为肝胃郁热，痰热互结之证。故以小陷胸汤清热涤痰，宽胸开结。黄连、清半夏、瓜蒌子清化痰热；配荷叶清化中焦；配山楂、红曲、茵陈、赤芍、知母、决明子清除肝胃郁热，兼消血脂；配茺蔚子活血行水；钩藤平肝清热，兼以降压；配生大黄、水蛭粉通腑通络；生黄芪、生姜、大枣益气健脾，以减少尿蛋白。此案标本明确，态靶结合，故收效显著。

（四）无症状高脂血症验案

张某，男，35岁。体检发现血脂增高半年。刻下症：形体偏胖，无明显不适，纳可，寐安，大便偏干，每日1行，小便正常。舌质淡红，苔薄白稍黄，脉滑数。身高178cm，体重80kg，BMI 25.25。辅助检查：CHO 7.9mmol/L，TG 3.3mmol/L，HDL-C 1.20mmol/L，LDL-C 2.00mmol/L。

【诊断】

西医诊断：高脂血症。

中医诊断：脂浊病。

中医辨证：膏阻气滞。

【治疗】

治法：行气消膏。

处方：大柴胡汤加减。

柴胡12g，黄芩30g，清半夏30g，白芍12g，酒大黄9g，枳实15g，炙甘草9g，红曲6g，生山楂30g，绞股蓝30g，生姜15g。

56剂，水煎服，每日1剂，早晚分服。

2个月后复查血脂示：CHO 5.2mmol/L，TG 1.8mmol/L，HDL-C 1.38mmol/L，LDL-C 1.11mmol/L。后以上方为水丸服用，每次9g，每日3次。

该患者用药前后的血脂水平对比如表5。

表5 患者用药前后的血脂水平对比

项目	治疗前	治疗2个月后
CHO /（mmol·L^{-1}）	7.9	5.2
TG /（mmol·L^{-1}）	3.3	1.8
HDL-C /（mmol·L^{-1}）	1.20	1.38
LDL-C /（mmol·L^{-1}）	2.00	1.11

【按语】

患者形体肥胖，大便偏干，脉滑数，同时有"血脂升高"之症，是为气机郁滞，膏浊内蕴，治疗宜行气开郁，消膏转浊。高脂血症是临床上常见的代谢性疾病，也是导致动脉粥样硬化、高血压病、冠心病和脑血管病的重要因素之一。在高脂血症患者中，有相当一部分患者无任何症状。无症状高脂血症的特点表现为：一是患者年龄较轻，病程较短，体质壮实，即本虚或寒证的特征不突出；二是无明显的临床表现，人体的脏腑组织功能尚未累及，病理产物以湿、痰、浊为主，气机郁滞不甚。其病因病机多为嗜食肥甘而生痰湿、膏浊，内蕴于中焦脾胃，阻滞气机而形成中满，中满久蕴则生内热。鉴于上述特点，对无症状高脂血症的治疗当行气开郁，清热泻浊，通腑除满。大柴胡汤本为治疗少阳阳明合病方，立意为和解少阳、内泻实热。观其组方，柴胡、枳实、清半夏、生姜行气开郁，黄芩、酒大黄、白芍清热泻浊，酒大黄、枳实通腑除满。因此大柴胡汤不失为治疗高脂血症的良方。

（五）代谢综合征合并2型糖尿病验案

韩某，男，41岁，2007年7月23日初诊。患者2年前体检时发现血糖高，无明显的异常症状，现血压偏高、出汗多、乏力。曾口服药物消渴丸、六味地黄丸，未服用西药降糖，未系统诊治。平素喜吃肥肉，每日饮酒250mL，吸烟20支。家族史：母亲患糖尿病。查体：BP 150/90mmHg；身高167cm，体重91kg，BMI 32.63。舌质红，苔黄，脉沉滑。辅助检查：HbAlc 9.7%，CHO 8.77mmol/L，TG 1.86mmol/L，HDL-C 1.09mmol/L，LDL-C 3.25mmol/L。

【诊断】

西医诊断：代谢综合征，肥胖，2型糖尿病，高血压病，高脂血症。

中医诊断：脾瘅。

中医辨证：痰热互结，膏浊内蕴。

【治疗】

治法：消膏转浊，辛开苦降。

处方：小陷胸汤加减。

瓜蒌子30g，清半夏9g，黄连30g，干姜6g，黄芩30g，红参6g（另煎），知母30g，炒酸枣仁45g，生山楂45g，红曲9g。

28剂，水煎服，每日1剂，分2次口服。

2007年8月24日二诊，患者遵医嘱服上方28剂后，乏力明显好转，减轻了90%。刻下症：眠差易醒，足心热，二便调。BP 130/70mmHg。辅助检查：HbAlc 5.8%，CHO 4.75mmol/L，TG 1.35mmol/L，HDL-C 1.15mmol/L，LDL-C 2.98mmol/L。处方：上方减红参，加钩藤30g（后下）、夏枯草30g、地龙30g、怀牛膝30g。水煎服，每日1剂，分2次服。服用此方15剂后血压、血糖皆降至正常水平。嘱咐患者将二诊用药研成粉末，每次9g，每日3次，冲服。随访至2008年12月，未有任何不适感。

该患者用药前后的指标对比如表6。

表6 患者用药前后的指标对比

血脂类型	治疗前	治疗1个月后
HbAlc / %	9.7	5.8
CHO / (mmol · L^{-1})	8.77	4.75
TG / (mmol · L^{-1})	1.86	1.35
HDL-C / (mmol · L^{-1})	1.09	1.15
LDL-C / (mmol · L^{-1})	3.25	2.98
SBP / mmHg	150	130
DBP / mmHg	90	70

【按语】

患者有肥胖、糖尿病、高血压病、高脂血症等疾病，实为不良生活方式所致。他平素喜好饮酒吸烟，喜吃肥肉，长期膏粱厚味使中焦气机壅滞，膏脂痰浊堆积充溢则生肥胖，膏浊入血则见血脂增高，蓄积肝脏则成脂肪肝，痰浊郁则化热而成痰热互结之证。初诊药用黄连苦寒泻热；瓜蒌子清化痰热；清半夏、干姜、黄芩、黄连辛开苦降，恢复中焦大气运转；红参、知母益气养阴；炒酸枣仁安神；生山楂、红曲消膏降脂化浊。二诊时初见成效，故守方守法继续调治，另加怀牛膝、夏枯草、钩藤以增强降压之力。全方态靶同调，标本兼治，且以粉剂长期服用以善后，故收效良好且效力持久。

参考文献

[1] GU D F, REYNOLDS K, WU X G, et al. Prevalence of the metabolic syndrome and overweight among adults in China [J]. Lancet, 2005, 365(9468): 1398-1405.

[2] 仝小林，姬航宇，李敏，等. 脾瘅新论 [J]. 中华中医药杂志，2009, 24(8): 988-991.

[3] RAWLINS M D. Spontaneous reporting of adverse drug reactions I: the data[J]. Br J Clinc Pharmacol, 1988, 26: 1-5.

[4] 中华医学会糖尿病学分会. 中国2型糖尿病防治指南: 2013版[J]. 中国糖尿病杂志, 2014, 22(8): 30-31.

[5] 林士毅, 李赛美, 方剑锋. 代谢综合征病因病机探讨[J]. 新中医, 2010, 42(5): 1-2.

[6] 杨宇峰, 陈红谨, 石岩. 代谢综合征中医病因病机理论框架结构研究[J]. 中华中医药杂志, 2016, 31(1): 259-261.

[7] 周丽波, 仝小林, 杨秋莉. 脾瘅刍议[J]. 山西中医, 2008, 24(7): 1-3.

[8] 仝小林, 刘文科. 论膏浊病[J]. 中医杂志, 2011, 52(10): 816-818.

[9] 刘喜明, 仝小林, 王朋倩. 试论"膏浊"致病论[J]. 世界中西医结合杂志, 2009, 4(12): 839-842.

[10] 仝小林, 段娟. 肥胖新论[J]. 同济大学学报(医学版), 2010, 31(3): 6-8.

[11] 秦培洁, 仝小林, 李敏, 等. 论脾瘅与血浊的关系及其意义[J]. 江苏中医药, 2010, 42(4): 6-7.

[12] 王新陆. 论"血浊"与"治未病"[J]. 天津中医药, 2008, 25(3): 177-180.

[13] 何莉莎, 顾成娟, 崔亚珊, 等. 仝小林教授从"土壅木郁"辨治代谢综合征经验[J]. 世界中医药, 2015, 10(12): 1914-1917.

[14] 仝小林, 刘文科, 王佳, 等. 糖尿病郁热虚损不同阶段辨治要点及实践应用[J]. 吉林中医药, 2012, 32(5): 442-444.

[15] 仝小林. 仝小林经方新用十六讲[M]. 上海: 上海科学技术出版社, 2014.

[16] 周强, 赵锡艳, 逄冰, 等. 仝小林教授运用大黄黄连泻心汤验案解析[J]. 天津中医药, 2013, 30(5): 259-261.

[17] 周强, 赵锡艳, 逄冰, 等. 仝小林应用小陷胸汤临床验案4则[J]. 河北中医, 2013, 35(3): 329-331.

[18]　周强,赵锡艳,逄冰,等.仝小林教授运用大柴胡汤治疗代谢性疾病验案
　　　解析[J].环球中医药,2012,5(10):754-757.

[19]　仝小林.糖络杂病论[M].2版.北京:科学出版社,2014.

[20]　逄冰,刘文科,郑玉娇,等.基于中医脾瘅理论探讨代谢综合征血脂异
　　　常[J].北京中医药,2016,36(6):573-576.

[21]　郭蕾,王永炎,何伟,等.关于建立代谢综合征中医浊病学说意义的探
　　　讨[J].中国中医基础医学杂志,2010,16(8):638-639,641.

[22]　刘孟渊.加味四妙散治疗高尿酸血症及急性痛风性关节炎的临床研
　　　究[J].辽宁中医杂志,2011,38(4):675-677.

（杨映映）

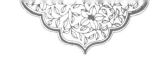

第十九章

诸眠焦躁
烦倦压抑
皆属于心

　　随着社会的发展，人们所面临的生活、工作压力不断增大，越来越多的人受到失眠、焦虑、烦躁、抑郁等心理性疾病的困扰。心理性疾病，中医将其归属于"情志病"范畴，即因精神情志变化导致五脏气机逆乱所产生的一类疾病。仝教授认为该病多责之于心，与肝、脾、肾联系密切，气机不畅是该病的核心病机。该病初发为实，久病多虚。临床辨治此类疾病多从"调理气机"入手，并结合虚实辨证对病症做出区分。其治疗以虚实为总纲，实则泻，虚则补。

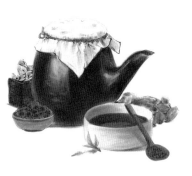

一 释义

①眠：失眠，西医多指睡眠过程障碍，如入睡困难、睡眠质量下降和睡眠时间减少。中医称之为"不寐""失寐""不得卧""不得眠""目不瞑"等。②焦：焦虑，又称焦虑性神经症，是一种以焦虑情绪体验为主要特征的心理疾病。主要表现为无明确客观对象的紧张担心，坐立不安，伴有自主神经功能失调症状，如心悸、手抖、出汗、尿频及运动性不安等。③躁：烦躁，指心中烦闷不安，急躁易怒，甚则行为举止躁动不宁等表现。④倦：疲劳乏力，西医称之为"疲劳综合征"，是一组以持续或反复发作的疲劳为特征，伴有多种神经、精神症状，但无器质性及精神性疾病的症候群。⑤压抑：抑郁，多指西医的抑郁障碍，以显著而持久的心境低落为主要临床特征，是心境障碍的主要类型。临床可见情绪低落与其处境不相称，情绪的消沉可以从闷闷不乐到悲痛欲绝，自卑抑郁，甚至悲观厌世，可有自杀企图或行为。⑥心：指心理因素异常导致的一系列疾病，属于中医"情志病"范畴，是因精神情志的变化导致五脏气机逆乱所产生的一类疾病。《灵枢·口问》有云："心者，五脏六腑之主也……故悲哀忧愁则心动，心动则五脏六腑皆摇。"机体的情志变化可以影响心的功能，心的功能受损则影响五脏六腑的功能状态，从而引起一系列疾病，所以心是情志病的主要病位。

二 疾病概述

（一）西医概述

心理性疾病指个体突然受到难以承受的外界刺激，导致神经系统功能紊乱，从而出现认知、情感、意志与行为等异常的精神症状[1]。精神障碍疾病分类标准（ID-10）、美国精神障碍诊断和统计手册（DSM-V）作为精神障碍临床诊断和流行病学研究的标准，系统罗列了从F00到F99的不同类型的精神疾病[2-3]。20世纪，我国开展了2次大规模的精神疾病的流行病学统计，各类精神疾病的时点患病率1982年为9.11%，1993年为

11.18%，终生患病率1982年为11.30%，1993年为13.47%，患病率逐年增加[4]。进入21世纪以来，浙江省、江西省、北京市等地也相继开展了精神疾病患病状况调查：其患病率分别为17.30%，3.61%、11.30%，其中女性（10.79%）、高于男性（9.26%）[5-7]。

在"医学-心理-社会"医学模式的背景下，心理社会因素所造成的精神障碍也日益受到人们的重视。精神因素、个性特征、躯体状况三者皆是心理性疾病的重要病因。严重的心理性疾病可造成患者语言、思维障碍，影响其工作、学习能力和人际交往能力，造成其社会功能低下。但由于大部分精神障碍的体征和实验室检查无特异性，诊断准确率并不高。西医治疗多采用药物治疗或心理疗法，但药物治疗亦可引起神经-内分泌代谢紊乱等副作用[8]，心理疗法作为辅助治疗手段，疗效不确切且个体差异较大，不适用于精神障碍急性期的治疗[9]。因此，精神障碍疾病急需多种医学治疗方式予以补充。中医学在治疗情志病方面疗效确切，具有不可替代的作用[10]。

（二）中医概述

中医对于"情志病"的研究探索由来已久。《素问·阴阳应象大论》有云："人有五脏化五气，以生喜、怒、悲、忧、恐。"喜、怒、忧、思、悲、恐、惊谓之七情，喜、怒、思、悲、恐谓之五志，统称情志[11]。《金匮要略》亦在许多篇章中详细介绍了诸如百合病、梅核气、脏躁、奔豚、虚烦不眠、乳中虚等情志异常相关疾病，为临床辨病奠定了良好的基础，至今仍能有效指导临床实践，如《金匮要略·奔豚气病脉证治》所言："病有奔豚……皆从惊恐得之"就指出了奔豚的病因病机、临床表现，并给出了奔豚汤这一治疗奔豚之效方[12]。基于《黄帝内经》"五志太过致病"的学说，宋代陈言认为"七情"是疾病发生发展的"内因"，这一点在《三因极一病证方论》中作了详细的论述[13]。"情志病"作为病名最早见于明代张景岳所著的《类经》，该书除在《黄帝内经》有关情志的条文后加以阐释之外，还专门详论了"情志九气"，设立了《类经·疾病类·情志九气》专篇，其中指出：心肺皆主于喜，肝胆心肾皆能病怒，心脾皆可病于思，心肺肝脾皆能病于忧，心肾肝脾胃皆主于恐。该篇并详细讨论了因情志刺激而诱发的病证，如不寐、郁病、癫、狂等。张景岳认为与五志变化皆相关者为心，并在《类经》中详细论述了因情志刺激由心而发的诸多病证[14]。

"情志病"的发生与"七情"密不可分。《素问·举痛论》言："怒则气上……思则气结。"它指出不同的情志过极可导致人体发生不同的气机变化，气机紊乱可导致气血津液的气化运行出现障碍，从而引起不寐、焦虑、烦躁、抑郁和疲劳等心理性疾病[15]。

另外，七情又与五脏直接相关，其中以心为主，正如《素问·灵兰秘典论》所言"心者，君主之官也"，亦如《类经》所言"情志之伤……则无不从心而发"。在整体观念的指导下，中医学概念中的"心"更多指的是"功能心""系统心"，"心"与其他系统之间存在紧密联系，心主血脉、心主神明、心在液为汗、心在志为喜、心在窍为舌、心与小肠相表里等一系列描述均是该理论的延伸发展。中医对"心"的认识不但包括西医的心脏概念，其内涵更加丰富，外延更加广阔。"神"指事物的本质属性，是主宰事物运动变化、兴衰存亡的根本因素。《孟子》曰："圣而不可知之之为神。"《易经》言："神也者，妙万物而为言者也。""神"有广义、狭义之分。广义的"神"指人体生命活动的外在表现，狭义的"神"指人体的精神意识、思维活动等表现。由此，"心主神明"理论强调"心"与人体的整个生命活动息息相关，"心"也与精神意识、心理等功能有紧密的联系[16]。在此基础上，仝教授结合多年的临床经验，以"诸眠焦躁，烦倦压抑，皆属于心"概括情志病发生的临床表现及核心病机。故而情志病的治疗，要从心入手，畅情志，调气机，理五脏，辨其虚实，进行调治。

仝教授认为，情志病多责之于心，与肝、脾、肾联系密切。初病为实，久病多虚。心者，主神明，对机体情志的变化起到主导作用，心火亢盛则热扰心神，心阳不足则情绪低沉，心阴不足则内热生而神不宁，心之功能的变化既有其本身状态的影响，但更多与肝、脾、肾等脏腑的功能变化密切相关。肝者，主疏泄，具有畅达气机，调节情志的作用，因此肝脏疏泄功能的正常与否能够通过气机直接影响情绪、心理变化[17-18]。脾者，主运化水谷精微，而心神之养来源于水谷精微所化之气血，若脾胃运化失司，气血乏源，则心神不得濡养而失其功用，五脏失其主，情志触发则为病[19-20]。肾者，主封藏，气血化而为精藏于肾，心肾相交，水火既济，则神志安宁。情志致病，多分虚实，虽有各脏腑功能之变化，但最终皆影响心之阴阳。实证主要为肝气郁滞，肝郁日久而化热，或直接导致心火亢盛，或炼液为痰，痰火上扰心神而产生烦躁、不寐等症状。虚证，或为郁热持续燔灼人体津液，久则伤津耗气，渐至气阴两虚，而致心阴不足，虚火扰神；或年老体衰，气血生化乏源，而致心脾两虚[21]；或心肾不交，坎离难济，心失所养而神乱；或肾阴亏耗，阴火妄动，上扰心神而致神不安。

三　情志病的治疗

全教授认为情志病多由心所主，气机不畅是核心病机，中医治疗情志病多从调理气机入手，以期恢复五脏六腑的协调稳定，而使心神得安。气上则当镇潜，方用镇肝息风汤；气缓则当收敛，方用敛气归原饮；气结则当开郁，方用四逆散；气消则当益气，方用四君子汤；气下则当升提，方用补中益气汤；气乱则当镇惊，方用天王补心丹。从不寐、焦虑、烦躁、抑郁的病机分析，可知几种情志病的发病具有相同的病机、相同的证候，实证如肝气郁结、肝郁化火、痰热内扰等，虚证如心脾两虚、心胆气虚、肾阴虚、肾阳虚等，只是在机体上具有不同的表现。因此在治疗上应"异病同治"，根据情志病的辨证加以论治，以达到一证辨多病，一方调多病，依据"实""虚"的原则分而论之。

（一）实证

1. 肝气郁结证

临床表现：不寐，焦虑，烦躁，抑郁，伴有喜太息，胁、胸、少腹胀痛，痛无定处，脘闷嗳气，不思饮食。苔薄白，脉弦。

方药：四逆散加减。

加减：肝郁化热者，加黄芩、夏枯草；郁久血瘀者，加郁金、三七；土壅木郁者，易枳实为陈皮，加香附、紫苏；胁肋胀痛者，易枳实为青皮，加川楝子、橘络。

方药解：全教授认为，四逆散为开郁之主方。方中柴胡发散、升提，枳实降气，一升一降，分散郁气；白芍敛肝，配甘草酸甘化阴，以防肝气太过而化热伤阴。方中柴胡为辛散之要药：小剂量3～9g以升陷，配麻黄与葛根；中剂量9～15g以开郁，配香附与郁金；大剂量15～60g以解热，配桂枝与麻黄。

2. 肝郁化火证

临床表现：不寐，焦虑，烦躁，抑郁，伴有性情急躁易怒，胸胁胀满，口苦咽干，或头痛目赤，大便秘结。舌红，苔黄，脉弦数。

方药：丹栀逍遥散加减。

加减：口苦、大便秘结者，加龙胆草、大黄通腑泻热；肝火上炎见头痛、目赤、耳鸣者，加菊花、钩藤清热平肝。

方药解：方中柴胡疏肝解郁；当归、白芍配伍养肝之阴，助肝之用；牡丹皮、栀子清热凉血。诸药配伍，疏肝解郁，清热宁心。

3. 痰热内扰证

临床表现：不寐，焦虑，烦躁，抑郁，伴有心烦易怒，心悸，惊惕不安，痰多，恶心喜呕，胸胁痞满，口苦。舌红，苔黄腻，脉滑数。

方药：黄连温胆汤或白金丸加减。

方药解：黄连温胆汤中，黄连以清热为主，半夏、陈皮行理气燥湿化痰之功效，竹茹化痰和胃、止呕除烦，枳实降气导滞、消痞除痰，佐以茯苓健脾渗湿。白金丸为白矾30g、郁金30g，配成水丸服用。方中白矾酸苦涌泻，"吐利风热之痰涎"，合郁金开郁豁痰，为治痰热扰神之良方。

（二）虚证

1. 心脾两虚证

临床表现：不寐，焦虑，烦躁，抑郁，伴有多思善疑，头晕神疲，心悸，面色不华。舌质淡，苔薄白，脉细。

方药：归脾汤加减。

加减：心胸郁闷、情志不舒者，加佛手、郁金以理气开郁。

方药解：本方主治心脾气血两虚诸症。方中以人参、黄芪、白术、甘草等甘温之品益气健脾，使气旺而血生，血生则心神得养；配以当归、龙眼肉甘温补血养心；茯神、酸枣仁、远志宁心安神；同时加入辛香而散的木香，理气醒脾，补而不滞，滋而不腻。诸药配伍，为治疗心脾两虚之主方。

2. 心胆气虚证

临床表现：不寐，焦虑，烦躁，抑郁，伴有心悸胆怯，善惊易恐，坐卧不安，心烦失眠，手震颤。舌淡红，苔薄白，脉细。

方药：安神定志丸加减。

加减：心肝血虚、惊悸汗出者，重用人参，加白芍、黄芪、当归益气养血；心悸甚、惊惕不安者，加生龙骨、生牡蛎以重镇安神。

方药解：方中人参、茯苓、甘草益心胆之气，龙骨、茯神、远志镇心安神，川芎、酸枣仁调血养心，知母清热除烦。诸药配伍，以达益气养血、安神定志之功。

3. 虚火上扰证（肾阴虚）

临床表现：不寐，焦虑，烦躁，抑郁，伴有心烦目涩，坐卧不安，多梦健忘，头晕耳鸣，腰膝酸软，五心烦热，口干少津。舌干红，舌苔少或无苔，脉细数。

方药：黄连阿胶汤加减。

加减：肾水已虚，不能上济于心，心火炽盛，不能下交于肾，则发为心肾不交证，可合并使用交泰丸。若不寐，加酸枣仁、远志、夜交藤以宁心安神助眠；若盗汗，加煅龙骨、煅牡蛎以镇心敛汗。

方药解：黄连阿胶汤出自《伤寒论》，"少阴病，得之二三日以上，心中烦，不得卧，黄连阿胶汤主之"。此方为少阴病阴虚火旺不寐、烦躁而设，焦虑、抑郁但见肾阴虚火旺者亦可应用。方中黄连泻心火；阿胶益肾水；黄芩佐黄连，则清火力大；芍药佐阿胶，则益水力强；妙在鸡子黄，乃滋肾阴，养心血而安神。诸药合用，则肾水可旺，心火可清，心肾交通，水火既济，诸症悉平。

4. 肾阳虚衰证

临床表现： 焦虑，抑郁，伴有心惊虚烦，惕惕不安，面虚浮无华，腰膝酸软，畏寒喜暖。舌淡胖大，脉无力。

方药： 二仙汤加减。

加减： 肾阳虚衰者，去知母、黄柏，独用仙茅、淫羊藿、巴戟天以取其温肾阳，补肾精之功。

方药解： 肾为一身阳气之根，《素问·生气通天论》曰"阳气者，若天与日，失其所则折寿而不彰，故天运当以日光明。是故阳因而上，卫外者也"。阳气之重要，正在于此。"水火者，阴阳之征兆也"，心理性疾病的淡漠、抑郁、功能低下等表现正符合阳虚证候。机体阳气不足，则阴霾笼罩、精神不振，因此全教授提出"扶阳则阴霾自散，壮火则忧郁自除"，予以仙茅、淫羊藿温肾补阳，扶阳祛霾，提高生理功能。具体可参考"诸颓抑郁，易感易疲，皆属于霾"章。

四 验案举隅

（一）失眠验案

【案1】

李某，女，52岁。2013年7月14日初诊。主诉：心烦失眠1年。患者于1年前月经逐渐消失，后出现心烦失眠等症状。刻下症：失眠，入睡困难且易醒，醒后难入睡，心烦，脾气暴躁，口腔易溃疡，五心烦热。纳可，大便每日1次，夜尿2次。舌红少苔，脉沉弦细数。

【诊断】

西医诊断：更年期综合征，失眠。

中医诊断：不寐。

中医辨证：阴虚火旺，虚火上扰。

【治疗】

治法：滋阴降火，宁心安神。

处方：黄连阿胶汤加减。

黄连9g，阿胶珠12g，鸡子黄1枚（冲服），知母15g，黄柏15g，熟地黄12g，炒酸枣仁30g，五味子15g。

水煎服，每日1剂，分晚饭后、睡前2次服。

二诊，患者服用上方21剂后，睡眠明显改善，每晚能睡6~7h，心烦易怒减少。效不更方，在原方的基础上加生黄芪30g、当归15g。再服28剂，煎服法同前。

三诊，患者已能正常睡眠，其余诸症亦明显减轻，嘱停药。后随访半年，失眠未再出现。

【按语】

该患者为更年期综合征伴失眠，年逾半百，肾精亏虚，虚火扰动心神，故见心烦、失眠，口腔溃疡亦由虚火上炎熏灼引起。此患者总的病机可概括为阴虚火旺、心神失养。黄连阿胶汤主治"心中烦，不得卧"。方中黄连配伍黄柏清心泻火、除烦热；熟地黄配伍阿胶珠滋阴养血；妙用鸡子黄养血润燥为辅，兼能护胃，又防黄柏、黄连苦寒败胃。临床上只要存在失眠、心烦之阴虚火旺证候，即可应用本方，不必拘于体质及舌、脉等阴虚火旺之全身证候。

【案2】

傅某，女，69岁，2009年9月23日初诊。主诉：脑梗死后伴失眠1年。2008年8月因头痛于当地医院检查：双侧基底节区脑梗死。给予落地康、天麻银杏制剂等药物治疗，此后即出现失眠，偶有右手无名指、小指麻木，2个月前舌中出现菱形的紫色斑块，继而舌底紫暗，口齿不利。刻下症：失眠，入睡困难且易醒，醒后难入睡，每晚总共睡眠时间为3~4h，心烦，易惊恐，易疲劳，口腔易起泡。纳可，大便每日1次，夜尿2次。舌红少苔，舌底紫暗，时有舌肿、口齿不利，舌紫时手掌绯红。脉沉弦细数。BP 100/65mmHg。既往有高血压病20年，高脂血症、糖尿病5年。

【诊断】

西医诊断：脑梗死，失眠，高脂血症，糖尿病。

中医诊断：不寐。

中医辨证：阴虚火旺，心神失养兼血瘀。

【治疗】

治法：滋阴降火，活血通络。

处方：黄连阿胶汤加减。

黄连9g，阿胶珠12g，鸡子黄1枚（冲服），赤芍30g，黄芩30g，地龙30g，炒酸枣仁30g，五味子15g。

水煎服，每日1剂，分晚饭后、睡前2次服。

二诊，患者服用上方21剂后，睡眠明显改善，每晚能睡6~7h，惊恐现象缓解，舌肿减轻，即已见效。效不更方，在原方的基础上再加生黄芪30g，当归15g。再服28剂，煎服法同前。

三诊时已能正常睡眠，其余诸症亦明显减轻，嘱停药。后随访半年，失眠未复发。

【按语】

长期患有高血压病且年岁已高的人群，多表现为阴虚火旺，其脑梗死亦是阴虚阳亢，阳亢化风，冲逆犯脑所致，结合舌脉可进一步确定患者的证型为阴虚火旺。虚火扰动心神，故可见心烦、失眠，口腔起泡乃虚火上炎熏灼引起；易惊恐、疲劳，乃心神失养的表现；舌下脉络紫暗、由瘀至闭，可知患者脑梗死后血瘀明显，偶手指麻木亦是血行不畅的表现[7]。此患者总的病机可概括为阴虚火旺、心神失养伴有血瘀。黄连阿胶汤本就为少阴病阴虚火旺不寐证而设，且全教授亦认为心烦、失眠乃运用黄连阿胶汤的主症，与此患者的证、症相合，故而取效迅捷。因患者伴有血瘀，故方中芍药选用赤芍以增强活血化瘀之力，赤芍配地龙又有助于化瘀通络，且现代药理研究表明地龙具有溶栓、抗凝、降压的作用。炒酸枣仁与五味子合用能滋阴养血安神，大剂量炒酸枣仁又是治疗失眠的专药。全方症、证、病结合，综合施治于患者，且注意服药时间，故能获满意疗效[22]。

（二）焦虑症验案

于某，女，31岁，2013年8月25日初诊。主诉：焦虑3个月。患者3个月前因工作压力大，出现焦虑、烦躁、失眠等状况，当时在当地医院给予口服艾司唑仑片后失眠症状减轻，但仍有失眠多梦，且伴心烦等症状。经多处医治，未见明显疗效，故于门诊寻求治疗。刻下症：焦虑，心烦气躁，脘闷嗳气，纳一般，眠差多梦，时有便秘，小便调，经前胁肋胀痛，月经量少，微有血块。舌淡红，苔薄白，脉弦。

【诊断】

西医诊断：焦虑症。

中医诊断：郁病。

中医辨证：肝气郁滞，气机失调。

【治疗】

治法：疏肝解郁。

处方：四逆散加减。

柴胡12g，白芍9g，枳实15g，炙甘草15g，炒酸枣仁60g，焦三仙各12g，生姜15g，大枣3枚。

14剂，水煎服，早晚分服。

2012年9月10日二诊，服上方14剂，焦虑缓解，失眠、多梦等症状减轻，心烦急躁症状改善，纳可，大便仍偏干。舌淡红，苔薄白，脉偏弦。守上方，炒酸枣仁改为30g，白芍9g改为赤芍9g，去枳实，加枳壳15g。患者于2个月后复诊，自述服上方2个月后诸症消失。

【按语】

该患者焦虑、心烦气躁乃肝郁气滞的表现，肝的本性应条达疏畅，若郁而不畅，致气机郁结，肝气横逆犯脾，但见胁肋胀痛，脘闷嗳气。且肝郁日久则化热化火，热扰心神则见失眠多梦。整体分析，不难发现该患者为肝郁不畅，气机失调。全教授根据临床实际，以四逆散疏肝解郁以治疗焦虑症。方中柴胡升散，枳实宽中降气，一升一降，理肝之郁气；白芍敛肝，以防疏散太过而伤及肝气，配甘草酸甘化阴，补肝体；炒酸枣仁酸涩敛神，养心安眠；焦三仙消食和胃，疏肝化滞。诸药合用，以理气除烦为主，养阴安神为辅，则诸症可消。

（三）慢性疲劳综合征验案

刘某，女，49岁，2008年3月8日初诊。主诉：神疲懒动，反复发作2年。现病史：神疲乏力反复发作2年，伴虚汗，气短懒言，面色不华，遇事心有余而力不足，失眠，梦多易醒，食欲不振。舌质淡红，苔薄白，脉细弱无力。2个月前体检未发现明显的器质性疾病。追问病史，知其长期工作压力过大，脑力及体力"透支"。

【诊断】

西医诊断：慢性疲劳综合征。

中医诊断：虚劳。

中医辨证：心脾两虚。

【治疗】

治法：健脾养心。

处方：归脾汤加减。

党参12g，白术12g，炙黄芪15g，当归12g，茯神12g，远志10g，酸枣仁12g，龙眼肉10g，木香9g，生姜4片，大枣4枚，山药30g，黄精10g，炙甘草10g。

加减服用1个月后，诸症好转，精神爽，诉工作效率明显提高，纳馨眠安。继以上方加减调理善后[23]。

【按语】

该患者神疲乏力，伴虚汗，气短懒言，面色不华，食欲不振，乃脾虚之表现。脾虚则生化乏源，营血不足以养心，而出现遇事心有余而力不足、失眠、梦多易醒等心血不足之表现。方中以炙黄芪、龙眼肉为君药，党参、白术为臣药，茯神、酸枣仁、远志、木香为佐药，炙甘草为使药，加用生姜、大枣调和脾胃。党参、白术、炙黄芪、炙甘草、生姜、大枣甘温，补脾益气；茯神、龙眼肉、酸枣仁甘平，养心安神；当归甘辛、温，养肝脏而生心血；远志交通心肾而定志宁心；木香理气醒脾，以防益气补血药滋腻滞气，有碍脾胃的运化功能。故本方养心与益脾共进，益气与养血相融，具有益气养血、健脾养心之功用，投之效如桴鼓，诸症俱减。

（四）抑郁症验案

陈某，女，31岁，曾在全教授门诊就诊治疗糖尿病，后因怀孕停药，2015年1月18日来诊。刻下症：产后情绪烦躁，悲伤欲哭，欲睡而不得眠，纳差，大便2～3日1行，稀溏，足跟痛，易发作低血糖，一周可达2～3次；2015年1月10日月经来潮，量少色黑。辅助检查：HbAlc 7.1%，FBG 18.81mmol/L，2hPG 17.76mmol/L。现用药：胰岛素皮下注射诺和灵（早18U，午14U，晚16U），长秀霖睡前11U。舌质偏红，苔白腻，脉弦。

【诊断】

西医诊断：2型糖尿病，产后抑郁症。

中医诊断：消渴，郁病。

中医辨证：肾阳不足，阴虚火旺。

【治疗】

治法：温阳散郁，滋阴降火。

处方：酸枣仁汤合二仙汤加减。

酸枣仁30g，知母15g，川芎15g，淫羊藿15g，仙茅15g，首乌藤15g，盐黄柏15g，竹叶15g，生姜15g。

晚饭后、睡前各服用1次。

2015年3月25日二诊，情绪烦躁减轻60%，但血糖控制不佳。刻下症：失眠，时有盗汗烦热，阵发性巅顶疼痛，纳可，易饥饿，大便较干，3～4日1行，脚趾发麻发木，套袜感。经期正常，量渐增多，色尚可。辅助检查：HbAlc 8.2%，FBG 11.62mmol/L，2hPG 18.01mmol/L。舌红，苔黄腻，舌底红，脉细弦偏数。处方：酸枣仁30g，知母30g，川芎15g，淫羊藿15g，仙茅15g，首乌藤15g，盐黄柏15g，竹叶15g，黄连15g，赤芍30g，生姜15g。煎服法同前。

2015年5月25日三诊，服上方2个多月，情绪烦躁缓解80%，现偶有轻度抑郁，足趾套袜感未见，纳眠可，大便2～3日1行，质不干，小便无泡沫，夜尿1次。经期正常，量、色可。辅助检查：HbAlc 7.5%，FBG 8.9mmol/L，2hPG 17.83mmol/L。患者情况好转，且血糖稳步降低，效不更方，守前方。

2015年7月27日四诊，心烦抑郁消失，双足大趾发木，纳眠可，小便调，夜尿1次，大便每日2～3次，便不干。月经正常。辅助检查：HbAlc 7.3%，FBG 7.78mmol/L，2hPG 13.56mmol/L。患者当前状况平稳，继以前方治疗。

【按语】

患者产后肾阴阳俱衰。肾阳虚者，可见月经量少色黑、大便次数少、便溏、足跟痛。肾阴虚者，虚火上扰，心神失养，则见产后情绪烦躁、悲伤欲哭、欲睡而不得眠等。主方为酸枣仁汤合二仙汤。酸枣仁汤是失眠的靶方，酸枣仁用至30g，具有可观的治疗失眠的疗效，配合首乌藤15g，加强敛神安眠之效；二仙汤补肾阳，益命火，益火之源以消阴翳，改善患者抑郁的现状，疗效显著。后复诊过程中加用知柏地黄丸滋肾阴，壮肾水，阴阳双补，滋养心神[24]。

参考文献

[1] 沈渔邨.精神病学[M].5版.北京：人民卫生出版社，2009.

[2] 戴云飞.中国精神科医师对于诊断系统的观点和分类研究[D].上海：上海交通大学，2015.

[3] 黄悦勤.我国精神卫生的现状和挑战[J].中国卫生政策研究，2011，4（9）：5-9.

[4] 郁俊昌.广州地区城乡居民精神疾病流行病学调查[D].广州：广州医学院，2010.

[5] 石其昌，章健民，徐方忠，等.浙江省15岁及以上人群精神疾病流行病学调查[J].中华预防医学杂志，2005，39（4）：229-236.

[6] 卢小勇，陈贺龙，胡斌，等.江西省精神分裂症患病率流行病学调查[J].上海精神医学，2004，16（4）：234-236.

[7] 陈曦.北京市常见精神障碍流行病学现况调查[D].北京：北京大学，

2011.

[8] 刘宪芝,朱金成.精神疾病治疗简述[J].中国民康医学,2012,24(2):
    233-234.

[9] 赵子洲,赵丹丹.心理疗法在精神疾病治疗中的作用[J].赤子(上中旬),
    2017(6):49.

[10] 洪秀明.心因性疾病的中医证治[J].云南中医学院学报,2000,23(1):
    36-37.

[11] 冯帆,吕学玉,汪卫东.情志病病因病机探微[J].中医杂志,2017,58
    (3):263-265.

[12] 宋囡,王良辰,任艳玲.情志致病[J].实用中医内科杂志,2012,26
    (2):73-75.

[13] 李迎霞,关东升.中医情志致病特点分析[J].中医研究,2013,26(6):
    13-14.

[14] 杨巨成.浅谈中医理论在心因性疾病治疗中的重要性[J].国医论坛,
    2010,25(2):14.

[15] 张媛媛,张国霞.神与脏腑关系研究概述[J].江西中医药,2010,41
    (9):16-19.

[16] 杨涛,赵明镜,王蕾,等."心主神明"的内涵及现代科学依据[J].北京
    中医药大学学报,2016,39(10):811-814.

[17] 张皞珺,烟建华,郭霞珍.情志病与心肝二脏关系探讨[J].山西中医,
    2008,24(12):1-2.

[18] 黄进.肝气与脾胃气机升降的临证关系[J].现代医药卫生,2006,22
    (2):246-247.

[19] 位燕.论神与脾胃的关系[J].山东中医杂志,1999,18(12):531-533.

[20] 黄文彬,郑贤辉,黄苏萍,等.探析脾胃与情志病[J].福建中医药,2017,
    48(3):49-50.

[21] 包洁,周传龙,谢志军,等.从情志理论探析中医"上火"[J].山西中医学
    院学报,2015,16(4):8-9,15.

[22] 彭智平,赵锡艳,逄冰,等.仝小林教授辨治失眠经验[J].吉林中医药,

2013, 33(3): 223-225.

[23] 彭玉清, 刘洋, 葛辛, 等. 慢性疲劳综合征辨治经验[J]. 中医研究, 2010, 23(8): 54-55.

[24] 武梦依, 赵锡艳, 田佳星. 仝小林教授从肾辨治抑郁症病案举隅[J]. 环球中医药, 2016, 9(2): 203-205.

（高泽正）

第二十章

诸病乱投
百药杂陈
皆属于医

　　早在人类的医疗行为开始时，医（药）源性疾病就随之产生。某些医（药）源性疾病的发生是由医务人员在诊治过程中的不当行为引起的，因此仝教授提出"诸病乱投，百药杂陈，皆属于医"，以警示医务人员应小心谨慎，尽量避免此类疾病的发生。同时还有部分医（药）源性疾病不可避免，比如长期大剂量应用糖皮质激素而产生的副作用（不当的应用又会使之加重），此时就需要对症给予治疗。

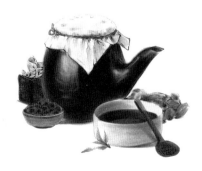

一　释义

①诸病乱投：指诊断不明、辨证不清而盲目治疗。②百药杂陈：百药，泛指各种治疗措施，包括内治（中药、西药等）、外治（针灸、推拿、手术等）和其他（心理疏导等）疗法。杂陈，即选择错误或未选择最合适的治疗方案进行治疗。③皆属于医：指医源性和药源性疾病（下文主要讨论医源性疾病）。

二　疾病概述

（一）医源性疾病的定义

医源性疾病的概念至今尚无定论，但学术界对其认识基本相同，如《医源性疾病学》[1]中所给的定义为："在治疗疾病的过程中，由于某些因素引起新的疾病，或加重原疾病，甚至导致死亡，这些都属于医源性疾病。"不过，也有学者[2]认为，目前医源性疾病的定义过于宽泛，需要缩小其范畴。如其中的误诊学已经形成一门具有自身体系的独立学科，应从中分离出来；又如《医疗事故处理条例》明确六种情形不认定其为医疗事故，但它们从定义上却仍属于医源性疾病范畴，这在法律上会使医务人员陷于不利之地。此外，从定义上看，医源性疾病之"医"属于治疗疾病这一行为，但某些医疗行为不具有治疗性，没有明确的疾病对象，如美容整形、养生保健，在该过程中所引起或加重的疾病也需要考虑是否归属于医源性疾病。

（二）"医源性疾病"概念的源流

早在《左传·昭公十九年》中就有记载："夏，许悼公疟。五月戊辰，饮大子止之药，卒。"这或许是我国历史上最早记录的一例医源性疾病。中医学的经典著作《黄帝内经》中也有许多关于医源性疾病的记载，如《素门·刺禁论》："刺跗上，中大脉，血出不止，死。刺面，中溜脉，不幸为盲。刺头，中脑户，入脑立死……"文中对各种针刺导致的损害做了详细的论述。《素门·疏五过论》言："医工诊之，不在藏府，不变躯形，诊之而疑，不知病名……良工所失，不知病情，此亦治之一过也。"文中论述了诊断不清易导致的失治、误治等。《难经》则对不辨虚实阴阳，火上浇油之误治进行了问难："阳绝补阴，阴绝补阳，是谓实实虚虚，损不足而益有余。如此死者，医杀之耳。"《伤寒论》中更是载有许多误汗、误吐、误下、误针等误治后的病形，以及许多误治后的治疗方法，如"病人脉微而涩者，此为医所病也。大发其汗，又数大下之，其人亡血，病当恶寒，后乃发热，无休止时""伤寒十三日不解……此本柴胡证，下之以不得利，今反利者，知医以丸药下之，此非其治也。潮热者，实也，先宜服小柴胡汤以解外，后以柴胡加芒硝汤主之"。金代《儒门事亲·服药一差转成他病说》则痛陈了对类证不予鉴别，妄自用药而反致他病的"相袭之弊"，如"若其人或本因酒食致过，亦能头痛身热，战栗恶寒。医者不察其脉，不究其原，反作伤寒发之，桂枝、麻黄、升麻之属，以汗解之。汗而不解，辗转疑惑，反生他证"。清代程国彭则在《医学心悟》中编撰了医中百误歌，以歌诀的形式总结了医患双方在医疗过程中容易犯下的错误，列于开篇以警世人。

在现代医学中，医源性疾病（iatrogenic disease）的概念最早在1972年由皮·佛·底·阿西底提出[3]，意为"因医生治疗而引起的疾病"。其后一般是分散于各科中论述与本科相关的医源性疾病，如皮肤病学中的药疹、外科学中的各类医源性损伤等。

（三）医源性疾病的分类

医源性疾病所涉范围极广，跨越临床各科，涉及各种检查与治疗措施，大致可分为诊断性医源性疾病和治疗性医源性疾病两大类。"诸病乱投"往往属于诊断性医源性疾病，而"百药杂陈"则与治疗性医源性疾病相关。详究之则可分为10类[4]：①防病性医源性疾病，如给患结核病的患儿接种卡介苗所引发的组织坏死。②精神性医源性疾病，如不适当地告知肿瘤患者患上恶性肿瘤可能会加重其病情。③诊断措施性医源性疾病，如胸腔穿刺、腰椎穿刺等各种穿刺术造成的损伤。④误诊性医源性疾病，如将胃食管气道反流误诊为慢性支气管炎，延误治疗而致病情加重。⑤误治性医源性疾病，如各类腹腔手术后引起的肠粘连。⑥药物性医源性疾病，如糖皮质激素引起的医源性肾上腺皮质功能亢进症。⑦器材性医源性疾病，如质量低劣的针灸针易在患者肌肉紧张时断针。⑧护理性医源性疾病，如久病卧床患者护理不当而生褥疮。⑨交叉感染性医源性疾病，如器械消毒不彻底而用于多位患者引起的交叉感染。⑩自医性医源性疾病，患者未经正规医疗机构诊治，盲目选择某些方法自行医治而使疾病加重。

因篇幅有限，下文仅以糖皮质激素的使用为例，探讨中医学对与其相关的医源性疾病的认识及辨治思路。

三　病机阐述

糖皮质激素类药物作用范围极广，作用效果复杂，而且随其使用剂量的不同，作用效果也不尽相同。因其作用效果显著，糖皮质激素常常被滥用。长期大剂量应用糖皮质激素类药物及减量或停药过快，易致多种不良反应，而在不规范应用时，不良反应更易发生。想要认识其不良反应的病机，首先要对其不良反应的表现与作用进行全面的了解。

（一）糖皮质激素的不良反应

糖皮质激素的不良反应有：

（1）医源性肾上腺皮质功能亢进症：典型表现为满月脸、水牛背、向心性肥胖及皮肤变薄、多毛、浮肿等，同时可出现低血钾、高血压病、糖尿病等。

（2）诱发或加重感染。

（3）消化系统并发症：诱发或加重消化系统溃疡，甚则引起消化系统出血或穿孔。

（4）心血管系统并发症：高血压病及动脉粥样硬化等。

（5）骨质疏松、肌肉萎缩以及伤口愈合迟缓等。

（6）偶可诱发精神失常，促使癫痫发作，大剂量可致儿童惊厥。此外还有停药反应及反跳现象。

（二）糖皮质激素的作用

糖皮质激素的作用有：

（1）影响物质代谢：①促进糖异生，减少葡萄糖分解，降低机体对糖的利用及其对胰岛素的敏感性。②促进肝脏外的蛋白质分解，使肝脏外的蛋白质分解的氨基酸转运至肝脏内，使肝脏内的蛋白质增加，血浆蛋白也随之增加。此外，大剂量应用糖皮质激素还有抑制蛋白质合成的作用。③促进脂肪分解，并在胰岛素促进脂肪合成的作用下使皮下脂肪重新分布。④对电解质的作用为保钠排钾，提高肾小球滤过率，拮抗抗利尿激素，减少肾小管对水的重吸收而有利尿作用。对于钙，糖皮质激素能减少钙在小肠的吸收，同时抑制肾小管对钙的重吸收，使血钙降低。

（2）影响血液系统：刺激骨髓造血，使血中的红细胞、血红蛋白及血小板数量增加，但大剂量时可缩短凝血时间。此外，糖皮质激素还可刺激骨髓中的中性粒细胞释放入血，但会降低其功能，并减少血液中的淋巴细胞及嗜酸性粒细胞的数量。

（3）影响循环系统：兴奋心脏，增强心肌的收缩力及血管的紧张度，降低毛细血管的通透性。

（4）影响消化系统：促进胃腺分泌胃酸及胃蛋白酶原。

（5）影响运动系统：抑制成骨细胞，使骨中的胶原合成减少，促进骨基质和胶原的分解。

（6）影响神经系统：提高中枢兴奋性。

（7）退热作用。

（8）抗炎作用。

（9）抑制免疫与抗过敏作用。

（10）抗休克作用。

（11）允许作用。

可以发现，糖皮质激素与中医中的"肾"的部分作用极其相似，具有温肾助阳、启阴布液的功效，并具有少火生气、壮火食气的特点。肾具有主生殖和藏精、主水、主骨生髓等生理特点，而糖皮质激素与之相似，有促进生长发育、促进生殖系统发育成熟、调节水盐代谢、影响骨骼的生长等作用。

（三）糖皮质激素的药性分析

可通过糖皮质激素对功能系统及物质代谢两方面的作用来分析其药性。

糖皮质激素对功能系统的作用，可从温肾助阳、少壮之火的角度来理解。肾主骨生髓，糖皮质激素能温助肾阳，加强肾的气化功能，刺激骨髓造血；脑为髓之海，足少阴肾经与膀胱经、督脉相连而上贯于脑，故糖皮质激素可温肾助阳而起到兴奋中枢的作用；糖皮质激素的抗休克作用，则属于回阳救逆之效；此外，它促进胃液、胃蛋白酶原的分泌，增加食欲等，亦是补火生土的表现。上述作用皆属糖皮质激素少火生气的特点，若其剂量过大而成壮火则反生诸弊。糖皮质激素使伤口愈合迟缓，又使中性粒细胞功能减低，使淋巴细胞、嗜酸性粒细胞减少，表现为免疫功能减弱而易发感染等，此皆为壮火食气而见气虚之象。糖皮质激素抗炎、抑制免疫、抗过敏之效，皆由于它壮火食气，使机体功能减退，无力产生炎症、免疫、过敏等反应。另外，壮火内炽，热极生风，易使阳常有余之小儿发生惊厥，火热上攻则易生溃疡、穿孔诸病。

糖皮质激素对物质代谢的作用则可从激发肾阴、启阴布液的角度理解。糖皮质激素使血糖升高、蛋白质分解、脂肪重新分布、水钠潴留等，即它激发肾阴、启阴布液，使全身阴液重新分布的结果——使得"有形之阴"（肌蛋白、皮下脂肪）重新分布于头面、躯干或化为血液中的"无形之阴"（血糖、血脂、血浆蛋白）。因此糖皮质激素虽温肾助阳，却也能治疗干燥综合征这类阴伤之证，以其一体而两用，正如肾为水火之宅，阴阳相济，自能阴得阳升而泉源不竭。但它启阴而不滋阴，终为饮鸩止渴，久则耗伤真阴，而见肌肉萎缩、骨质疏松等症。

因此，长期大剂量使用糖皮质激素者，早期常表现为火热偏盛之象；火热伤阴耗气，故中期常表现为阴伤、气伤之象，又因糖皮质激素能激发肾阴，所以阴伤表现更为明显；阴损及阳，晚期则多表现为阳虚或阴阳两虚之象（需要注意的是，因人体质有异，此处的早中晚期在不同人中所表现的时间长短并不完全相同）。

需要指出的是，现代医家虽大都以肾为中心认识糖皮质激素，但在具体细节上，则各有不同。张金良等[5]、吴斌[6]认为糖皮质激素为纯阳之品，其主要表现为体内分泌时的"少火生气"（内源性）和临床用药时的"壮火食气"（外源性）；郑登勇等[7]则认为，因为糖皮质激素对自身免疫性疾病、重症感染、中毒性休克等属于热毒炽盛、湿热证者有显著疗效，所以糖皮质激素起生理作用时虽为纯阳之品，但在其发挥药理作用时则有苦寒之性；黄涛亮等[8]从圆运动气一元论的角度考虑，认为糖皮质激素"少火生气"的作用基础在于调动肾阳，通过增强肾中阳气的生发与升发，加强六气，特别是厥阴风木的升发之力及阳明燥金的敛降之力而产生作用；此外，傅文录[9]针对糖皮质激素的生理作用及副作用，阐述了肾虚说、燥邪说、瘀血说、少阳气滞说、肺郁说、瘀胀说、湿热说及耗伤正气说等多种观点，并以标本统论诸说，认为肾虚为本、诸症为标。

四　治疗

长期大剂量使用糖皮质激素早期常表现为火热偏盛之象，中期常表现为火热伤阴、耗气之象，若至晚期，气耗及阳，阴损及阳，则多表现为阳虚或阴阳两虚之象。仝教授认为，糖皮质激素的应对策略为"增一毫若斗牛冲天，少一厘则如泥瘫软，肾火亢取知柏地黄，命火衰择龟鹿二仙"[10]。在直折肾火时需要兼顾滋肾阴、清湿热，即以知母折肾火，生地黄滋肾阴，黄柏清湿热。而在温肾阳时亦需兼顾阳损之来路，即火热、阴伤，因而选用二仙汤加龟板、鹿角，以方中龟板滋阴、知柏清热，以断阳损之来路。具体治疗当随证治之。

火热偏盛而见精神亢奋，烦躁易怒，恶热喜凉，口干喜饮，面红目赤，消谷善饥，反酸烧心，大便干结，小便黄赤，惊厥抽搐，痈疖肿痛甚或溃破流脓等，舌绛红，苔黄燥，脉数有力者，当清热解毒，直折其热势。可用知柏地黄丸，重用知母、黄柏并黄芩、黄连折其热势。若合并痈疖疗毒，可用五味消毒饮清热解毒。在药理上，沈自尹[11]发现同时应用知母和糖皮质激素可一定程度地拮抗糖皮质激素对动物肾上腺皮质的抑制作用，同时升高血浆皮质酮的浓度，抑制肾上腺皮质的萎缩。

阴伤而见口燥咽干，五心烦热，目涩颧红，潮热盗汗，饥不欲食，嘈杂不舒，多梦失眠，肌肉痿软，骨质疏松，齿摇发脱，小便短少，大便干结，女子经量减少，舌红，少苔或无苔，脉细数者，当滋阴填精，制其火燥。可用知柏地黄丸，重用生地黄滋阴填精，兼以知母、黄柏制其火燥。在药理上，查良伦等[12]发现生地黄可防止家兔单独使用糖皮质激素时出现下丘脑-垂体-肾上腺轴（HPA轴）功能的变化，使HPA轴的调节处于相对正常的功能平衡。

气耗而见体倦神疲，少气懒言，面白少华或萎黄，大便溏薄，自汗恶风，易于外感，伤口久不愈合，动则诸症加重，舌淡嫩，脉虚弱者，当益气固本，防其耗散。可用四君子汤合生脉散益气敛阴，以防气阴耗伤。在药理上，李炳如[13]观察发现四君子汤有明显拮抗强的松对大鼠肾上腺皮质功能的抑制作用。

阳虚而见畏寒喜暖，肢冷蜷卧，面色㿠白，口唇淡紫，口淡不渴，面浮肢肿，腰膝酸软，小便清长，大便稀溏，舌淡胖，苔白滑，脉沉迟无力者，当温肾助阳，补其虚损。可用二仙汤合龟板、鹿角以温肾助阳，血肉填精。在药理上，陈凯等[14]引用的一项研究发现温肾助阳中药能纠正肾阳虚动物模型（由外源性激素抑制肾上腺皮质功能造成）的病理生理变化；沈自尹等[15]研究发现，淫羊藿总黄酮能明显提高由氢化可的松造成的内分泌免疫抑制模型大鼠HPA轴的分泌。

五　验案举隅[16]

王某，男，50岁，2012年5月22日就诊，主因血糖升高伴全身散在红丘疹1年余。2010年5月，患者无明显诱因而于面部、前胸、后背出现皮肤松弛性水疱，破溃后形成广泛糜烂伴细菌感染，于当地医院的皮肤科诊断为"天疱疮"，遂入院治疗，予注射用甲泼尼龙琥珀酸钠（简称甲强龙）每日40mg静脉滴注，联合口服甲泼尼龙片每日8mg。2010年6月，患者病情得到控制，出院后服用甲泼尼龙片每日36mg，每隔3个月甲泼尼龙片日用量减少3mg。2010年7月，患者体检时发现血糖异常，于当地医院复查：FBG 8.5mmol/L，2hPG 17mmol/L。遂于内分泌科就诊，予胰岛素治疗：诺和锐14U（早7U，中7U），诺和锐30晚9U。血糖控制较稳定。同月，患者全身逐渐出现毛囊性红色丘疹，部分发展为脓疱，以面部、颈部、前胸、后背为甚，时轻时重，反复难愈。2012年2月就诊于北京某医院的皮肤科，调整激素疗程，甲泼尼龙片每日12mg与每日4mg交替服用2个月。现患者希望中医治疗，减少胰岛素用量，缓解全身症状。刻下症：全身散在毛囊性红丘疹，顶端有脓头，数目较多，双眼易流泪，睡眠差，梦多，乏力，易疲倦，纳可，小便正常，大便黏腻不爽。舌红，苔腐腻，脉滑。既往史：天疱疮2年余，糖尿病1年余，轻度脂肪肝5年余，过敏性鼻炎20年余。个人史：自诉对刺激性气味过敏；吸烟数年，每日20支。家族史：否认家族中成员患有同类疾病及遗传疾病、传染性疾病、各种慢性疾病。辅助检查（2012年2月22日）：FBG 6.87mmol/L，LDL-C 2.37mmol/L，HbA1c 6.2%，其余正常。

【诊断】

西医诊断：类固醇性糖尿病，多发性毛囊炎。

中医诊断：消渴，肺风粉刺。

中医辨证：湿热蕴脾。

【治疗】

治法：清利湿热，兼以解毒消疮。

处方：葛根芩连汤加减。

葛根45g，黄芩30g，黄连30g，金银花30g，野菊花30g，竹叶30g，生大黄6g，生姜30g。

28剂，水煎服，每日1剂，分2次服。嘱患者监测FBG、2hPG、HbA1c。

2012年6月26日二诊，服上方28剂后，患者血糖控制平稳，全身散在丘疹红肿渐消，双目易流泪症状消失，自觉疲倦乏力改善。全身散在红丘疹数目较初诊减少，无脓头，眠差，易困，偶有乏力，纳可，二便正常。舌红，苔黏腻，脉沉滑。辅助检查（2012年6月22日）：FBG 5.16mmol/L，HbAlc 5.5%。上方加清半夏30g、苍术15g、蚕沙15g（包煎）。28剂，水煎服，每日1剂，分2次服。调整胰岛素用量：诺和锐8U（早4U，中4U），诺和锐30晚7U。甲泼尼龙片用法用量同前。嘱患者每日以生薏苡仁50g煮粥食用，继续监测FBG、2hPG、HbAlc及血脂。

2012年7月31日三诊，服上方28剂后，血糖控制平稳，全身散在红丘疹渐消，乏力、困倦改善，纳可，二便调。舌偏红，苔腻，脉沉。辅助检验：FBG 5.1mmol/L，HbAlc 6.1%，LDL-C 2.77mmol/L。中药予清半夏30g，黄连30g，蚕沙30g（包煎），苍术15g，生大黄6g，蒲公英30g，生姜5大片。调整胰岛素用量：诺和锐4U（早2U，中2U），诺和锐30晚5U。甲泼尼龙片用法用量同前。嘱患者继续监测FBG、2hPG、HbAlc及血脂。

1个月后电话随访，患者将草药制成水丸早晚坚持服用，停用胰岛素，FBG、2hPG、HbAlc及血脂控制在正常范围。

【按语】

此案患者因天疱疮而应用激素治疗，而糖皮质激素通过减少组织对糖的利用和加速肝糖异生而使血糖升高，进而引起继发性糖尿病。患者虽使用激素达2年，其舌红、苔腐腻、脉滑仍示热势较盛且有湿邪困阻。湿热酿毒溢于肌肤，故见红疹而有脓头；热邪上攻，迫津外泄，故易流泪；热扰心神，故见眠差多梦；湿性黏滞趋下，故而大便黏腻不爽；湿性重着易阻遏阳气，故见疲倦乏力。且火热之邪易耗气散气，治之当仿"泻热存阴"之法，苦寒直折，清热燥湿，以防火热再伤气阴。方用葛根芩连汤加减。葛根、黄芩、黄连皆有降糖之效；去甘草之缓以促其直折之力；加金银花以治脓疹；野菊花辅之以清热解毒，又可清肝明目而止泪；竹叶清热除烦且有治恶病（《神农本草经》）、止消渴（《药性论》）之效；生大黄通腑泻热，使邪有出路；再添生姜以护胃，防黄芩、黄连苦寒伤胃，又与之相配而成辛开苦降，使湿热不至郁滞于中，随生大黄泻下而去。诸药共奏苦寒直折之功，故见效颇速。后加苦温之药以加强燥湿之力，进而随证以调方中清热、燥湿之量，终获全功。

参考文献

[1] 刑哲斌.医源性疾病学[M].北京：北京科学技术出版社,1997.

[2] 张常明.论"医源性疾病"的法律责任[J].临床误诊误治,2003,16(2)：87-89.

[3] 冷艳枫.《黄帝内经》医源性疾病发生与防治的研究[D].哈尔滨：黑龙江中医药大学,2005.

[4] 邢哲斌.略论医源性疾病[J].中国医刊,1983(12)：4-8.

[5] 张金良,王宪波,曾辉.从中医学角度谈糖皮质激素副作用的药理机制[J].北京中医药,2010,29(4)：276-279.

[6] 吴斌.糖皮质激素副作用的中医药研究进展[J].时珍国医国药,2010,21(3)：719-721.

[7] 郑登勇,阮诗玮.糖皮质激素性味归属问题的理论探讨[J].中华中医药学刊,2007,25(3)：619-620.

[8] 黄涛亮,黄振祺,李际强.运用圆运动气一元论探讨肾上腺糖皮质激素的作用[J].江西中医药,2013,44(5)：15-17.

[9] 傅文录.激素副作用的标本证中医再认识[J].深圳中西医结合杂志,1995,5(3)：19-21.

[10] 仝小林.维新医集：仝小林中医新论[M].上海：上海科学技术出版社,2015.

[11] 沈自尹.肾的研究：续集[M].上海：上海科学技术出版社,1990.

[12] 查良伦,沈自尹,张晓峰,等.生地对家兔糖皮质激素受抑模型的实验研究[J].中西医结合杂志,1988,8(2)：70,95-97.

[13] 李炳如.补脾中药对强的松反馈抑制作用的影响[J].江西中医药,1984(2)：42.

[14] 陈凯,姜春燕.中药减轻糖皮质激素副作用的研究[J].中华中医药杂志,2005,20(10)：636.

[15] 沈自尹,张玲娟,蔡定芳,等.淫羊藿总黄酮和多糖对大鼠垂体-肾上腺-

免疫网络作用的研究［J］.中国中西医结合杂志,1998,18(6):196.

［16］ 杨玲玲.仝小林教授治疗类固醇性糖尿病验案［C］//国家中医药管理局,中华中医药学会.第五届国际中医糖尿病大会暨国家中医药糖尿病临床研究联盟成立大会论文集.［出版地不详］:［出版者不详］,2011:2.

（林轶群）